BLEFAROPLASTIA E PROCEDIMENTOS ANCILARES

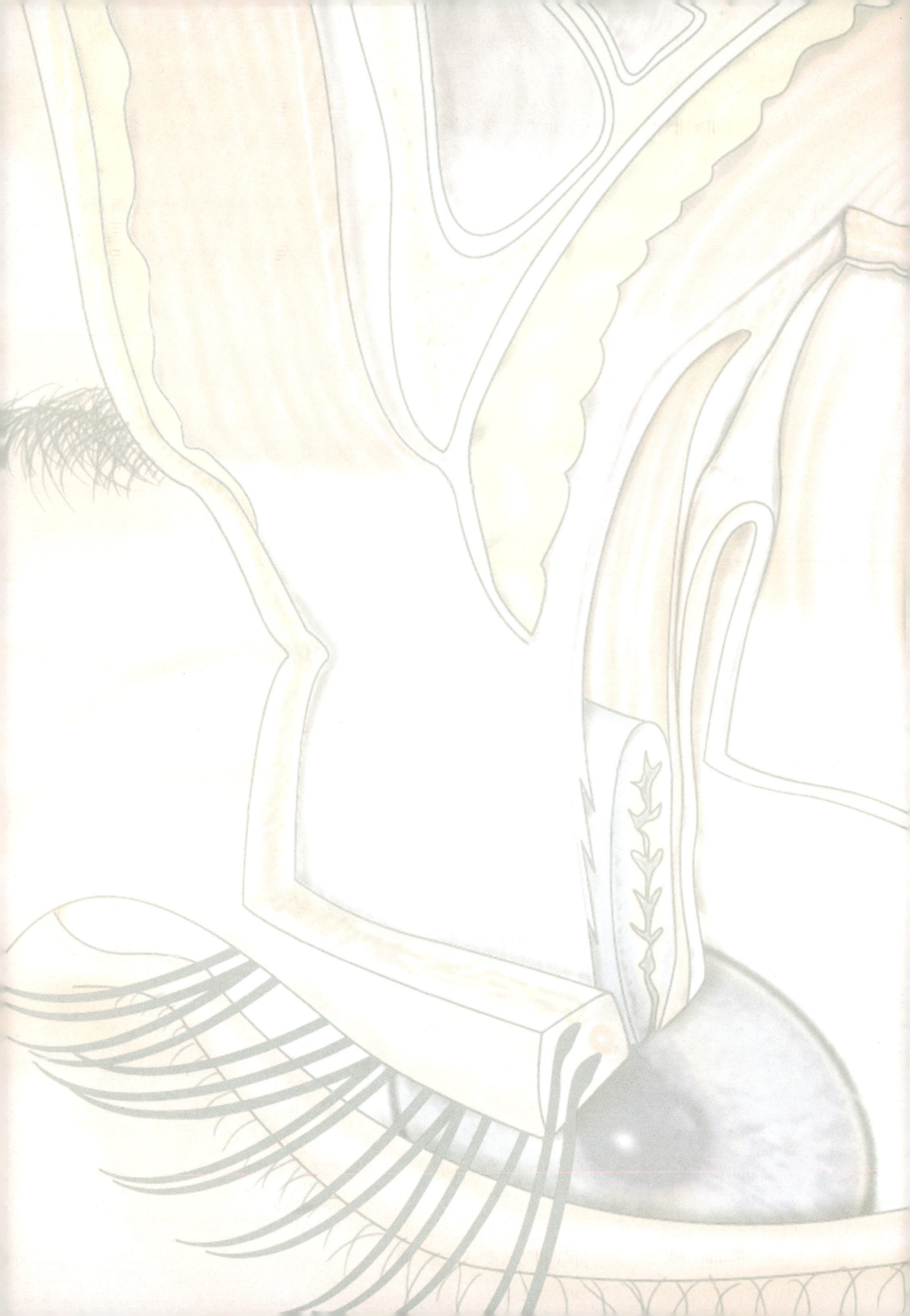

BLEFAROPLASTIA E PROCEDIMENTOS ANCILARES

SIMONE GRAPPOLINI

Revisão Técnica
RONALDO PONTES
Membro Titular da Sociedade Brasileira de Cirurgia Plástica
Membro Titular do Colégio Brasileiro de Cirurgiões
Membro da Sociedade Internacional de Cirurgia Plástica e Estética
Livre-Docente em Cirurgia Plástica pela Universidade Federal Fluminense
Membro da Academia Fluminense de Medicina
Regente do Serviço Credenciado de Residência Médica da
Clínica Fluminense de Cirurgia Plástica S.A. – Niterói, RJ

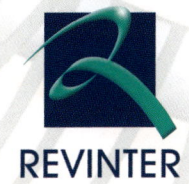

REVINTER

Blefaroplastia e Procedimentos Ancilares
Copyright © 2010 by Livraria e Editora Revinter Ltda.

ISBN 978-85-372-0269-2

Todos os direitos reservados.
É expressamente proibida a reprodução
deste livro, no seu todo ou em parte,
por quaisquer meios, sem o consentimento
por escrito da Editora.

Tradução:
ROSELI DORNELLES DOS SANTOS
Tradutora, SP

Revisão Técnica:
RONALDO PONTES
Membro Titular da Sociedade Brasileira de Cirurgia Plástica
Membro Titular do Colégio Brasileiro de Cirurgiões
Membro da Sociedade Internacional de Cirurgia Plástica e Estética
Livre-Docente em Cirurgia Plástica pela Universidade Federal Fluminense
Membro da Academia Fluminense de Medicina
Regente do Serviço Credenciado de Residência Médica da
Clínica Fluminense de Cirurgia Plástica S.A. – Niterói, RJ

Nota: A medicina é uma ciência em constante evolução. À medida que novas pesquisas e experiências ampliam os nossos conhecimentos, são necessárias mudanças no tratamento clínico e medicamentoso. Os autores e o editor fizeram verificações junto a fontes que se acredita sejam confiáveis, em seus esforços para proporcionar informações acuradas e, em geral, de acordo com os padrões aceitos no momento da publicação. No entanto, em vista da possibilidade de erro humano ou mudanças nas ciências médicas, nem os autores e o editor nem qualquer outra parte envolvida na preparação ou publicação deste livro garantem que as instruções aqui contidas são, em todos os aspectos, precisas ou completas, e rejeitam toda a responsabilidade por qualquer erro ou omissão ou pelos resultados obtidos com o uso das prescrições aqui expressas. Incentivamos os leitores a confirmar as nossas indicações com outras fontes. Por exemplo e em particular, recomendamos que verifiquem as bulas em cada medicamento que planejam administrar para terem a certeza de que as informações contidas nesta obra são precisas e de que não tenham sido feitas mudanças na dose recomendada ou nas contraindicações à administração. Esta recomendação é de particular importância em conjunto com medicações novas ou usadas com pouca frequência.

Título original:
Blefaroplastica e Tecniche Ancillari
Copyright © 2008 by Piccin Nuova Libraria S.p.A.

Livraria e Editora REVINTER Ltda.
Rua do Matoso, 170 – Tijuca
20270-135 – Rio de Janeiro – RJ
Tel.: (21) 2563-9700 – Fax: (21) 2563-9701
livraria@revinter.com.br – www.revinter.com.br

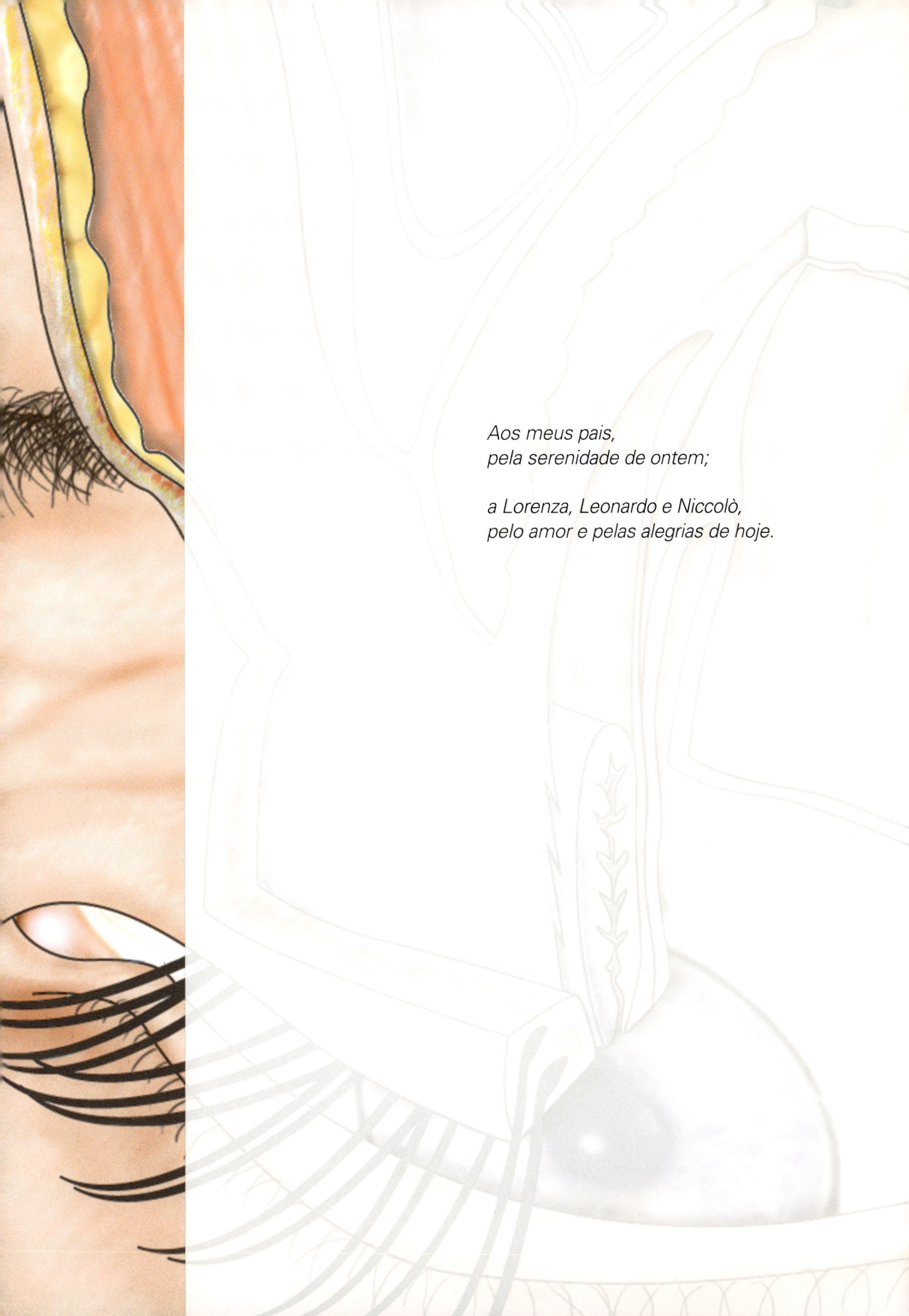

*Aos meus pais,
pela serenidade de ontem;*

*a Lorenza, Leonardo e Niccolò,
pelo amor e pelas alegrias de hoje.*

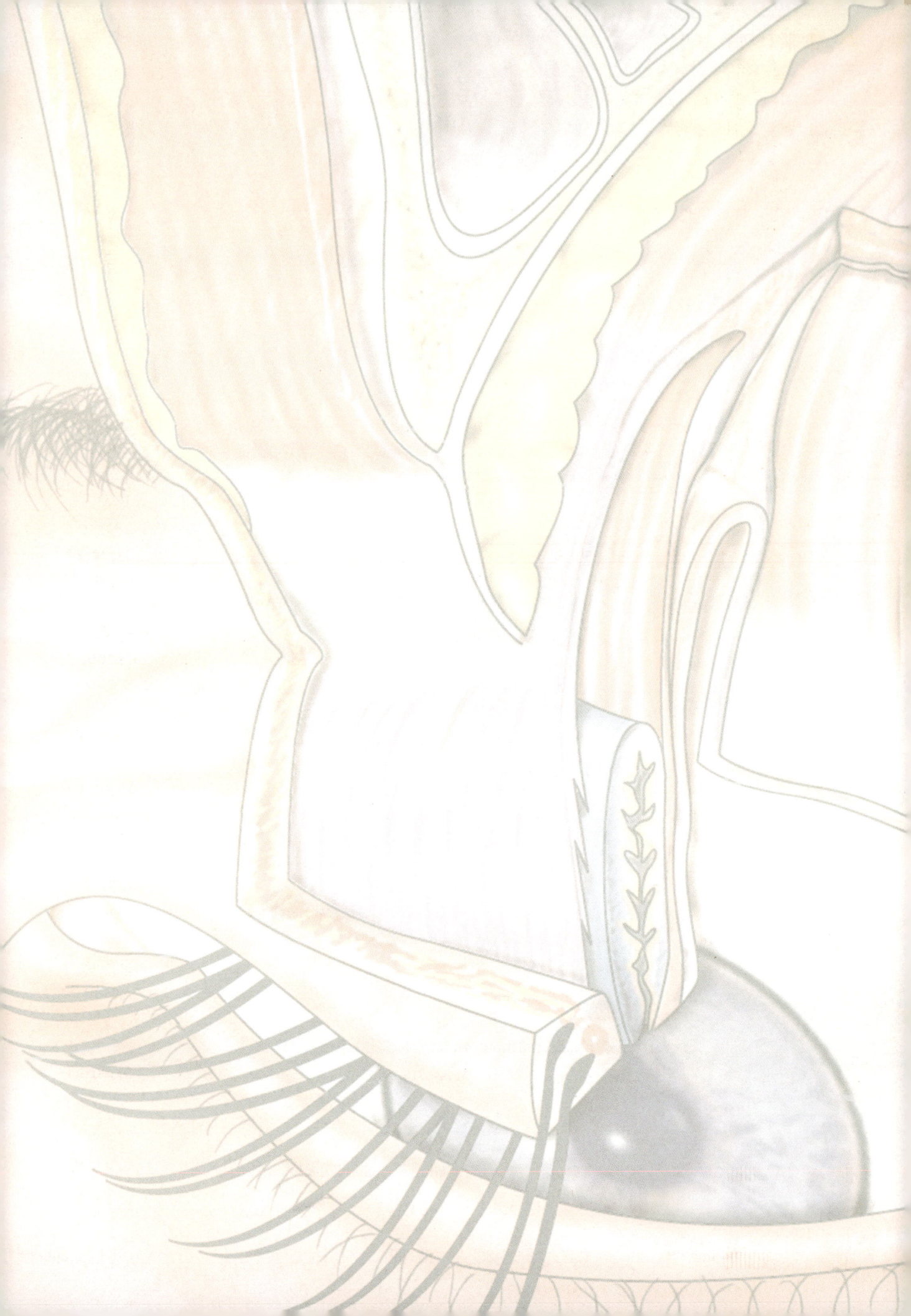

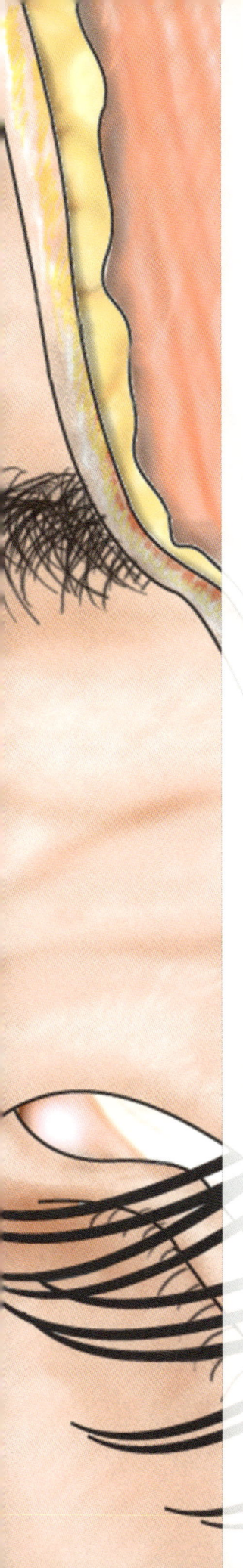

APRESENTAÇÃO

A função de apresentar uma obra deste tipo é fornecer uma visão panorâmica, mas não conceitual, da totalidade do texto, levando em conta as perspectivas nas quais foi escrito e tentar explicar as forças instigantes que atuaram sobre ele, que determinaram sua substância e forma.

O pedido para apresentar este livro, que trata de uma parte da cirurgia plástica, feito a um clínico no sentido mais puro da tradição médica, evidencia tanto a tendência instintiva ainda muito viva na pesquisa deste, quanto a ideia de que, na área médica, como raramente com relação às outras disciplinas, a utilização de uma pode somente contribuir para a possível explicação da outra.

A especialização de um médico mantém todo seu valor com base no método científico, quando o próprio saber, que é feito de um conjunto de conhecimentos diferentes de qualquer outra atividade humana, se ocupa do homem e não se apoia no isolamento dos conhecimentos técnicos.

A visão global do objeto da sua atenção torna o médico um operador especializado em uma disciplina destinada à resolução de problemas específicos colocados na esfera de uma complexidade. A atenção somente à aplicação de uma técnica torna o médico um especialista. Esta afirmação não é um recurso dialético, mas um divisor de duas posições que implicam duas conceituações diferentes da abordagem ao doente e à doença por parte do médico. Esta separação é clara para o autor ao enfrentar uma situação clínica que requer soluções após as reflexões sobre escolhas temporais, técnicas e éticas, que vão além das fronteiras do problema que se propôs a discutir.

A obra que apresento ensina e fornece soluções, não propõe somente descrições de situações clínicas; é um livro que não se furta à ideia da cura na extensão de toda sua substância. Enquadra o ato clínico-técnico do qual se ocupa, e que é feito de muitas facetas em uma concepção global.

São páginas que podem ser colocadas em um desenho ético da delicada e intrigante área da arte médica que é a cirurgia plástica.

Nicola Dioguardi
Professore Emerito di Medicina Interna
dell' Università degli Studi di Milano
Sovrintendente Scientifico dell'Istituto Clinico Humanitas, IRCCS

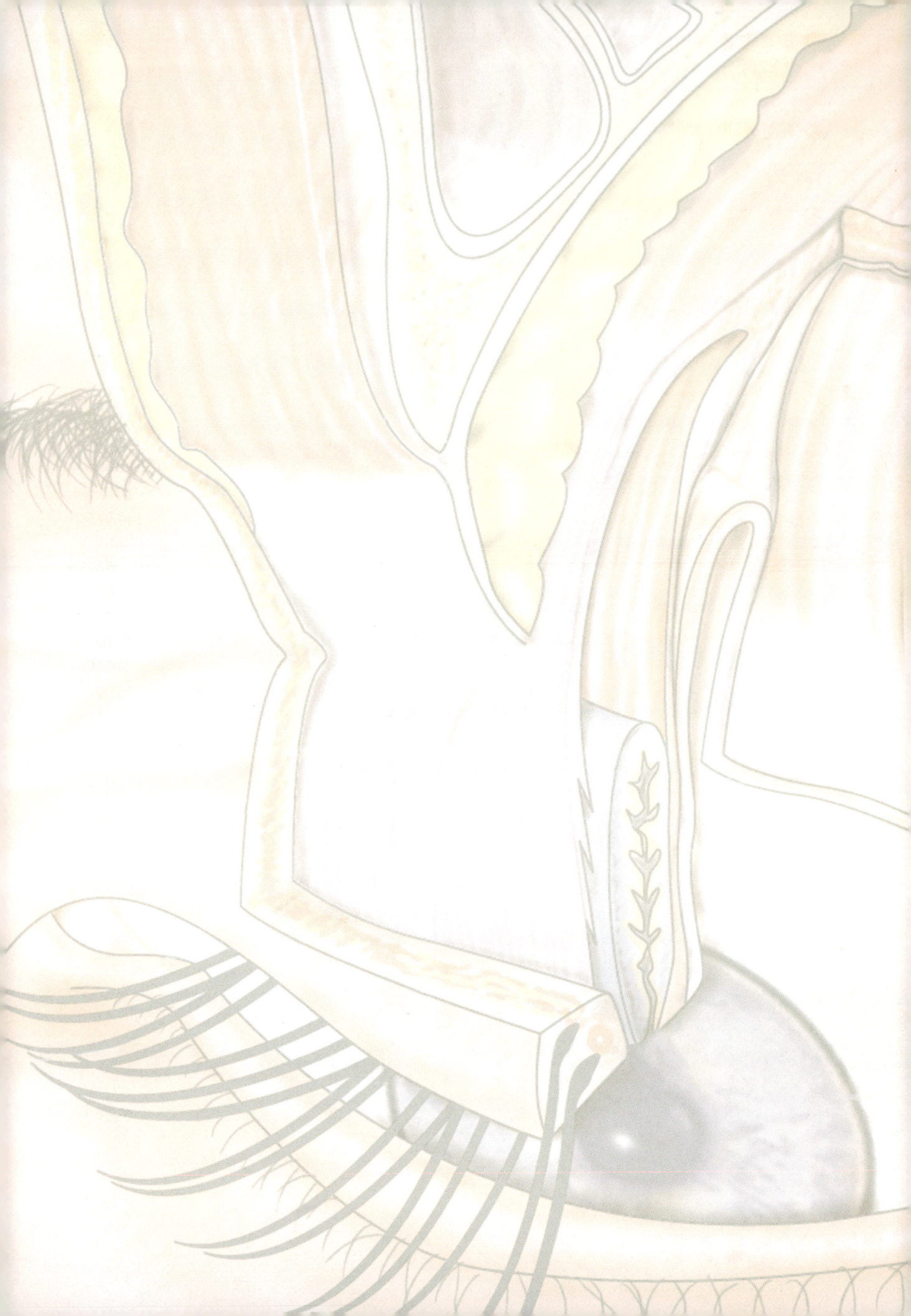

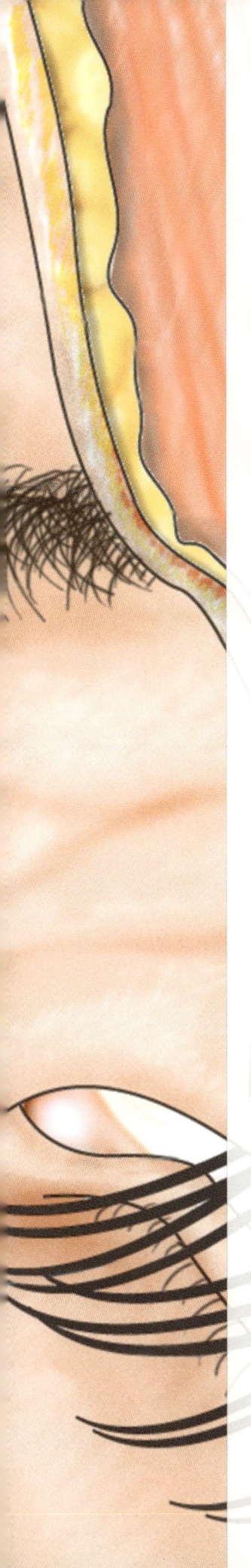

PREFÁCIO

Escrever, hoje em dia, uma obra sobre a blefaroplastia é restritivo. As pálpebras são determinantes no olhar e podem tornar um sorriso mais jovem ou cativante, mas não são estruturas isoladas do conteúdo orbitário. Isto deve ser bem considerado quando nos deparamos com os problemas destas estruturas anatômicas. Mais do que isto, as pálpebras são elementos anatômicos complexos, com funções importantes no sistema visual. Basta pensar na delicada proteção que as pálpebras oferecem ao bulbo ocular e na complexidade dos próprios movimentos.

Não devemos perder de vista estas simples considerações quando lidamos com uma cirurgia nesta região e com uma simples e banal blefaroplastia. Junto aos meus colaboradores, e graças ao seu estímulo e à experiência acumulada em mais de 25 anos de profissão, tentei reunir tais aspectos neste trabalho e também fornecer um quadro da cirurgia plástica da região orbitária. Para isto, me foram úteis alguns colegas, que complementaram com suas experiências alguns aspectos sobre este tema.

Foi um grande prazer incluir neste trabalho colegas que são, também, amigos (amigos verdadeiros), muitos dos quais provêm da mesma escola de cirurgia plástica, a de Milão, do Prof. Luigi Donati, à qual tenho a honra de pertencer, além de autênticos mestres na matéria, como o Prof. Niccolò Scuderi ou ilustres profissionais como o Dr. Giovanni Botti.

Ao mesmo tempo, considerei importante complementar esta obra com alguns capítulos escritos não por cirurgiões, mas por profissionais que estão ligados, de um modo ou de outro, a esta cirurgia, como o oftalmologista, o anestesista e o médico-legista, com os quais cada vez mais nos consultamos na prática cotidiana da cirurgia plástica.

Por fim, é imprescindível lembrar que esta obra nunca teria sido escrita se, desde o início do meu percurso profissional, não tivesse encontrado o Prof. Pietro Candiani, um verdadeiro irmão mais velho, a quem devo muitíssimo, seja sob o ponto de vista científico, seja sob o ponto de vista humano.

Simone Grappolini

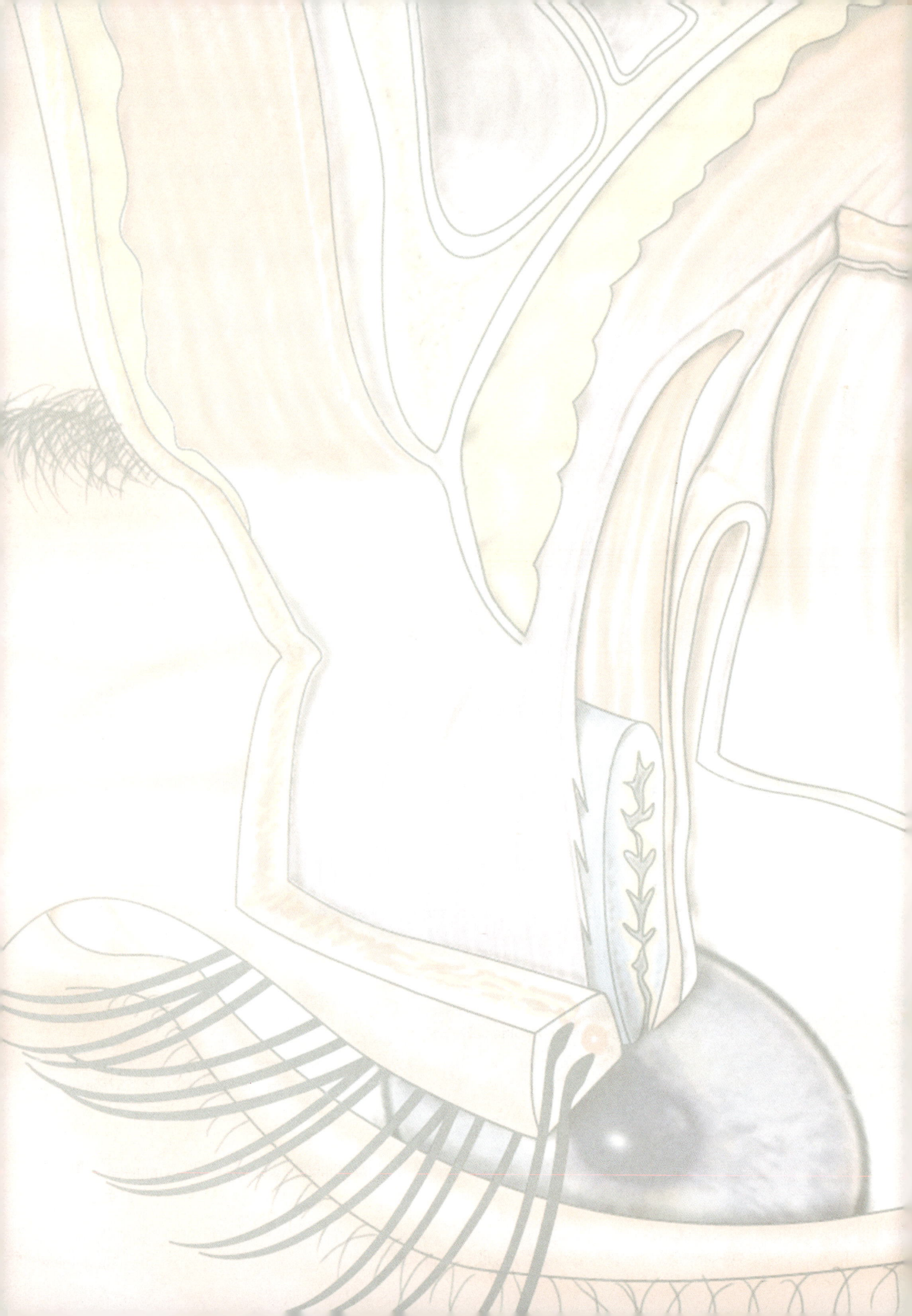

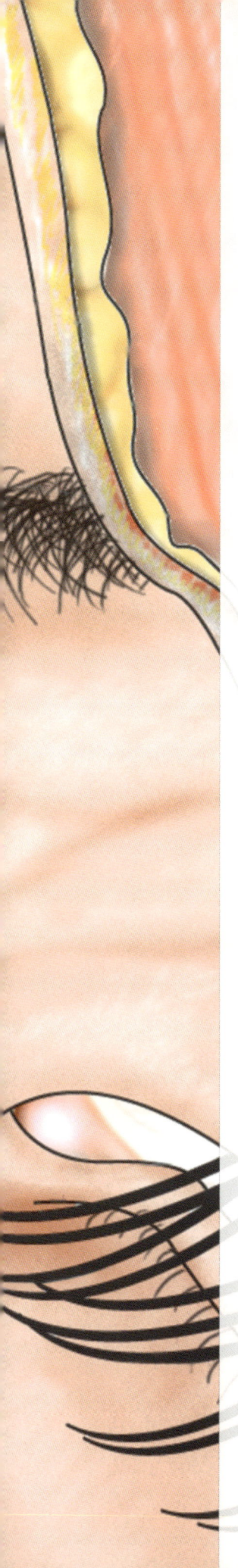

COLABORADORES

Franz W. Baruffaldi Preis
Responsabile U.O. di Chirurgia Plastica – IRCCS Galeazzi, Milano

Daniele Blandini
Direttore U.O. di Chirurgia Plastica Ricostruttiva – Azienda Ospedaliera della Provincia di Lodi

Giovanni Botti
Direttore di Villa Bella Day Clinic – Professore a contratto di Chirurgia Plastica presso l'Università degli Studi di Verona e di Chirurgia Estetica presso l' Università degli Studi di Siena

Savino Bufo
U.O. Chirurgia Plastica I – IRCCS Istituto Clinico Humanitas, Rozzano (Milano)

Maurizio Cavallini
Aiuto presso U.O. di Chirurgia Plastica – IRCCS Galeazzi, Milano

Stefano Chiummariello
Specialista in Chirurgia Plastica e Ricostruttiva, Dottore di Ricerca in Chirurgia Plastica, Dirigente Medico I livello Dipartimento di Malattie Cutanee-Veneree e Chirurgia Plastica e Ricostruttiva – Università degli Studi di Roma "La Sapienza"

Pierluca D'Addetta
U.O. Chirurgia Plastica – Multimedica Holding S.p.A. – Castellanza

Angelica Della Valle
U.O. Chirurgia Plastica I – IRCCS Istituto Clinico Humanitas, Rozzano (Milano)

Alessandra Di Maria
U.O. Oculista – IRCCS Istituto Clinico Humanitas, Rozzano (Milano)

Enrico Dondè
U.O. Chirurgia Plastica I – IRCCS Istituto Clinico Humanitas, Rozzano (Milano)

Paolo Maria Fanzio
U.O. Chirurgia Plastica I – IRCCS Istituto Clinico Humanitas, Rozzano (Milano) – Cattedra di Chirurgia Plastica – Università degli Studi di Milano

Andrea Figus
Specialista in Chirurgia Plastica e Ricostruttiva Dipartimento di Malattie Cutanee-Veneree e Chirurgia Plastica e Ricostruttiva – Università degli Studi di Roma "La Sapienza"

Manuela Forti
U.O. Chirurgia Plastica I – IRCCS Istituto Clinico Humanitas, Rozzano (Milano) – Cattedra di Chirurgia Plastica – Università degli Studi di Siena

Marco Giannini
Specialista in Medicina Legale e delle Assicurazioni – Libero Professionista – Milano

Pier Luigi Gibelli
Responsabile U.O. di Chirurgia Plastica Multimedica Holding S.p.A. – Castellanza

Simone Grappolini
Responsabile U.O. Chirurgia Plastica I – IRCCS Istituto Clinico Humanitas, Rozzano (Milano)

Marco Klinger
Professore Ordinario di Chirurgia Plastica – Università degli Studi di Milano – Responsabile U.O. di Chirurgia Plastica II – IRCCS Istituto Clinico Humanitas, Rozzano (Milano)

Luca Lecciso
U.O. Chirurgia Plastica I – IRCCS Istituto Clinico Humanitas, Rozzano (Milano) – Cattedra di Chirurgia Plastica – Università degli Studi di Foggia

Roberta Monzani
Anestesista – Responsabile Day Hospital Chirurgico – IRCCS Istituto Clinico Humanitas, Rozzano (Milano)

Gabriele F. Muti
Specialista Chirurgia Plastica Ricostruttiva ed Estetica – Istituto Dermatologico Europeo, Milano

Nicolò Scuderi
Professore Ordinario di Chirurgia Plastica e Ricostruttiva, Direttore della Scuola di Specializzazione in Chirurgia Plastica, Ricostruttiva ed Estetica – Direttore del Dipartimento di Malattie Cutanee-Veneree e Chirurgia Plastica e Ricostruttiva – Università degli Studi di Roma "La Sapienza"

Massimo Signorini
Specialista in Chirurgia Plastica Ricostruttiva ed Estetica – Responsabile della Sezione Chirurgica – Istituto Dermatologico Europeo, Milano

Riccardo Testa
U.O. Chirurgia Plastica I – IRCCS Istituto Clinico Humanitas, Rozzano (Milano) – Cattedra di Chirurgia Plastica – Università degli Studi di Siena

Alberto Todde
U.O. Chirurgia Plastica I – IRCCS Istituto Clinico Humanitas, Rozzano (Milano)

Matteo Tretti Clementoni
Specialista Chirurgia Plastica Ricostruttiva ed Estetica – Istituto Dermatologico Europeo, Milano

Victor Urzola
Specialista in Chirurgia Plastica – San Josè di Costarica, Costarica

Domenico M. Ventura
U.O. Chirurgia Plastica II – IRCCS Istituto Clinico Humanitas, Rozzano (Milano)

Alessandra Veronesi
Aiuto U.O. Chirurgia plastica I – IRCCS Istituto Clinico Humanitas. Rozzano (Milano)

Paolo Vinciguerra
Responsabile U.O. Oculistica – IRCCS Istituto Clinico Humanitas, Rozzano (Milano) – Ohio University – Università degli Studi di Milano

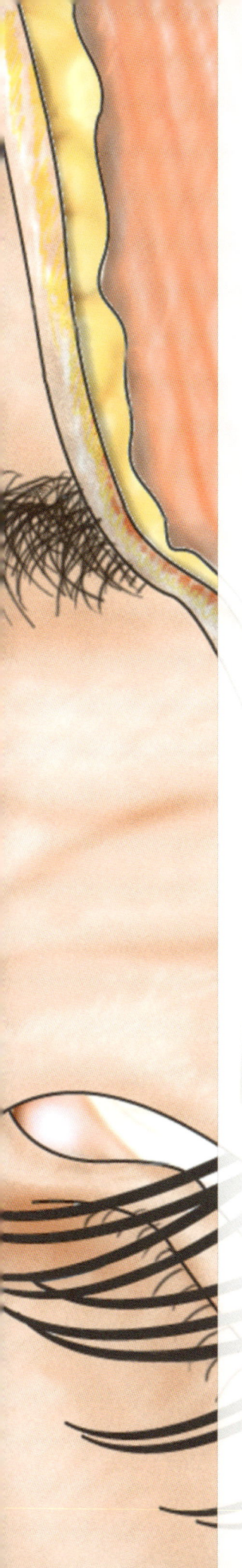

SUMÁRIO

1. INTRODUÇÃO E AVALIAÇÃO DOS PACIENTES 1
Simone Grappolini, Pierluca D'Addetta
  INTRODUÇÃO 1
  ESTÉTICA ORBITOPALPEBRAL 1
    Exame da região orbitopalpebral 3
    Fotografar a região orbitopalpebral............................... 4

2. ANATOMIA DAS PÁLPEBRAS.. 7
Simone Grappolini, Luca Lecciso, Angelica Della Valle
    Supercílio 7
    Epiderme palpebral 8
    Músculo orbicular 9
    Septo orbitário.. 11
    Tarsos 11
    Sistema elevador da pálpebra 11
    Gordura periorbitária.. 12
    Conjuntiva... 13
    Região palpebromalar... 13
    Vascularização 16
    Enervação 16
    Circulação linfática.. 17

3. PREPARAÇÃO PRÉ-OPERATÓRIA E TIPOS DE ANESTESIA 19
Roberta Monzani
  INTRODUÇÃO... 19
  PRÉ-INTERNAÇÃO 19
  INTERVENÇÃO CIRÚRGICA... 20
  ANESTÉSICOS LOCAIS 20
  SEDAÇÃO E SEDOANALGESIA 22
  PÓS-OPERATÓRIO 23

4. BLEFAROPLASTIA SUPERIOR... 25
Simone Grappolini, Alberto Todde, Savino Bufo
  DESENHO PRÉ-OPERATÓRIO 26
  ANESTESIA 27
  TÉCNICA CIRÚRGICA 27
    Ablação dos corrugadores através da blefaroplastia superior. 34

5. TÉCNICAS DE SUSPENSÃO 37
Pier Luigi Gibelli

    INTRODUÇÃO 37
    NOTAS DE ANATOMIA CIRÚRGICA 37
    FISIOPATOLOGIA 38
    TÉCNICAS CIRÚRGICAS 39

6. *LIFTING* TEMPORAL 47
Marco Klinger, Domenico M. Ventura

    Fisiopatologia do envelhecimento cutâneo 47
    Anatomia cirúrgica 48
    Vascularização 48
    Enervação 48
    TÉCNICAS CIRÚRGICAS 49
    Técnica cirúrgica segundo Faivre 49
    Técnica cirúrgica segundo Appiani 51
    Considerações pessoais 53
    Lifting temporal com pexia da gálea aponeurótica 53

7. PTOSES PALPEBRAIS 55
Massimo Signorini

    EXAME CLÍNICO 55
    ESCOLHA DA INTERVENÇÃO 60
    NOTAS TÉCNICAS 67
    Cirurgia do sistema musculoaponeurótico 67
    Suspensão ao frontal 68
    Ressecção do músculo de Müller 70
    Fasanella-Servat 70
    COMPLICAÇÕES 71

8. BLEFAROPLASTIA INFERIOR 73
Simone Grappolini

    TÉCNICA BÁSICA 74

9. CANTOPEXIA E CANTOPLASTIA 85
Simone Grappolini

10. BLEFAROPLASTIA TRANSCONJUNTIVAL 97
Daniele Blandini

    INTRODUÇÃO 97
    ANATOMIA 99
    Pálpebra inferior 99
    Pálpebra superior 102
    INDICAÇÕES 103
    Blefaroplastia inferior transconjuntival 103
    Blefaroplastia superior transconjuntival 103
    AVALIAÇÃO PRÉ-OPERATÓRIA 104
    TÉCNICA CIRÚRGICA 104
    Blefaroplastia inferior 104
    Acesso pré-septal 105
    Acesso retrosseptal 105
    Blefaroplastia superior 109
    COMPLICAÇÕES 110
    CONCLUSÕES 110

11. BLEFAROPLASTIA – REPOSICIONAMENTO DA GORDURA ORBITAL ... 115
Nicolò Scuderi, Stefano Chiummariello, Andrea Figus
- DISCUSSÃO 120
- CONCLUSÕES 121

12. *LIFTING* SUBPALPEBRAL OU DO TERÇO MÉDIO 123
Simone Grappolini, Enrico Dondè, Alessandra Veronesi, Pierluca D'Addetta
- OBJETIVOS DO *LIFTING* SUBORBITAL 124
- VETORES DE REPOSICIONAMENTO E PLANOS DE DESCOLAMENTO 124
  - Descolamento subcutâneo 125
  - Descolamento em dois planos 126
  - Descolamento profundo 126
  - Descolamento subperiosteal 127
- TÉCNICA CIRÚRGICA DE *LIFTING* SUBORBITAL SUBPERIOSTEAL 130
  - Prevenção das complicações 138

13. ECTRÓPIO E ENTRÓPIO 143
Franz W. Baruffaldi Preis, Maurizio Cavallini, Victor Urzola, Alberto Mangano
  - Considerações anatômicas 143
- ECTRÓPIO 144
  - Etiologia 145
  - Ectrópio neurológico 146
  - Ectrópio cicatricial 148
  - Ectrópio iatrogênico 149
  - Etapas técnicas da correção 150
- ENTRÓPIO 151
  - Fisiopatologia do entrópio 151
  - Tratamento 152
- TÉCNICAS CIRÚRGICAS PARA A CORREÇÃO DO ENTRÓPIO 152
  - Reparação transconjuntival da pálpebra inferior para o entrópio involutivo 152
  - Reinserção do retrator 153
  - Correção do entrópio cicatricial com a técnica "Y-V" 153
  - Correção do entrópio da porção medial da pálpebra inferior 153

14. TRANSPLANTES DE GORDURA NA REGIÃO PERIORBITAL PALPEBRAL .. 155
Giovanni Botti
  - Transplante de gordura 156
- TÉCNICA CIRÚRGICA 159
  - Retirada 159
  - Purificação do tecido adiposo 161
  - Transferência 163
  - Transplante 163
- COMPLICAÇÕES 166
- CONCLUSÕES 167

15. TOXINA BOTULÍNICA NO TRATAMENTO DA REGIÃO FRONTO-ORBITAL. 169
Alessandra Veronesi, Riccardo Testa, Manuela Forti
- INTRODUÇÃO ... 169
- HISTÓRIA ... 170
- MECANISMO DE AÇÃO ... 171
- TRATAMENTO DO TERÇO SUPERIOR DO ROSTO ... 173
- DILUIÇÃO E CONSERVAÇÃO ... 174
- TÉCNICAS DE TRATAMENTO ... 175
- COMPLICAÇÕES ... 181
- TOXINA BOTULÍNICA COMO TRATAMENTO AUXILIAR EM CIRURGIA ESTÉTICA ... 183

16. PROCEDIMENTOS AUXILIARES DA REGIÃO PALPEBRAL (AH, RF, LIP) .. 189
Gabriele F. Muti, Matteo Tretti Clementoni
- CORREÇÃO DA REGIÃO PALPEBRAL INFERIOR MEDIANTE PREENCHEDORES ... 189
- RADIOFREQUÊNCIA NO TRATAMENTO DA REGIÃO PERIORBITAL ... 191
- UTILIZAÇÃO DA LUZ PULSADA NA REGIÃO ORBITOPALPEBRAL ... 193

17. COMPLICAÇÕES DA BLEFAROPLASTIA – TRATAMENTO MÉDICO ... 199
Alessandra Di Maria, Paolo Vinciguerra
- CERATOCONJUNTIVITE E BLEFAROPLASTIA ... 200
- CERATITES POR "OLHO SECO" ... 201
- GLAUCOMA E BLEFAROPLASTIA ... 204
  - Glaucoma por cortisona ... 205
- ESTRABISMO E BLEFAROPLASTIA ... 205
- PSEUDOTRIQUÍASE ... 206
- INFECÇÕES ORBITAIS ... 206
  - Celulite pré-septal ... 206
  - Celulite orbital ... 206
  - Osteoperiostites ... 207
- COMPLICAÇÕES VASCULARES ... 207
  - Hemorragia retrobulbar ... 207
- CONCLUSÕES ... 207

18. BLEFAROPLASTIA SECUNDÁRIA ... 211
Simone Grappolini, Massimo Signorini, Paolo Maria Fanzio

19. BLEFAROPLASTIA E CONSENTIMENTO INFORMADO ... 219
Marco Giannini

ÍNDICE REMISSIVO ... 229

BLEFAROPLASTIA E PROCEDIMENTOS ANCILARES

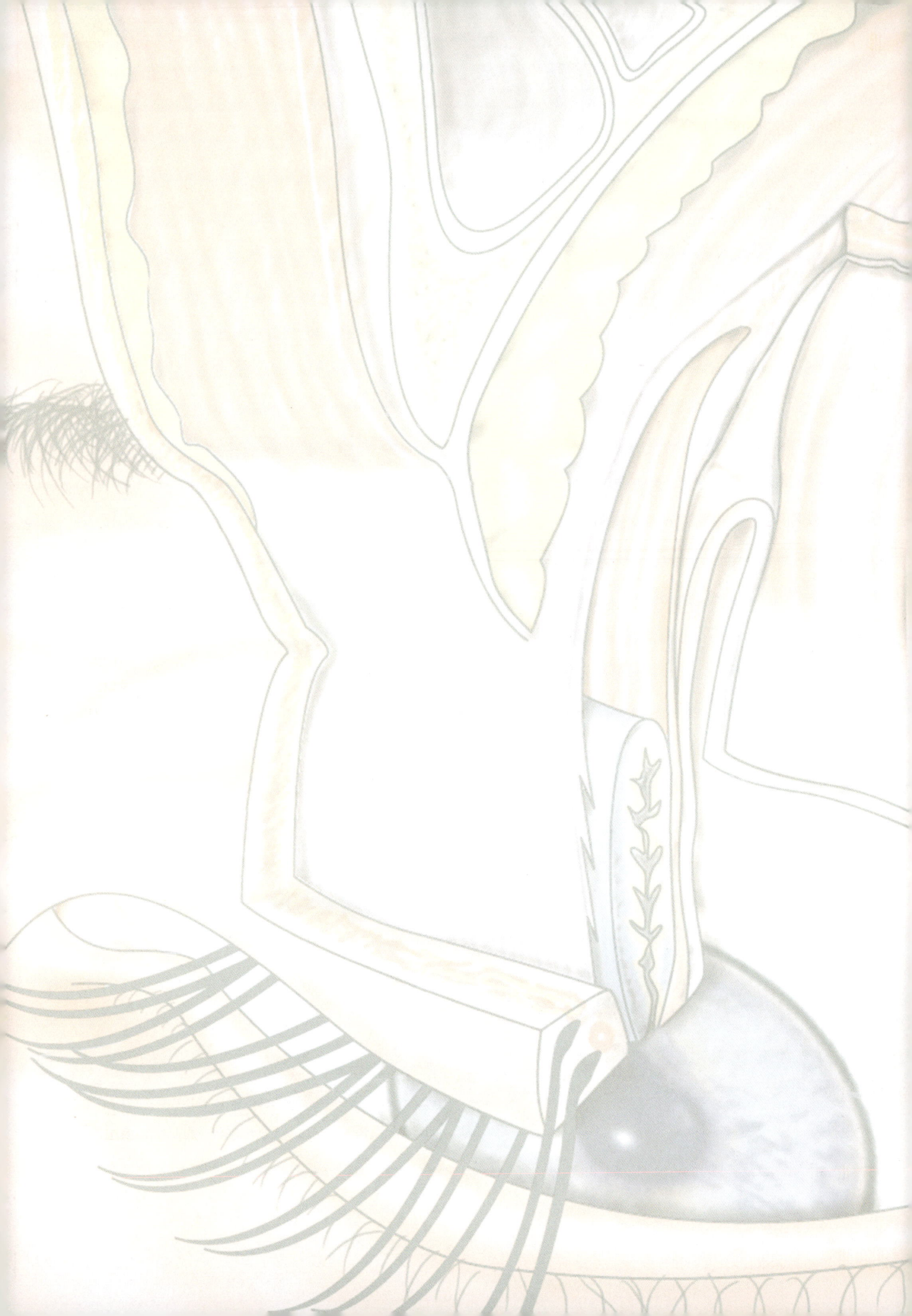

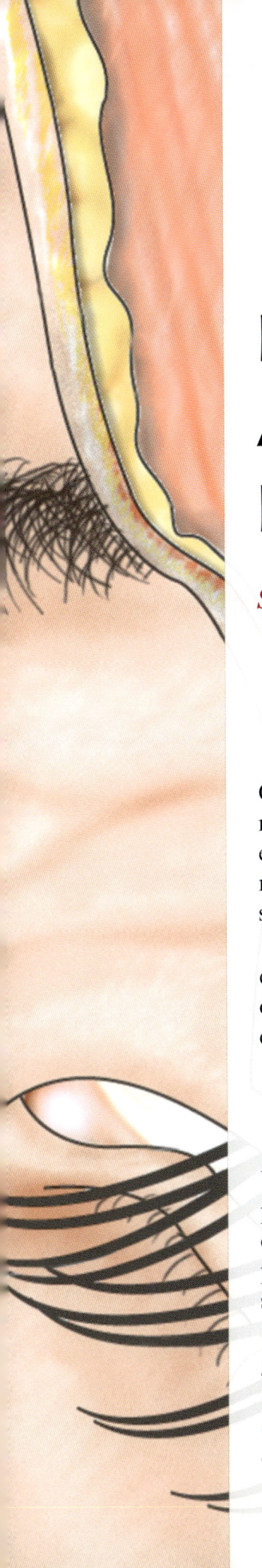

1
INTRODUÇÃO E AVALIAÇÃO DOS PACIENTES

Simone Grappolini, Pierluca D'Addetta

INTRODUÇÃO

Os olhos e a região orbitária representam, provavelmente, a região determinante na estética do rosto. É notório como esta região demonstra claramente o cansaço e as péssimas condições de um indivíduo. Por outro lado, quando o aspecto da região orbitária é harmonioso, tônico e trófico, o conjunto do olhar ganha com isso, dando ao indivíduo frescor e vitalidade de expressão.

Fica evidente que o tratamento cirúrgico dos problemas palpebrais é vivenciado pelos pacientes com especial participação e apreensão. A abordagem à cirurgia orbitopalpebral deve, portanto, ser do tipo multidisciplinar, integrando noções de caráter médico multiespecialista, psicológico e também estético.

ESTÉTICA ORBITOPALPEBRAL

Um bom conhecimento dos padrões determinantes da estética da região orbitopalpebral é uma base indispensável para o cirurgião que deseja abordar as alterações desta área, com o objetivo de poder entender as mudanças desejadas pelos pacientes, às vezes profundamente pessoais, e de poder-lhes explicar o que é possível e razoável de se esperar da intervenção cirúrgica.

Nesta exposição trataremos, essencialmente, da etnia caucasiana, mesmo que grande parte do que aqui diremos tenha algum valor para todas as outras etnias.

O olho é um órgão par, portanto, a simetria é o primeiro elemento a ser avaliado e a ser levado em conta no exame da região. Infelizmente, em várias condições clínicas, é muitas vezes o objetivo alcançado com mais dificuldade.

Embora um grau moderado de assimetria seja largamente difundido na população, quando esta característica é levemente mais acentuada atribui um aspecto grotesco até mesmo a um rosto harmonioso. Ao avaliar a assimetria de um rosto é essencial identificar suas causas: alterações da estrutura óssea craniofacial ou dos tecidos moles orbitopalpebrais, mas também mímica facial que possa conduzir à assimetria, que com a senilidade pode aumentar, agravando, assim, a própria assimetria. Atenção especial deve ser reservada à observação e à documentação da assimetria do sulco palpebral superior. Quando esta estiver presente, deve ser atentamente avaliada e demonstrada ao paciente. Não é raro que assimetrias nesta área se tornem evidentes ao próprio paciente somente depois da operação de blefaroplastia superior, que antes eram mascaradas pelo excesso cutâneo.

A segunda característica que determina a estética do olhar é uma boa abertura palpebral, o chamado olho grande, sem o efeito desagradável da exposição excessiva da esclera *(scleral show),* apesar de alguns autores considerarem que, se minimamente presente, tal característica seja associada a um aspecto mais agradável. A forma da fenda palpebral considerada mais agradável é a chamada "amendoada", com a pálpebra superior cobrindo a íris em aproximadamente 1-2 mm, e a inferior em menos de 1 mm. A porção medial da pálpebra superior deve ser mais inclinada verticalmente com relação à lateral, e o contrário vale para a pálpebra inferior. O eixo intercantal deveria ser levemente inclinado em direção ao alto, em decorrência da posição do canto lateral, que se acha cerca de 2-3 mm sobrelevado com relação ao medial. Esta característica deve ser mais acentuada na mulher do que no homem.

A presença de uma pequena prega supratarsal na pálpebra superior bem constituída é um importante elemento que caracteriza a estética da pálpebra superior. Nos casos em que esta prega seja mais constituída em nível paramediano, a distância entre a prega tarsal e a margem palpebral deve ser mais acentuada medial do que lateralmente. Uma espessura adequada da epiderme palpebral, que sempre é tênue, é uma característica importante a ser considerada na estética da região, já que os pacientes com epiderme menos tênue apresentam uma prega palpebral pouco constituída ou completamente ausente, e uma pior tendência cicatricial. Nos idosos, ao contrário, a epiderme frequentemente é muito tênue e o sulco palpebral é evidente.

A prega palpebral superior divide a pálpebra superior em 1/3 inferior e 2/3 superiores, e deve ser paralela à linha ciliar. Esta prega se estende medialmente até o canto medial e lateralmente até a borda orbitária interna.

Uma atenção especial deve ser reservada à região supraciliar palpebral frontal: a forma do supercílio deve ser uma curva regular e harmônica, destituída de angulosidades e as porções mediais e centrais devem ser mais largas do que as laterais.

A posição do supercílio deve ser tal que, medialmente, esta seja originada de um ponto sobre uma linha vertical que passe correspondentemente ao canto medial.

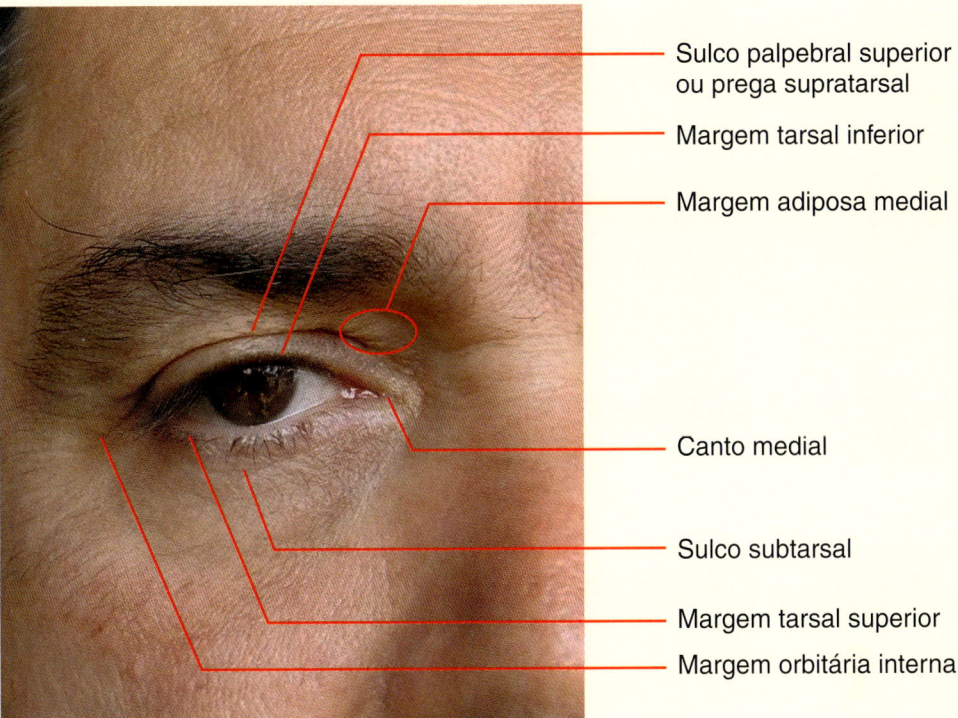

Fig. 1-1. Representação da anatomia externa da pálpebra.

O ponto mais elevado do supercílio deve estar colocado sobre uma linha vertical, de modo que esta linha passe lateralmente à íris do paciente, que dirige o olhar diretamente em frente a si, em direção ao infinito. A extremidade do supercílio deve superar a margem orbitária e ser razoavelmente erguida com relação à origem do supercílio. Esta característica deve ser mais acentuada na mulher do que no homem, no qual pode também ser minimamente perceptível.

Exame da região orbitopalpebral

A observação deve-se iniciar enquanto o paciente, em posição ereta, fala e escuta, captando-se, assim, as características posicionais dinâmicas, além das estáticas. Durante esta fase de observação e de atenta escuta, tem-se conhecimento do motivo pelo qual o paciente procurou o cirurgião, o histórico clínico geral e local, que permita uma classificação correta. No decorrer do exame é oportuno prestar atenção especial a alergias, a sintomas oftálmicos, como a síndrome do olho seco, doenças cardiovasculares e, em modo particular, a hipertensão arterial, patologias da tiroide e alterações da pressão intraocular. Nos casos em que for considerado conveniente, deve-se pedir um exame oftalmológico (Capítulo 17) durante o qual pode ser realizada uma série de avaliações, tais como: acuidade visual, teste de Schirmer, avaliação ortóptica e tonometria. É fácil observar, nos pacientes com baixo posicionamento superciliar, uma tendência acentuada à elevação durante a conversação, com a formação de rugas profundas de expressão frontal. Segue-se à observação uma manobra de atenta apalpação, que permite perceber as características da forma, a dimensão e a posição da arcada superciliar com relação ao supercílio propriamente dito, uma ptose eventual da glândula lacrimal; as características (tônus e trofismo) da musculatura, que age de modo determinante no equilíbrio da chamada "balança palpebral frontal", serão tratadas mais adiante. Nos pacientes do sexo feminino a porção central e, mais ainda, a lateral do supercílio devem superar a margem orbitária. Quando isto não ocorrer, é importante informar à paciente sobre uma provável indicação a uma correção da posição do supercílio e discutir as opções cirúrgicas disponíveis. Caso a paciente não aceite corrigir esta condição, é necessário avaliar muito atentamente o caso pois, se for simplesmente efetuada uma blefaroplastia superior tradicional, corre-se o risco de, posteriormente, abaixar a posição do supercílio, provocando uma piora global do aspecto de todo o terço médio.

A ptose unilateral do supercílio é uma condição que deve ser classificada de modo diverso. Na verdade, frequentemente os pacientes atribuem a presença de uma assimetria ao excesso de epiderme palpebral, que deve ser classificada muito atentamente, primeiramente distinguindo as estáticas das dinâmicas, que se manifestam durante a atividade dos músculos mímicos e que contribuem com as expressões faciais dos indivíduos.

Fotografar a região orbitopalpebral

Na literatura é difícil encontrar artigos expressamente dedicados a este tema, mas em diversos textos este tema é tratado a fundo. Independentemente dos meios dos quais se dispõe para fotografar, é importante empregar uma luz direta, evitando sombras e planos duplos. A objetiva da máquina deve ser sempre colocada na altura das pupilas e o paciente deve manter a chamada posição natural, ou seja, deve fixar um ponto no infinito diretamente diante de si. Para uma documentação abrangente é suficiente enquadrar uma região que esteja incluída verticalmente entre toda a pirâmide nasal e metade da fronte e, horizontalmente, entre uma orelha e a contralateral. Presume-se que uma documentação composta por seis imagens possa ser suficiente mas, por segurança, é melhor afirmar que somente nove imagens são capazes de fornecer uma reconstrução comparável à impressão que a visão ao vivo do paciente cria.

- Posição reta, olhar reto.
- Posição reta, olhar para cima.
- Posição reta, olhar para baixo.
- Posição reta, pálpebras relaxadamente fechadas.
- Posição reta, pálpebras forçadamente fechadas.
- 3/4 à direita.
- 3/4 à esquerda.
- Laterais direita e esquerda.

BIBLIOGRAFIA

Abell KM, Cowen DE, Baker RS, and Poter JD. *Eyelid kinematics following blepharoplasty.* Ophthal Plast Reconstr Surg 15:236; 1999

Botti G. *Chirurgia estetica dell'invecchiamento facciale.* Ed Piccin; 1995

Burke AJC, Wang T. *Should formal ophthalmologic evaluation be a preoperative requirement prior to blepharoplasty?* Arch Otolaryngol Head Neck Surg 127:720; 2001

Carraway JH, Weiss DD. *Aesthetic techniques in periorbital surgery.* In: Mathes SJ, editor. Plastic surgery, 2nd ed, vol II. Philadelphia: Elsevier pp. 127-157; 2005

Costañares S. *Blepharoplasty for herniated intra-orbital fat: Anatomical basis for a new approach.* Plast Reconstr Surg 8:46; 1951

Fagien S. *The value of tear film breakup and Schirmer's test in preoperative blepharoplasty evaluation (Discussion).* Plast Reconstr Surg 104:570; 1999

Flowers RS, Flowers SS. *Precision planning in blepharoplasty. The importance of preoperative mapping.* Clin Plast Surg Apri;20(2):303-10; 1993

Flowers RS, and Flowers SS. *Precision planning in blepharoplasty: The importance of preoperative mapping.* Clin Plast Surg 20:303; 1993

Flowers RS, Caputy GG, and Flowers, SS. *The biomechanics of brow and frontalis function and its effect on blepharoplasty.* Clin Plast Surg 20:255; 1993

Goldberg RA, McCann J, Fiaschetti Danica COA, Ben Simon Guy J. *What Causes Eyelid Bags? Analysis of 114 Consecutive Patients.* Plastic & Reconstructive Surgery 115(5):1395-1402, April 15; 2005

Gunter JP, and Antrobus SD. *Aesthetic analysis of the eyebrows.* Plast Reconstr Surg 99:1808; 1997

Jelks GW, Jelks EB. *Preoperative evaluation of the blepharoplasty patient. Bypassing the pitfalls.* Clin Plast Surg Apr;20(2):213-23; 1993

Rizk Samieh S, Matarasso A, Lower E. *Blepharoplasty: Analysis of Indications and the Treatment of 100 Patients.* Plastic & Reconstructive Surgery 111(3):1299-1306; March 2003

Rohrich RJ, Coberly DM, Fagien S, Stuzin JM. *Current concepts in aesthetic upper blepharoplasty.* Plast Reconstr Surg 113:3 (32e-42e); 2004

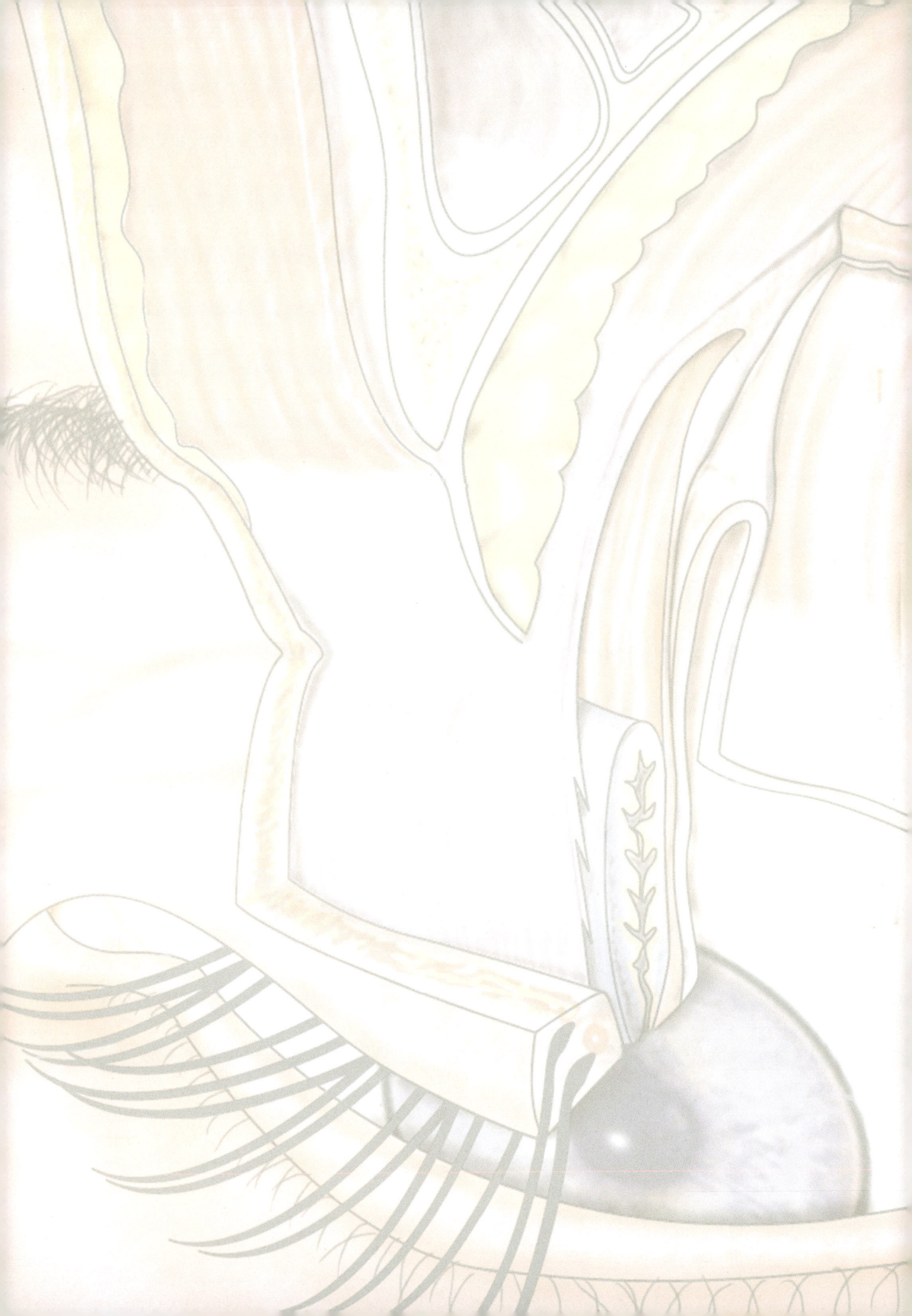

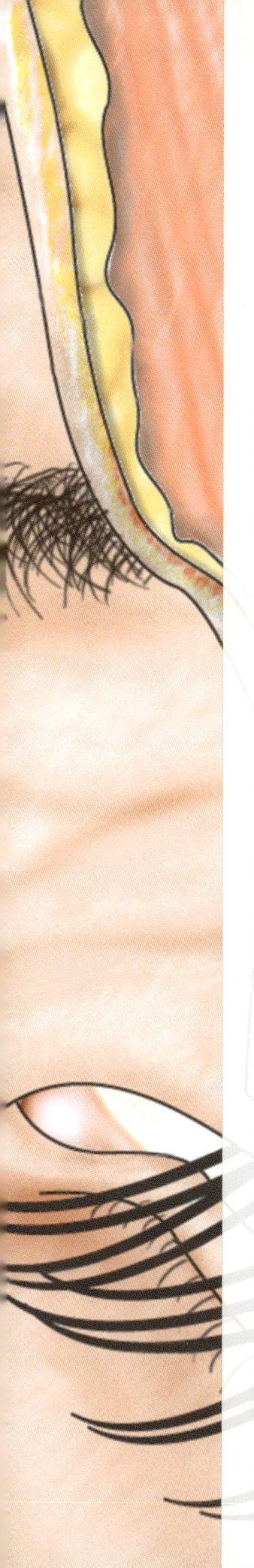

2
ANATOMIA DAS PÁLPEBRAS

Simone Grappolini, Luca Lecciso, Angelica Della Valle

As pálpebras são estruturas anatômicas particularmente tênues e ao mesmo tempo complexas, que servem para proteger e revestir o globo ocular.

Afetam toda a cavidade orbitária e são limitadas, superiormente, pelo supercílio e, inferiormente, pela epiderme da face, ou melhor, pela epiderme que recobre a área zigomaticomaxilar.

Supercílio

O supercílio delimita superiormente a pálpebra superior e é formado por uma série de fibras musculares planas, onde as fibras dos músculos frontais e orbiculares se sobrepõem. A contração do músculo frontal ergue o supercílio e a contração do orbicular causa o seu abaixamento.

A epiderme superciliar é espessa, com bulbos pilosos largos; a hipoderme é fibroadiposa e compacta.

As fibras musculares que o compõem são articuladas e sobrepostas: podemos distinguir, pelo lado medial em direção ao externo, o músculo prócero que atinge a área do supercílio; é um músculo ímpar que se liga, superiormente, com o frontal. Ao lado do supercílio desenvolvem-se os dois corrugadores, cujas fibras musculares originam-se do plano profundo do prócero e tornam-se laterais ao longo da margem orbitária, para se inserirem sobre a epiderme superciliar entrecruzando-se também com as fibras do músculo orbicular, alcançando o terço médio do supercílio. A contração destes músculos e do prócero leva à depressão da parte medial do supercílio. A parte lateral é caracterizada pelas fibras do músculo orbicular e do músculo frontal, que também, nesta área, continuam a se imbricar. O músculo frontal é envolvido pela gálea, que no nível craniano se divide em dois para conter o músculo. Tem-se, assim, uma gálea superficial tênue, que termina sobre o orbicular no supercílio e uma gálea profunda um pouco mais espessa, que separa o frontal e os músculos superciliares de uma área fibroadiposa que se encontra sobre o periósteo da margem orbitária superior.

De particular interesse cirúrgico são os vasos e nervos que se transformam em extracranianos, saindo da margem orbitária medial, e que se distribuem através das fibras dos músculos corrugadores. Próximo ao canto medial emergem dois ramos sensoriais: o nervo infratroclear e o nervo supratroclear, que passam sobre as fibras dos músculos corrugadores, cobertos pelo músculo frontal e pelo orbicular; junto a estas fibras nervosas se encontra também um plexo arteriovenoso.

Epiderme palpebral

A epiderme palpebral é a mais tênue de todo o corpo, torna-se mais espessa nos pontos de transição com epiderme superciliar e com epiderme malar. A gordura subcutânea é parca na epiderme pré-orbitária e pré-septal, e até mesmo ausente na epiderme pré-tarsal.

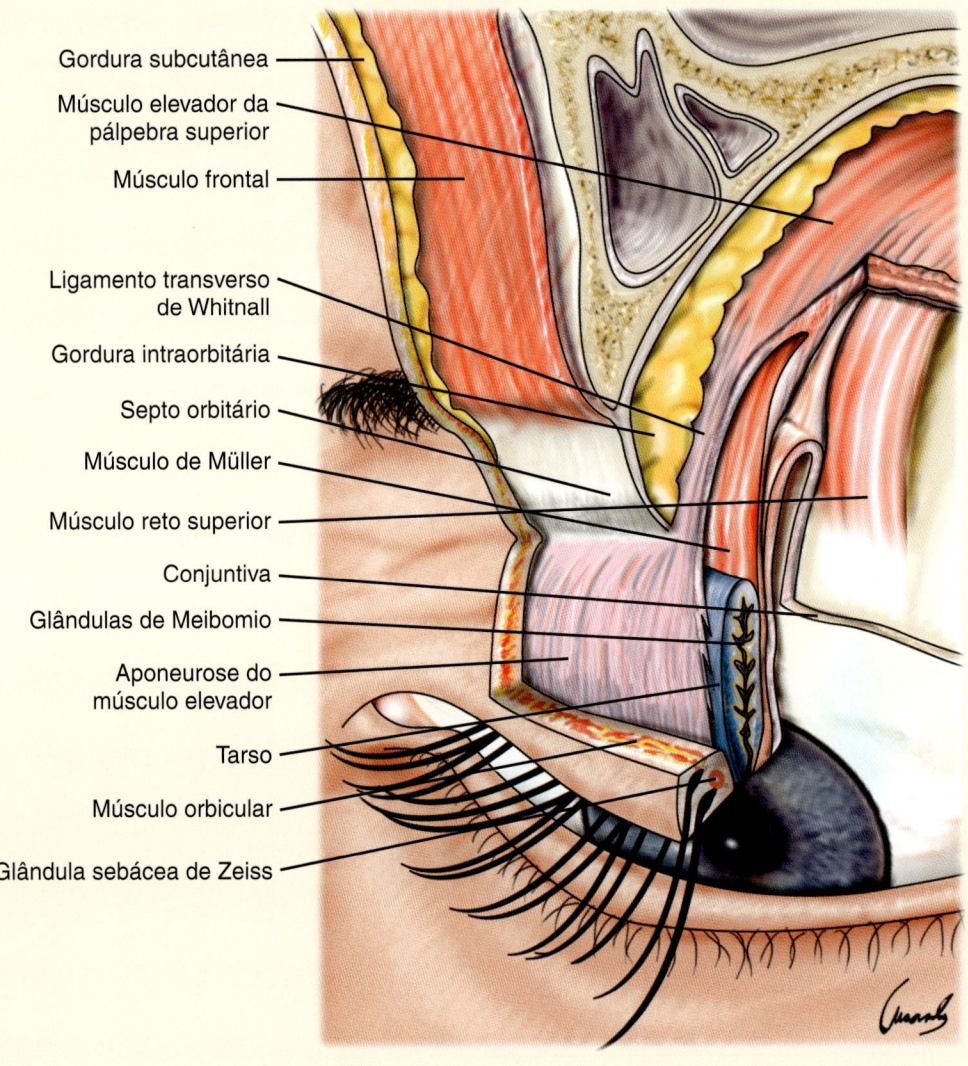

Fig. 2-1. A seção paramedial da pálpebra superior mostra as relações entre o músculo orbicular, o tarso e o septo orbitário.

Fig. 2-2. A seção paramedial lateral da pálpebra inferior mostra as relações entre o músculo orbicular, o septo orbital e o periósteo.

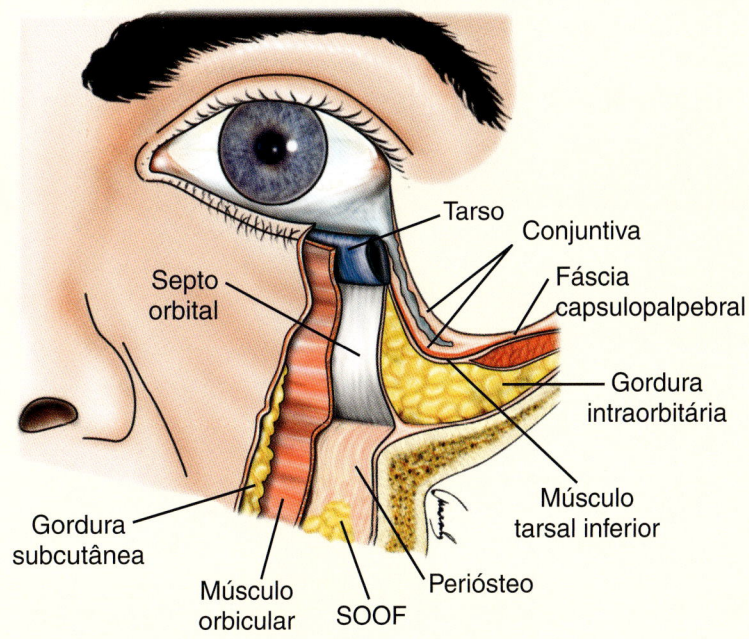

Músculo orbicular

Logo abaixo da epiderme palpebral estende-se o músculo orbicular que cobre toda a área orbitária. As fibras periféricas são mais raras e menos espessas; à medida que se prossegue concentricamente em direção à fenda palpebral, as fibras são mais densas e mais espessas, com movimento paralelo e concêntrico. Ao lado das comissuras palpebrais as fibras fundem-se, entrecortando-se para formar uma rafe. As fibras supratarsais são bem aderidas ao plano profundo e superficial, assim como próximo à rafe e à área nasopalpebral, enquanto nas zonas restantes o músculo parece ser mais facilmente destacável. Alguns feixes que passam ao longo das fendas palpebrais na margem livre formam aquilo que chamamos de músculo ciliar de Riolano.

No canto medial o músculo orbicular contribui na formação do ligamento cantal com o chamado músculo de Horner; é essa a continuação do músculo orbicular supratarsal que, medianamente, forma feixes achatados que se unem, passando atrás do saco lacrimal e fixam-se ao periósteo da crista lacrimal.

No canto lateral, o músculo orbicular comporta-se de modo análogo, contribuindo na formação do ligamento cantal lateral e fixando-se ao periósteo do tubérculo de Whitnall, que se encontra dentro da moldura orbitária.

A contração do músculo orbicular aproxima as margens livres das pálpebras até o fechamento da fenda palpebral. É importante lembrar que, durante o sono, o tônus do músculo orbicular é suficiente para provocar o fechamento da fenda palpebral, vencendo a resistência do seu músculo opositor, que é o músculo elevador da pálpebra. Este, além desta função, executa importantes ações no escoamento das lágrimas: contraindo-se, empurra as lágrimas em direção aos canalículos e dilata o saco lacrimal e os pontos lacrimais.

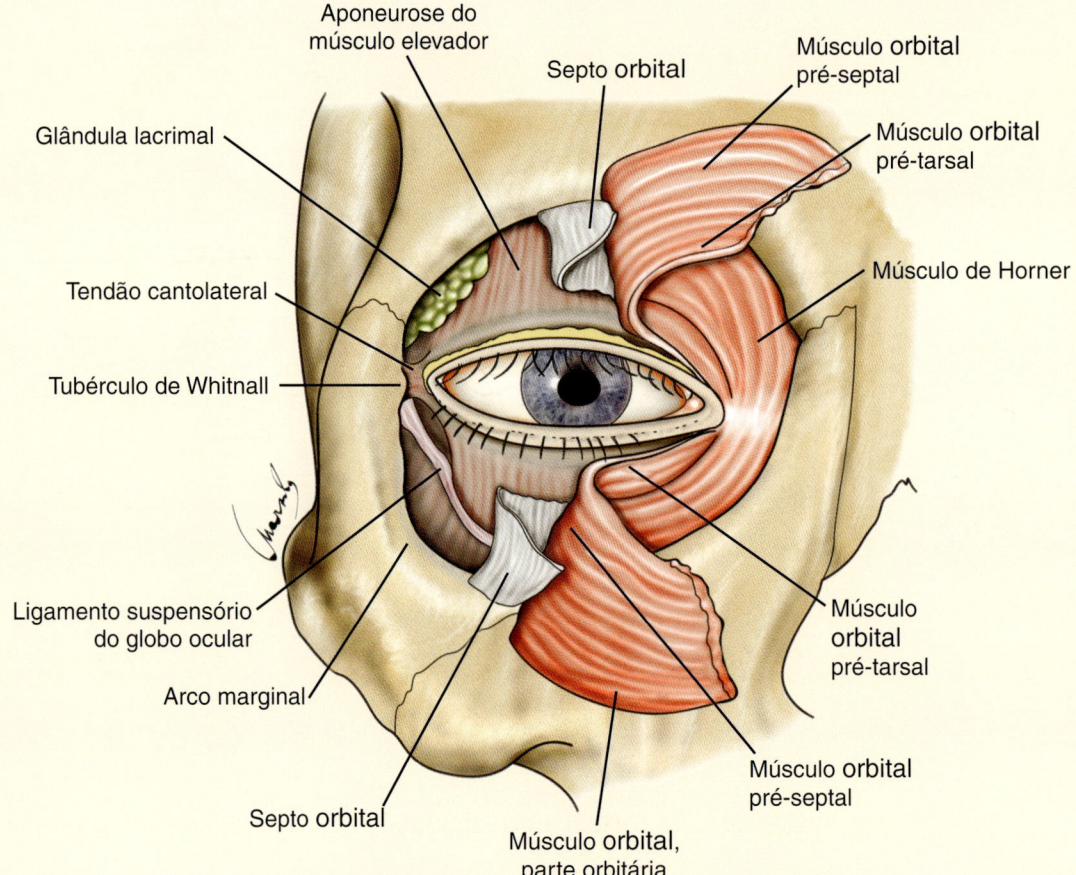
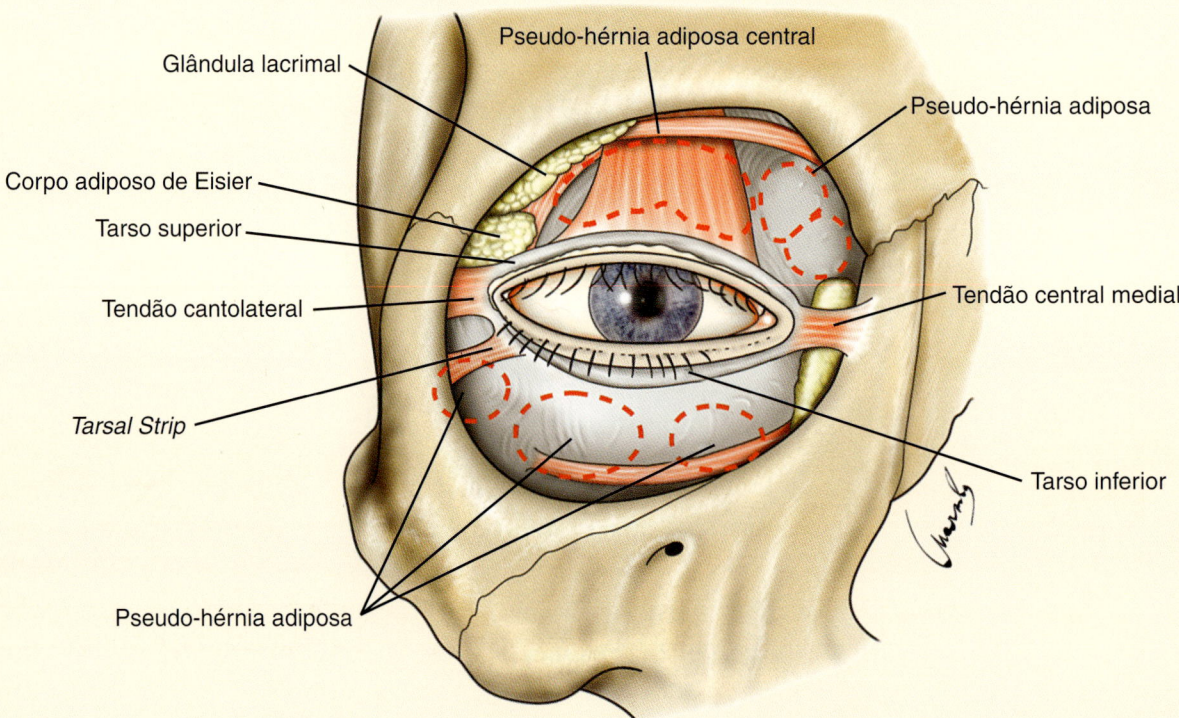

Fig. 2-3. Região orbitária, estruturas cantais laterais e mediais e relações (linhas tracejadas) projetadas no plano profundo dos compartimentos adiposos.

Septo orbitário

É uma membrana fibrosa muito tênue formada por um tecido conjuntivo denso com fibras elásticas, que se destaca do periósteo da margem orbitária e cobre toda a área orbitária, fixando-se nos tarsos; com o passar da idade tende a se afinar cada vez mais e a ser menos elástica.

Na pálpebra superior, o septo se fixa a aponeurose do músculo elevador antes que esta se insira no tarso; enquanto na pálpebra inferior, poucos milímetros mais abaixo, ele se funde com a fáscia capsulopalpebral antes de se fixar na borda inferior do tarso.

No canto medial o septo encontra-se logo abaixo do músculo de Horner e insere-se sobre a crista lacrimal posterior e, lateralmente, acha-se atrás do tubérculo de Whitnall.

Tarsos

São duas lâminas fibroelásticas resistentes que se encontram na margem livre das pálpebras cobertas anteriormente pelo músculo orbicular, enquanto internamente são recobertas pela conjuntiva. São encurvadas como as pálpebras e sua altura maior é na parte do meio, tornando-se mais tênues próximo às duas extremidades; o tarso superior tem uma altura superior a 10-11 mm, o tarso inferior alcança 5 mm. Na extremidade os tarsos fundem-se entre eles e formam fitas fibrosas e sutis, que contribuem na formação do ligamento medial do canto e do retináculo lateral. Fixam-se, então, no periósteo orbitário, lateralmente no tubérculo de Whitnall e na crista lacrimal do lado medial.

Dentro das lâminas tarsais, com abertura na margem ciliar livre, existem as glândulas de Meibomio. Estas são glândulas alongadas, perpendiculares à margem palpebral livre em fila única; virando-se do avesso a pálpebra pelo belo conjuntival, podem ser identificadas com clareza graças ao seu conteúdo amarelado. São conectadas ao longo do eixo maior por um conduto excretor retilíneo ou levemente sinuoso, que permite a secreção do chamado sebo palpebral, um líquido gorduroso que serve, junto com as lágrimas, para proteger a córnea. A infecção destas glândulas pode levar ao chamado calázio ou hordéolo interno.

Anteriormente ao tarso, ainda na margem ciliar, mas estreitamente conectadas, encontram-se os cílios e os seus anexos: as glândulas ciliares de Moll (um tipo de glândulas sudoríparas abortivas) e as glândulas sebáceas de Zeiss, cuja infecção é a causa do hordéolo externo.

Sistema elevador da pálpebra

Na pálpebra superior existem músculos que permitem a abertura das pálpebras. O músculo elevador da pálpebra tem a forma de um triângulo muito alongado, com o ápice próximo ao fundo da órbita e a base próxima ao tarso superior. O músculo começa com um curto tendão no anel tendíneo comum de Zinn, que circunda o forame ótico e serve para a inserção de todos os músculos oculomotores. O músculo segue a volta orbitária sobreposto ao músculo reto superior, recobrindo-o inteiramente, já que é mais largo do que este. Aproximadamente na metade do globo ocular o músculo se subdivide em duas partes sobrepostas, a superior se afina e segue com a aponeurose do músculo elevador para se fixar na borda tarsal; a inferior, mais tênue, formará o músculo de Müller que, provido de fibras musculares lisas, fixar-se-á na superfície posterossuperior do tarso, apoiando-se na conjuntiva. O músculo orbicular é enervado pelo nervo oculomotor, e o músculo de Müller por fibras nervosas do simpático provenientes do gânglio cervical superior.

A pálpebra inferior não tem necessidade de se mover como a superior, mas esta também tem um sistema muscular que tem uma ação retrátil. Um prolongamento aponeurótico (fáscia capsulopalpebral) origina-se do músculo reto inferior que envolve o músculo oblíquo e irá fixar-se na borda inferior do tarso. O músculo tarsal inferior segue superiormente esta estrutura e também vai inserir-se no tarso. Estas estruturas formam o ligamento de Lockwood, que se encontra diante do músculo oblíquo e fixa-se na parede mediana e na parede lateral da órbita, tendo como função a suspensão ocular.

Gordura periorbitária

O globo ocular é circundado por tecido adiposo e justamente esta gordura é a causa das chamadas bolsas. Classicamente esta gordura foi subdividida por Castanares em compartimentos ou pseudo-hérnias adiposas. Na realidade estes depósitos de gordura são separados por um intrincado sistema de septos fibrosos e pelos músculos do olho. Este intrincado sistema de septos conjuntivos, formado por tecido conjuntivo frouxo com fibras colágenas, células musculares lisas e fibroblastos, é ligado às estruturas de suporte da órbita por meio de várias conexões, como o ligamento de Lockwood e os elementos musculares intrínsecos; é assim que traumas iatrogênicos relacionados com estas estruturas podem conduzir a limitações da mobilidade ocular.

A gordura que intervém na formação das chamadas bolsas encontra-se logo atrás do septo orbitário e é chamada pré-aponeurótica, justamente porque esta se encontra defronte às estruturas aponeuróticas de ambas as pálpebras, ou seja, a aponeurose do músculo elevador e a fáscia capsulopalpebral. Um enfraquecimento do septo orbitário leva à protrusão em direção à parte externa desta gordura orbitária nas zonas de menor resistência.

Na pálpebra superior distinguem-se duas pseudo-hérnias adiposas: uma medial e uma centrolateral. A primeira, também chamada nasal, parece-se originar do tecido adiposo mais profundo na órbita; é de cor amarelo-pálida e parece estar envolvida em uma cápsula fina; a segunda é mais extensa, pode até se estender em uma grande parte da pálpebra superior, é de um colorido mais acentuado, achatada, seguramente pré-aponeurótica. Finalmente, foi identificada por outros autores a presença de uma terceira bolsa lateral. Recentemente Scuderi documentou que em 20% dos casos existe uma terceira pseudo-hérnia lateral atrás do septo orbitário, no terço lateral da pálpebra superior, com uma clara origem pré-aponeurótica que se protrai da margem da glândula lacrimal.

Na pálpebra inferior a situação é mais "consolidada". Existem três bolsas: a medial, a central e a lateral. As duas primeiras são divididas pelo tendão do músculo oblíquo inferior: a primeira geralmente é menor e de cor mais clara; a central é mais facilmente visível, é a maior e, às vezes, estende-se e recobre as outras duas. Enfim, a lateral geralmente tem dimensões reduzidas e apresenta-se com lóbulos adiposos menores.

Entre o septo e o músculo orbicular, abaixo da margem orbitária, encontra-se uma almofada de gordura suborbicular, a chamado SOOF, que se pode unir à almofada superior (ROOF) aos lados do canto lateral (Aiache, Ramirez).

Conjuntiva

É a membrana mucosa que reveste a face posterior das pálpebras e entra em contato com a córnea do bulbo. Forma, no seu conjunto, um saco, que se fecha quando as pálpebras se tocam, este saco é sempre banhado pelas lágrimas, que mantêm o saco conjuntival sempre úmido.

A conjuntiva inicia na margem livre das pálpebras, recobre posteriormente os tarsos aos quais é bem aderente, depois recobre de forma mais frouxa as estruturas posteriores das pálpebras (os músculos tarsais de Müller) até atingir um fundo-de-saco, o fórnice conjuntival, que tem forma redonda e quase sobreponível à circunferência do bulbo. Nesta área a conjuntiva apresenta algumas pregas, as pregas de locomoção, que podem ser mais bem avaliadas com as pálpebras abertas e achatam-se com as pálpebras fechadas. Depois do fórnice, a conjuntiva prossegue no globo ocular com o epitélio corneano.

Região palpebromalar

Esta área anatômica é composta pela pálpebra inferior inteira e pela zona malar, que com o envelhecimento tende a escorregar para baixo com todos os seus componentes, especialmente com os acúmulos adiposos que a compõem. É de extrema importância ter bem claro como os planos anatômicos desta região se sobrepõem e por quais estruturas se formam.

Tentamos esquematizar os vários planos anatômicos da epiderme até o osso orbitário (Chen W., McCord C.):

- Epiderme palpebral e epiderme malar até o sulco nasolabial. Da derme profunda ao periósteo do arco marginal entende-se uma membrana: o septo malar (Pessa), que atravessa todas as estruturas que estão abaixo e irá fixar-se no arco marginal ao longo da margem orbitária. Esta estrutura serve como suporte para as estruturas infraorbitárias (músculo orbicular, gordura e epiderme) e constitui uma separação entre a órbita e a face.
- Logo abaixo da epiderme encontra-se o primeiro acúmulo de gordura malar que se apoia no músculo orbicular, aquilo que os anglo-saxões chamam de bola de Bichat. Na parte superior é limitado pelo septo malar e, na parte inferior, pelo

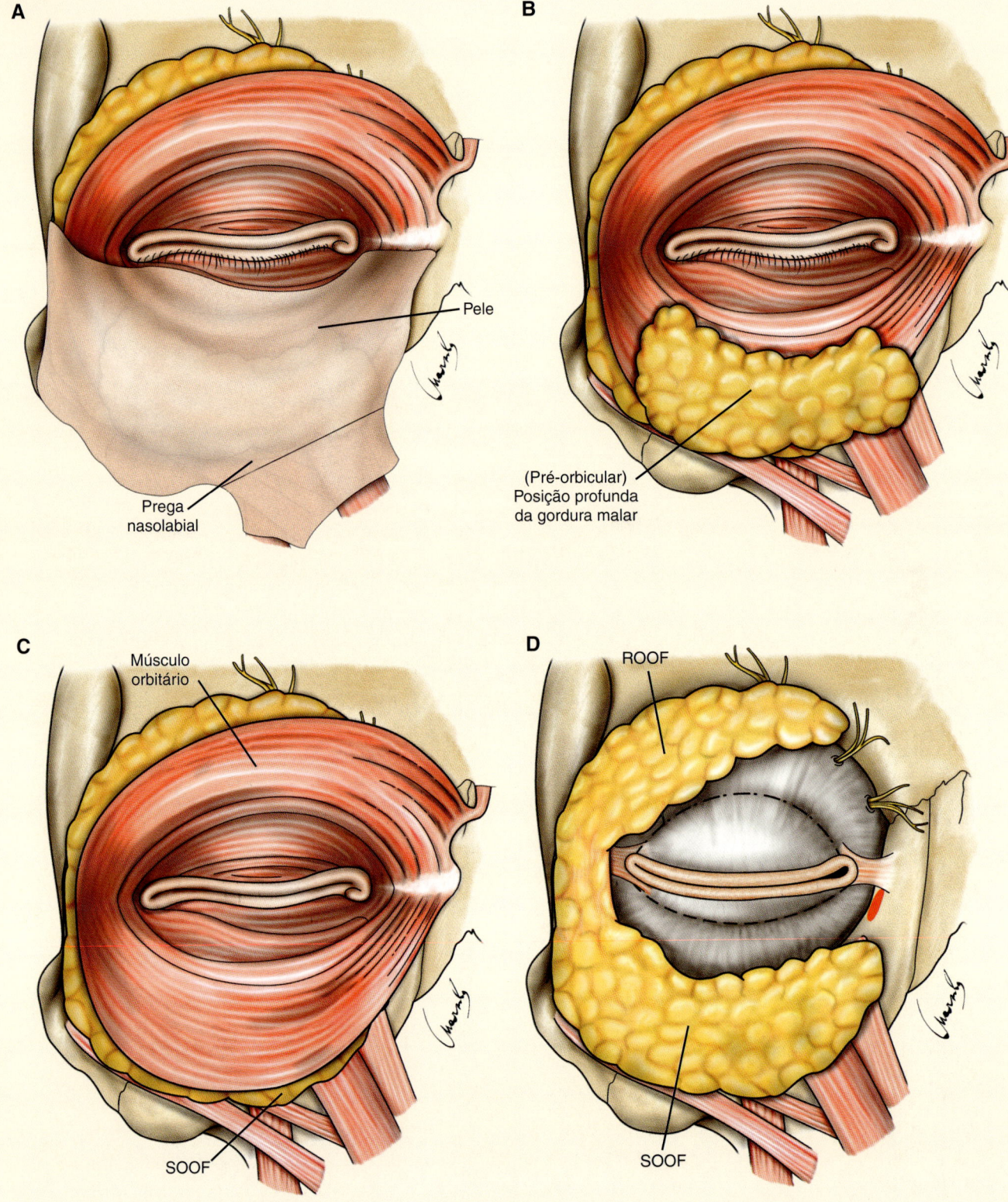

Fig. 2-4. Seção da região orbitária com os vários planos da epiderme (**A-D**) e o plano ósseo da órbita (**E-F**) com evidência das emergências nervosas e da musculatura mímica (da lateral à medial: músculo grande e pequeno zigomático, elevador do ângulo da boca, elevador do lábio superior, elevador comum do lábio e da área nasal).

E

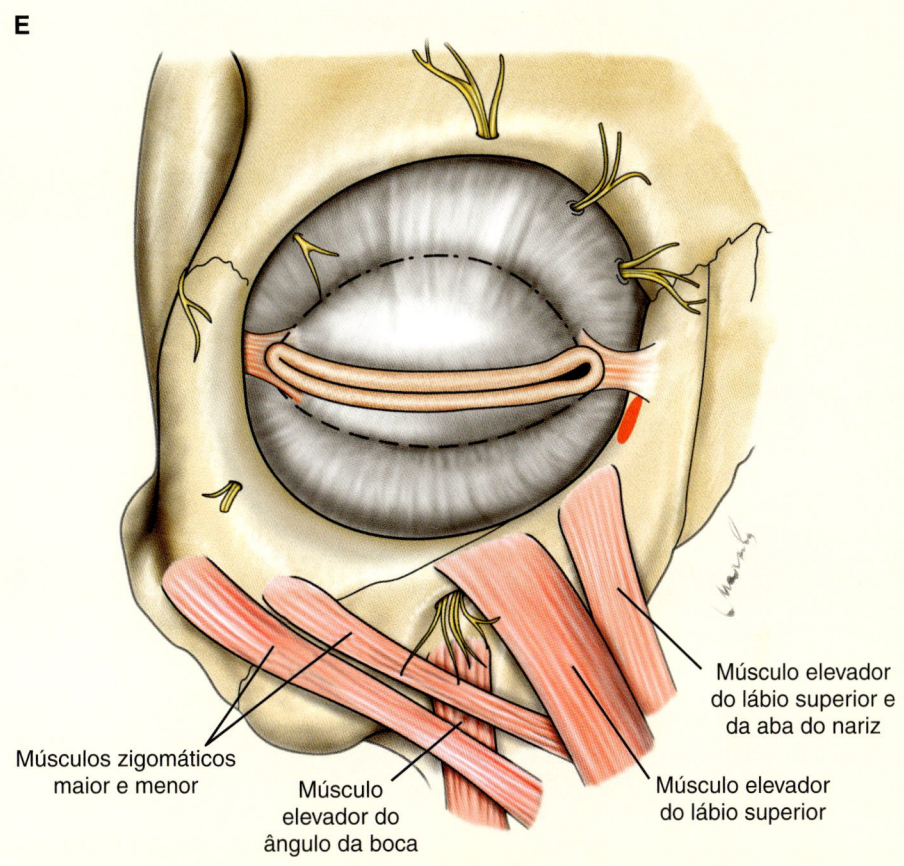

Músculos zigomáticos maior e menor
Músculo elevador do ângulo da boca
Músculo elevador do lábio superior e da aba do nariz
Músculo elevador do lábio superior

F

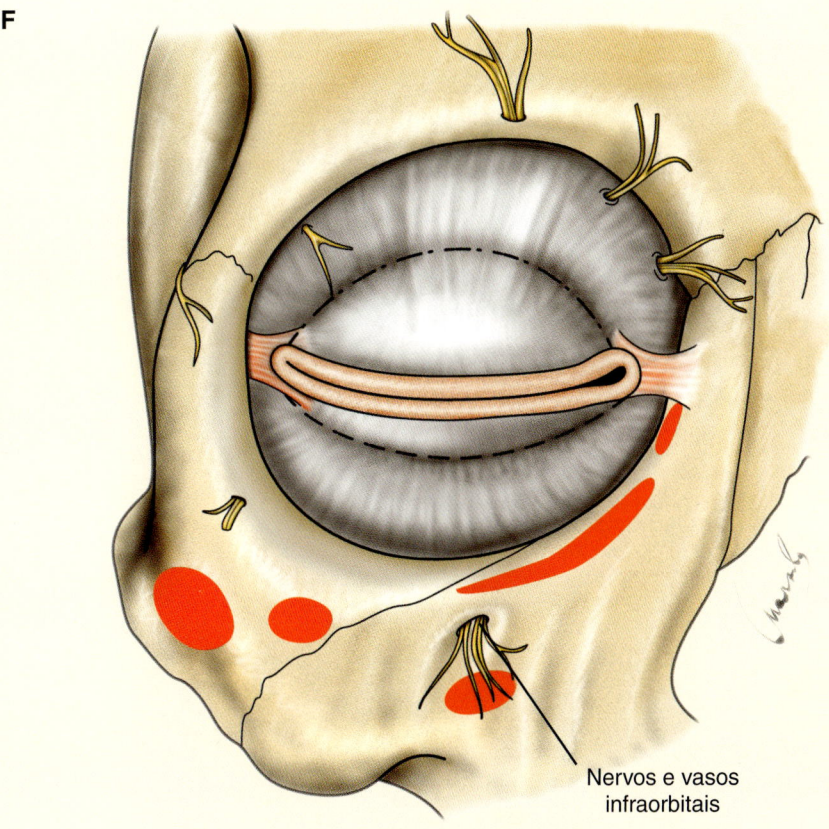

Nervos e vasos infraorbitais

sulco nasolabial. É aderido à pele situada acima, mas se descola facilmente do plano profundo.

- SMAS (*superficial musculo-aponeurotic system*): sua extensão nesta área da face, vai-se atenuando com o músculo orbicular e, mais abaixo, interrompe-se na prega nasolabial. Compreende o músculo elevador do lábio e o zigomático, que vão, então, fixar-se no periósteo situado abaixo.
- Entre o músculo orbicular e o septo orbitário encontra-se um outro compartimento adiposo, diferente das clássicas pseudo-hérnias adiposas: a SOOF (*sub orbicularius oculi fat*) (Ramirez), que na parte lateral tende a seguir com a gordura retro-orbicular (Osley); e a ROOF (*retro orbicular oculi fat*) da pálpebra superior.
- O septo orbital fecha hermeticamente os conteúdos orbitais restantes enquanto, inferiormente, na área maxilar, encontramos a inserção dos músculos mímicos: o elevador da aba do nariz, o elevador do lábio superior, o elevador do ângulo da boca e, mais lateralmente, no osso zigomático, os dois músculos zigomáticos, o maior e o menor.
- Periósteo com dois forames que contêm o nervo orbital e o nervo zigomáticofacial, nervos sensitivos para a epiderme desta área, mas também para o lábio superior e para o nariz.

Vascularização

De maneira sintética pode-se dizer que as pálpebras apresentam duas arcadas vasculares, uma interna e uma periférica, que se unem por anastomose. Na pálpebra superior, o plexo interno se origina diretamente da artéria oftálmica, que se torna extracranial através de um forame na parte mediana da órbita e corre sobre a lâmina tarsal nas proximidades da margem livre. Lateralmente conflui com um ramo da artéria temporal superficial e com esta formará a arcada periférica, que se une por anastomose, medialmente, à artéria supraorbitária. Da arcada interna da pálpebra inferior no nível do canto lateral forma-se também a arcada da pálpebra inferior, que passa de maneira simétrica à superior e tem conexões com a artéria infraorbitária e com a artéria transversa da face. O sistema venoso é satélite do venoso.

Enervação

A atividade motora do músculo orbicular é mediada pelos ramos frontotemporais e zigomáticos do nervo facial, o elevador da pálpebra do nervo oculomotor, enquanto o músculo de Müller depende do simpático.

A sensibilidade da região é causada por diversos ramos que se conectam, entre eles estão o nervo supraorbital, o nervo supratroclear, o nervo infratroclear, o nervo infraorbital, o nervo zigomaticofacial.

Circulação linfática

A rede linfática palpebral é muito bem desenvolvida. Existe uma rede subcutânea que explica a frequência de edemas, mesmo em condições fisiológicas, e uma rede pré-tarsal e retrotarsal que estão conectadas entre si, seja através de uma rede que passa ao longo da margem livre das pálpebras, seja através de conexões que atravessam o tarso. Os vasos linfáticos afluem para a parte medial dos linfonodos submaxilares, enquanto os que drenam a parte lateral afluem dos linfonodos auriculares anteriores e parotídeo.

BIBLIOGRAFIA

Aiache AE, Ramirez OH. *The suborbicolaris oculi fat pads: an anatomic and clinical study*. Plast Reconstr Surg 95:37; 1995

Aiache AE. *The suborbicularis oculi fat pad: an anatomic and clinical study*. Plast Reconstr Surg 107:1602; 2001

Castanares S. *Classification of baggy eyelids deformiy*. Plast Reconstr Surg 59:629; 1977

Chen WD, Khan JA, McCord CD jr. *Eyelid anatomy*. In "Color Atlas of Cosmetic oculofacial surgery". Chen WPD, Khan JA, McCord CD jr. Ed Butterworth Heinemann p. 109; 2004

Flowers RS, Nassif JM, *et al. A key to cantopexy: the tarsal strap. A fresh cadaveric study*. Plast Reconstr Surg 116:1752; 2005

Hugo NE, Stone E. *Anatomy for a blepharoplasy*. Plast Reconstr Surg 53;381; 1974

Jelks GW, Glat PM, Jelks EB, Longaker MT. *The inferior retinacular canthoplasy: a new tecnique*. Plast Reconstr Surg 100:1262; 1997

Owsley JQ jr, and Zweifler M. *Midface lift of malar fat pad: Technical Advances*. Plast Recontr Surg 110:674; 2002

Persichetti P, Di Lella F, Delfino S, and Scuderi N. *Adipose compartments of the upper eyelid: anatomy applied to blepharoplasty*. Plast Reconstr Surg 113:373; 2004

Pessa JE, Garza JP. *The malar septum: The anatomic basis of malar mounds and malar edema*. Aesthetic Surg J 17:11; 1997

Ramirez O. *The subperiosteal approach for the correction of the deep nasolabial fold and central third of the face*. Clin Plast Surg 22:341; 1995

Siegel R. *Surgical anatomy of the upper eyelid fascia*. Ann Plast Surg 13:263; 1984

Zide BM, Jelks GW. *Surgical anatomy of the orbit*. Raven press; 1985

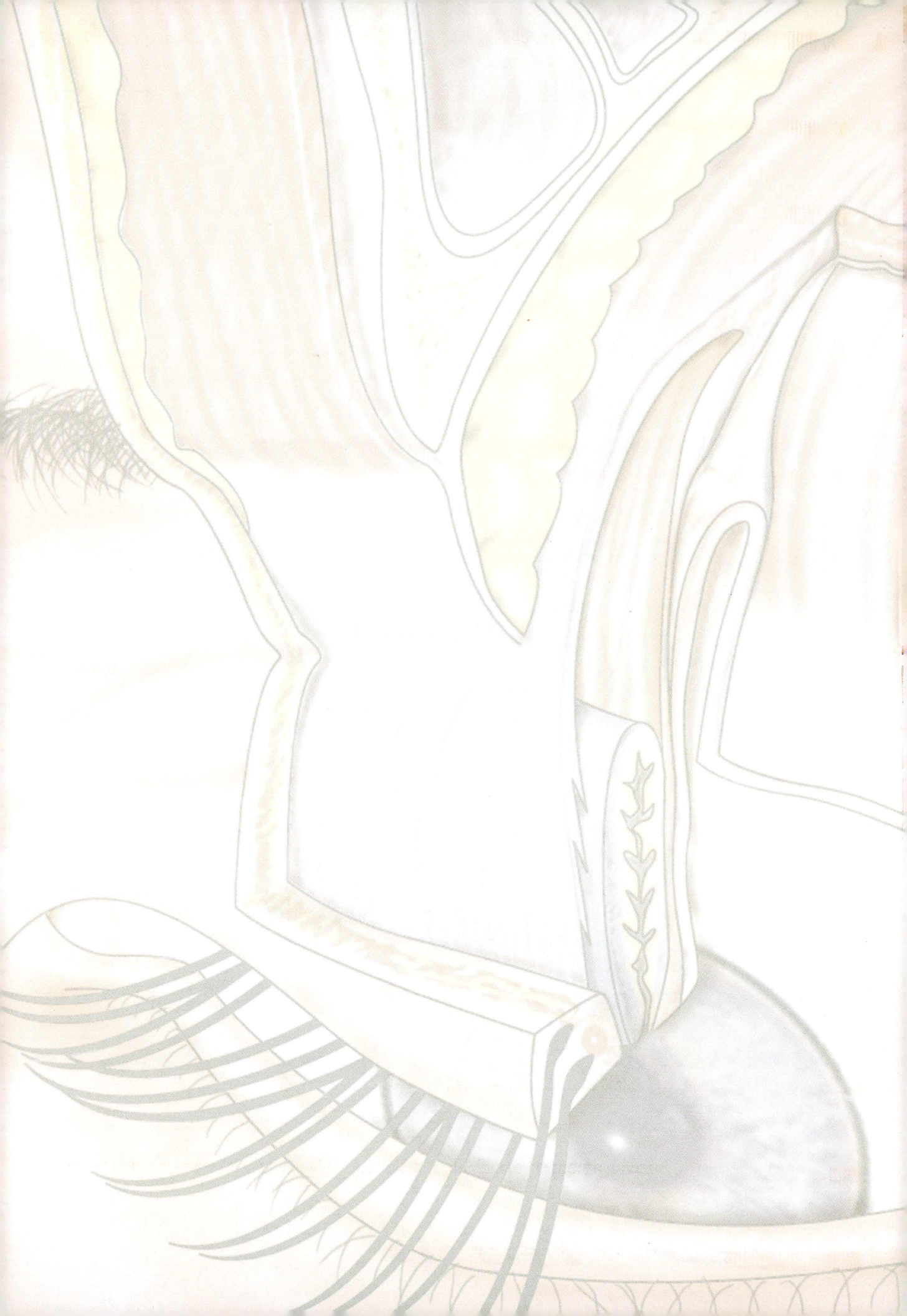

3

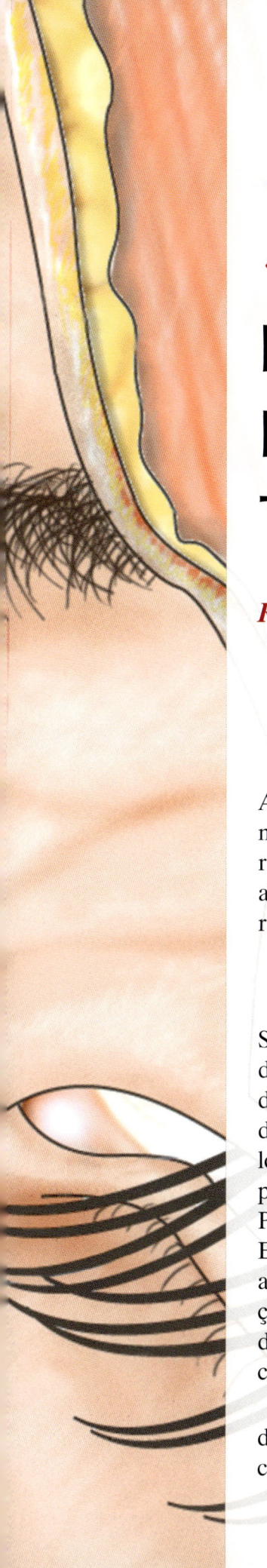

PREPARAÇÃO PRÉ-OPERATÓRIA E TIPOS DE ANESTESIA

Roberta Monzani

INTRODUÇÃO

A intervenção cirúrgica de blefaroplastia é uma das atividades destinadas ao regime de *Day Surgery* (cirurgia ambulatória). Data de 1995 a primeira redação da regulamentação das atividades cirúrgicas, ou equiparáveis, a serem efetuadas ambulatorialmente ou em regime de assistência diurna com anestesia local, locorregional ou geral.

PRÉ-INTERNAÇÃO

Surge então, para todas as estruturas na qual se trata esta patologia, a necessidade de delinear o processo de tratamento desta já a partir da "pré-internação". No que diz respeito à realidade do Day Hospital Cirúrgico do Instituto Clínico Humanitas de Rozzano, na província de Milão, onde esta cirurgia é realizada com anestesia local, foi decidido, com base nas diretrizes da sociedade científica e da literatura, pedir, rotineiramente, exames hematoquímicos mínimos, entre eles: hemograma, PT-PTT, glicemia e sorologia para a hepatite B e C. Para os exames instrumentais: ECG, além do exame cardiológico se o/a paciente tiver mais de 50 anos. O exame anestesiológico é requerido pelo cirurgião plástico só em casos nos quais a operação deva ser realizada com sedoanalgesia. A pré-internação realiza-se no período de uma manhã ou de um dia, alguns dias antes da data prevista para a intervenção cirúrgica.

Sucessivamente o/a paciente receberá um telefonema da secretaria da Unidade Operatória para receber a confirmação da data da cirurgia e o horário da convocação, geralmente 60-90 minutos antes do horário programado.

INTERVENÇÃO CIRÚRGICA

No dia da cirurgia o paciente é recebido pelo grupo de pessoal auxiliar; recebe também um armário guarda-volumes, é ajudado a se despir para vestir um avental e um gorro. Depois é acomodado na área de preparação em frente a sala operatória. Um enfermeiro profissional insere a cânula em uma veia periférica e, se estiver prevista uma sedoanalgesia, administra-se uma pré-anestesia, um benzodiazepínico com ação de curta duração, como o midazolam (0,07 mg/kg).

Na sala operatória monitora-se o paciente com relação a ECG, FC contínua, NIPB (PA não invasiva), SaO_2. A anestesia local é feita pelo cirurgião, a escolha do anestésico local depende da duração e da importância da intervenção, e do componente de dor ligado à mesma.

ANESTÉSICOS LOCAIS

Os anestésicos locais são fármacos que bloqueiam de modo reversível a condução do impulso nervoso; os agentes químicos empregados podem ser classificados como aminoésteres ou aminoamidas. O precursor dos anestésicos locais é representado pela cocaína, alcaloide natural purificado e isolado por Niemann em 1860 e introduzido, sucessivamente, na prática clínica de Karl Koller, como anestésico tópico em oftalmologia. Em 1904, Einhorn sintetizou a procaína (novocaína), que foi o anestésico local por antonomásia nos 50 anos sucessivos.

A estes primórdios seguiu-se a sintetização de outros numerosos compostos, tentando-se alcançar todas as características dos anestésicos locais ideais, reunidas e expressas no mais alto grau. Tais características podem ser assim resumidas:

- Potência e eficácia em baixas concentrações.
- Baixa toxicidade.
- Segurança.
- Ação de longa duração.

A *potência* de um anestésico local é expressa como a dose mínima eficaz para permitir uma intervenção cirúrgica.

A *toxicidade* é a reação do organismo a uma determinada dose de anestésico. É expressa com a MDL 50 (mínima dose letal), ou seja, a dose mínima de fármaco necessária para matar 50% dos animais usados como teste.

A *segurança* de um anestésico local é proporcional à potência e inversamente proporcional à toxicidade; se a potência é elevada e a toxicidade é baixa, a margem de segurança será ampla.

A *duração da ação* representa o tempo útil para a execução das manobras cirúrgicas dolorosas.

A atividade e a toxicidade dos anestésicos locais por numerosos fatores:
- Absorção sistêmica:
  - Ponto de injeção, densidade vascular.
  - Propriedades físico-químicas (lipossolubilidade, pKA, ligação proteica).
  - Características físicas (volume, concentração, velocidade de injeção).
  - Adjuvantes, vasoconstritores.
  - Estado do paciente (idade, gravidez, infecção/inflamação local).
- Distribuição:
  - Depende da vascularização.
- Metabolismo e excreção:
  - Os ésteres são hidrolisados no plasma (pseudocolinesterase).
  - Os amidos sofrem uma degradação enzimática (hepática).

A toxicidade dos anestésicos locais depende, em geral, de administração intravascular ou de absorção maciça por via sistêmica.

Os anestésicos locais são relativamente destituídos de efeitos colaterais se forem administrados em doses adequadas e em modo apropriado. Mesmo assim, podem manifestar reações tóxicas sistêmicas e locais, geralmente devidas à injeção intravascular ou intratecal acidental ou à administração em doses excessivas. Além disto, efeitos colaterais específicos são associados a categorias específicas de fármacos, como as reações alérgicas aos aminoésteres, e a meta-hemoglobina derivada do emprego da procaína.

As reações sistêmicas aos anestésicos locais afetam principalmente o sistema nervoso central (SNC) e o sistema cardiovascular (SCV); em geral o SNC é mais sensível do que o SCV. A dose de administração e a concentração hemática necessárias para provocar um efeito tóxico no SNC geralmente são mais baixas do que os níveis necessários para provocar um colapso cardiocirculatório.

Os sintomas iniciais de toxicidade relacionados com o SNC compreendem delírio e vertigem, geralmente seguidos por distúrbios visuais e auditivos, como dificuldade de focar e acuofênios. Outros sintomas subjetivos incluem desorientação e torpor. Os sinais objetivos geralmente são do tipo excitatório e incluem calafrios, clonismos musculares e tremores, que atingem primeiramente os músculos da face e as partes distais dos membros e, enfim, manifesta-se uma convulsão generalizada de natureza tônico-clônica. Se uma dose maciça for administrada ou se for feita uma injeção rápida endovenosa de anestésico local, os sinais iniciais de excitação serão rapidamente seguidos por um estado de depressão generalizada do SNC e depressão respiratória. Em alguns pacientes observa-se depressão do SNC sem uma fase excitatória prodrômica, principalmente se, de modo precedente, foram administrados fármacos que deprimem o SNC.

Todos os anestésicos locais exercem uma ação inotrópica negativa dose-dependente no tecido cardíaco isolado. Os fármacos mais potentes, como a bupivacaína, deprimem a contratilidade cardíaca em concentrações muito baixas, os agentes de potência anestésica média, como a lidocaína e a mepivacaína, formam um grupo intermediário de compostos em termos de depressão miocárdica.

A bupivacaína pode provocar graves arritmias cardíacas, incluída a fibrilação ventricular, enquanto as arritmias ventriculares foram raramente observadas com a lidocaína e a mepivacaína. A reanimação cardíaca após a cardiotoxicose pela bupivacaína é difícil.

As características dos anestésicos locais atualmente utilizados podem ser resumidas como segue:

- *Lidocaína:* início rápido, duração breve, baixa toxicidade.
- *Mepivacaína:* início rápido, duração intermediária, baixa toxicidade.
- *Bupivacaína:* início demorado (15-30 min), longa ação, cardiotoxicidade elevada; em baixas concentrações, provoca um bloqueio diferenciado com economia motora.
- *Ropivacaína:* início demorado (15-30 min), de longa duração e efeito potente, toxicidade e cardiotoxicidade reduzidas; utilizada em baixas concentrações, provoca uma excelente diferenciação entre as anestesias motora e sensorial.
- *L-Bupivacaína:* início demorado (15-30 min), de longa duração, cardiotoxicidade baixa; em baixas concentrações, provoca uma excelente diferenciação entre as anestesias motora e sensorial.

SEDAÇÃO E SEDOANALGESIA

Quando uma simples anestesia local não é suficiente para administrar a intervenção cirúrgica (duração da cirurgia, paciente ansioso, intervenção particularmente dolorosa), em nosso centro recorremos à associação de uma sedação leve, ou melhor, de uma sedoanalgesia. Para compreender melhor os critérios de escolha é necessário definir os diversos níveis de sedação possíveis e as consequentes complicações quando são administrados fármacos que reduzem o nível de consciência.

- *Sedação leve:* paciente com nível de consciência reduzido, mas que pode ser facilmente despertado; que mantém a respiração espontânea, os reflexos protetores da deglutição e da tosse.
- *Sedação moderada:* paciente com nível de consciência reduzido, dificilmente pode ser despertado, reflexos protetores mantidos, atividade respiratória com períodos de leve depressão, mas com recuperação espontânea adequada.
- *Sedação profunda:* paciente inconsciente, que não pode ser acordado, com depressão respiratória, reflexos protetores ausentes.

Os fármacos mais usados para a sedação são os hipnoindutores, que agem em relação à substância reticular ascendente cerebral:

- Benzodiazepinas (BDZ) (com breve, média e longa meias-vidas).
- Propofol.

Entre as BDZ, a escolhida é o midazolam, por seu metabolismo rápido, por ter efeito ansiolítico, em dosagem baixa, enquanto em dosagem superior facilita ou induz o sono. Geralmente não provoca depressão respiratória e não tem efeito analgésico. No caso do midazolam, na literatura são relatados 20% de casos de depressão respiratória com apneia.

O propofol tem um efeito que regride rapidamente o nível de inconsciência, é dose-dependente, pode causar depressão respiratória.

Em uma operação como a da blefaroplastia, em que o acesso às vias aéreas se torna difícil pela presença do campo operatório, evita-se uma sedação com fármacos que possam requerer a intervenção do anestesista para suster as vias aéreas do paciente. Além disso, às vezes é útil implementar a analgesia, principalmente durante a execução da anestesia local, que pode tornar-se particularmente dolorosa. Preparamos, então, um excelente protocolo de sedoanalgesia, que prevê a administração da pré-anestesia (midazolam) IM e uma analgesia preemptiva com 1 g de paracetamol EV. Ao entrar na sala operatória inicia-se uma infusão contínua, em bomba de seringa, de remifentanil 0,02 microgramas/kg/min. A administração deve ser efetuada ao menos 5 minutos antes de o cirurgião iniciar a intervenção a fim de permitir um adequado pico plasmático de modo que o fármaco concretize sua ação.

O remifentanil é um potente analgésico opioide, com ação de curta duração, independente do tempo de administração; esta categoria de fármacos age nos receptores cerebrais situados na substância periaquedutal e na rafe magna. Os efeitos colaterais dose-dependentes que podem manifestar-se são: rigidez muscular como o trisma do músculo masseter, paralisia do centro respiratório (sensibilidade inibida dos quimiorreceptores medulares pelo CO_2) náusea e/ou vômito. Manifestam-se com dosagens anestésicas decididamente superiores às utilizadas para uma analgesia, mas são, mesmo assim, imediatamente reversíveis com a suspensão da administração do fármaco. Náusea e/ou vômito podem ser prevenidos com a administração de ondansetron (antagonista do receptor da seratonina, 5-HT) que possui uma eficácia extraordinária com relação ao vômito induzido por fármacos citotóxicos.

A administração do remifentanil é suspensa ao término da cirurgia. Caso torne-se necessário, mantém-se intraoperatoriamente com bolos improvisados de midazolam 0,02 mg/kg. Se necessário, para antagonizar o efeito do remifentanil pode-se administrar naxolona 0,1-0,2 mg/kg. Para antagonizar o midazolam pode-se utilizar o flumazenil (anexate) 0,1-0,2 mg/kg, mas não existe nenhum antagonista para o propofol.

Para prevenir ou conter o edema no local da intervenção, são administrados, intraoperatoriamente, 4 mg de betamesona.

PÓS-OPERATÓRIO

Ao chegar à sala de recuperação o/a paciente permanece monitorado (PA, FC, ECG, SaO_2) até a retomada completa do estado de consciência, caso esta tenha sido inibida, ou então por cerca de 30 minutos, tempo hábil para avaliar a estabilidade das condições gerais. Serve-se então uma merenda ou um almoço leve e depois de cerca de 2 horas o paciente poderá ter alta, avaliando-se a presença de diurese espontânea, a ausência de dor e/ou cefaleia e náusea e/ou vômito.

Antes de deixar a hospitalização são entregues ao paciente a carta de alta cirúrgica e os conselhos comportamentais e os analgésicos anestesiológicos. Pede-se ao paciente um número de contato telefônico que permitirá ao anestesista contatá-lo, no dia seguinte, para saber se o decurso pós-operatório é normal e se a dor acha-se bem controlada pelo tratamento.

A avaliação da dor é efetuada mediante VAS (*visual analogic scale*) e foi determinado que para valores superiores a 4 deve-se intervir farmacologicamente. Para esta intervenção, o analgésico prescrito é o paracetamol 500 mg 2 ×/dia, até o desaparecimento completo do sintoma.

BIBLIOGRAFIA

Albertini A, Fanelli G. *Monitored Anesthesia Care*. UTET

Block A, Covino BG. *Effect of local anesthetics agents on cardiac conduction and contractility*. Reg Anaesth 6:55; 1982

Covino BG, Vassallo HG. *Local anesthetics: mechanism of action and clinical use*. Grune Stratton, NY; 1976

Dejong R, Ronfeld R, De Rosa R. *Cardiovascular effects of convulsant and supraconvulsant doses of amide local anesthetics*. Anesth Analg 61:3; 1982

Duvaldestin P. *Farmacologia nella pratica anestesiologica Collana di Anestesiologia e Rianimazione*, a cura di Gattinoni L e Braschi A. Masson volume 6

Lynch C. *Depression of myocardial contractility in vitro by bupivacaine, etidocaine and lidocaine*. Anesth Analg 65:551; 1986

Reynolds F. *Adverse effects of local anesthetics*. Br J Anaesth 59:78; 1987

Savarese JJ, Covino BJ. *Basic and clinical pharmacology of local anesthetics drug*. In Miller R, Anesthesia, 2 edition, Churchill Livingstone, New York; 1986

Strichartz GR, Covino BG. *Anestetici locali*. In: Miller R, Trattato di anestesia. Antonio Delfino Editore, Roma; 1992

4

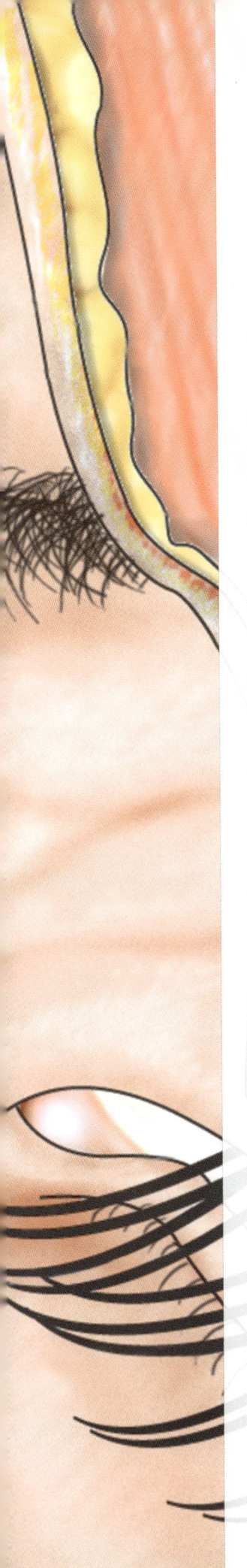

BLEFAROPLASTIA SUPERIOR

Simone Grappolini, Alberto Todde, Savino Bufo

É desnecessário lembrar como os olhos, ou melhor, como os tecidos periorbitários caracterizam de modo fundamental o aspecto de um rosto. Infelizmente esta zona é a primeira a ser afetada pelos efeitos do envelhecimento.

As causas, ou melhor, as causas concomitantes, são: efeito da gravidade, mímica facial, ação das radiações ultravioletas, que afinam a epiderme palpebral, já naturalmente muito fina, mas é necessário também acrescentar situações de irritações recorrentes que, através da liberação dos mediadores químicos da flogose, como a histamina, o aumento de IgE, produzem edema, eritemas, com o conseqüente afinamento da epiderme palpebral. Estas últimas situações são as mais difíceis de corrigir e têm uma incidência elevada de recidivas.

A avaliação da posição do supercílio é de particular importância, uma ptose deste conduz a um deslizamento para baixo de todos os tecidos palpebrais, agravando a dermatocalase. Na avaliação pré-operatória é necessário prestar muita atenção a esta estrutura. Na realidade, não são infreqüentes os casos em que uma reposição correta do supercílio com um *lifting* temporal e com outras suspensões torna inútil ou claramente redimensionada a excisão da epiderme palpebral. Além disso, é preciso levar em conta que quando existe uma dermatocalase palpebral o paciente tende a elevar o supercílio para permitir uma boa visibilidade nos quadrantes superiores, o que também pode ocorrer quando o efeito é de suporte dérmico.

Nesta área anatômica ainda é necessário avaliar um eventual excesso ou a ptose da gordura retro-orbicular, situada próxima ao terço lateral da parte superior da órbita, aquilo que os autores anglo-saxões chamam de ROOF e que se localiza sobre o septo orbitário, estendendo-se até a pálpebra inferior (SOOF). O seu deslizamento para baixo às vezes pode sobrecarregar a pálpebra e, nestes casos, pode ser útil removê-lo em parte.

O músculo orbicular, quando diminui seu tônus, tende a se afinar e o septo orbitário perde sua capacidade contentiva, causando a formação de pseudo-hérnias adiposas. É possível distinguir dois compartimentos pseudo-herniários: um medial e um lateral. O medial é frequentemente mais evidente e formado por dois acúmulos de gordura separados pelo tendão do músculo oblíquo superior; a pseudo-hérnia medial tem uma cor mais clara, quase branca, é mais compacta e menos móvel à tração, enquanto a lateral é de cor mais amarela. A primeira é mais rica em tecido conjuntivo e em vasos, a segunda tem uma maior quantidade de carotenoides. O compartimento lateral, ou melhor, o central, situa-se em uma localização supra-aponeurótica sob o septo orbitário e é de cor amarela, frequentemente achatado, móvel à tração. Alguns autores defendem a presença de um terceiro componente pseudo-herniário que se encontra no mesmo plano anatômico dos precedentes, porém mais lateral. Na realidade, esse acúmulo adiposo é uma ramificação do componente central. Esta extensão às vezes protrai anteriormente à margem inferior da glândula lacrimal e torna-se clinicamente evidente.

Esquematizando, na avaliação do terço lateral da pálpebra superior é necessário levar em conta os seguintes componentes anatômicos, que podem levar à ptose desta área e tornar pouco definida a prega supratarsal lateral:

- Ptose do supercílio.
- Gordura retro-orbicular (ROOF).
- Pseudo-hérnia adiposa lateral.
- Prolapso da glândula lacrimal (pacientes idosos).
- Borda orbitária proeminente.

DESENHO PRÉ-OPERATÓRIO

É o momento mais importante de todo o processo cirúrgico de blefaroplastia superior. Após ter avaliado as características anatômicas (importância da dermatocalase, posição do supercílio, pseudo-hérnias adiposas etc.) coloca-se o paciente em posição sentada em frente ao cirurgião. O operador move o próprio dedo para cima e para baixo e pede ao paciente para segui-lo com o olhar. Com este modo dinâmico já se pode ter uma ideia do excesso cutâneo real a ser removido. Traça-se, então, a prega supratarsal, melhor 1 mm abaixo que 1 acima (existe o risco de criar uma prega dupla e/ou de ter cicatrizes altas demais). A prega supratarsal localiza-se normalmente a 8 ou 10 mm da margem ciliar nas mulheres, um pouco mais abaixo nos homens. Tebbetes defende que, em todo o caso, não deve ser localizada a menos de 9 mm. A margem superior é obtida pinçando-se a epiderme palpebral em excesso com uma pinça anatômica de Adson ao longo de todo o arco palpebral, estando atento a não se estender sobre a epiderme supraciliar. De fato, no nível inferior do supercílio existe uma zona de passagem cutânea pouco definida, mas com características bem diferentes de espessura, onde a cútis palpebral tênue e particularmente móvel se funde com a cútis superciliar que tem espessura maior e maior quantidade de anexos cutâneos. O desenho que se obtém será de forma lenticular nos pacientes mais jovens, e de forma mais alongada, lateralmente, nos pacientes com um processo de envelhecimento mais pronunciado. Deste modo a epiderme removida será maior lateralmente e, aos poucos, diminuirá, deslocando-se lateralmente. Em geral, a extensão lateral da incisão não supera os 15 mm do canto lateral. Medialmente, se é observada uma quantidade elevada de epiderme, é preferível evitar estender a incisão na área do canto medial, portanto, pode-se efetuar uma w-plastia.

É importante lembrar que dificilmente o defeito palpebral é perfeitamente simétrico e, portanto, a quantidade de epiderme a ser removida é, muitas vezes, diferente. É necessário, então, prestar atenção ao lugar onde as incisões localizar-se-ão para obter uma boa simetria.

ANESTESIA

Assim como muitas outras intervenções de cirurgia estética, a blefaroplastia superior também pode ser efetuada com anestesia geral, mas normalmente, dada a brevidade e a pouca invasividade da intervenção, prefere-se, dependendo do paciente, a anestesia local, eventualmente associada a uma sedação.

Independentemente da escolha anestesiológica, a infiltração com anestésico local e vasoconstritor pode ser considerada o primeiro passo do procedimento cirúrgico. Deste modo facilita-se muito o descolamento dos tecidos, além de controlar o sangramento destes.

Normalmente se emprega lidocaína a 2% ou mepivacaína a 2% com adrenalina 1:100.000, que é injetada com uma agulha muito fina (30G). A infiltração deve ser efetuada lentamente (para evitar a dor da distensão muito rápida do tecido) e muito na superfície, praticamente logo abaixo da capa cutânea e acima das fibras do orbicular, a fim de evitar hematomas do músculo, que tornam o plano cirúrgico menos claro e retardam o pós-operatório. É necessário que se aguarde 4-5 minutos para que se tenha uma boa vasoconstrição.

A córnea é protegida com um pouco de creme oftálmico ou, ainda melhor, com os protetores de córneas apropriados, previamente molhados ou umedecido com colírio ou creme oftálmico.

TÉCNICA CIRÚRGICA

Efetua-se, então, a incisão ao longo do desenho pré-estabelecido. Para facilitar o corte, é extremamente útil que a pessoa que ajuda na intervenção cirúrgica distenda a epiderme com a ajuda de gazes. Após o corte de todo o losango cutâneo, procede-se ao descolamento da epiderme do músculo orbicular com a ajuda de uma tesoura fina romba, partindo-se do ângulo lateral e indo em direção ao medial.

O passo sucessivo é a remoção da parte central do músculo orbicular, a fim de recriar um sulco palpebral superior; tradicionalmente se remove uma faixa de músculo de 2-3 mm. Alguns autores removem junto com a pele a mesma quanti-

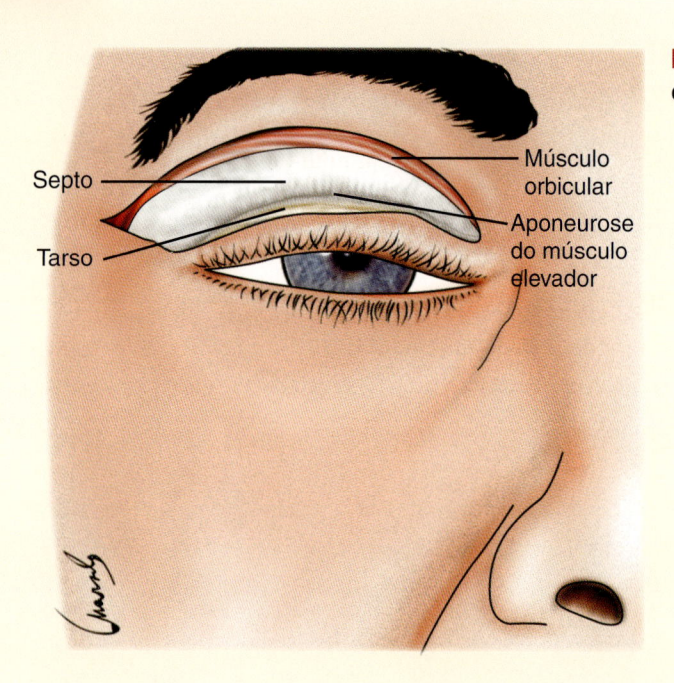

Fig. 4-1. Situação anatômica depois da retirada da epiderme e do músculo orbicular.

dade de músculo, ou um pouco menos. É preferível efetuar esta manobra depois de uma certa experiência. Nesta fase, é de particular utilidade o eletrobisturi com radiofrequência com uma ponta fina tipo Colorado. A remoção de uma "fatia" generosa do orbicular é importante para recriar uma nova prega supratarsal estável no tempo. Durante este tempo cirúrgico, defrontaremos com dois níveis de pequenos vasos: um, que corre ao longo da superfície superior do músculo; e outro, de calibre um pouco mais largo, logo abaixo do orbicular.

Este passo cirúrgico não é compartilhado por todos. Fagien defende que a remoção de parte do músculo orbicular, produzindo uma cicatriz estendida aos planos profundos palpebrais, pode conduzir a resultados cicatriciais imprevistos e a uma epiderme pré-tarsal que, com o passar do tempo, pode-se tornar "franzida". Para isto o autor remove só a epiderme, deixando o músculo no local, que no momento do fechamento cutâneo dobrar-se-á sobre si mesmo e espessar-se-á, preenchendo assim a área superior à prega supratarsal. Este deveria ser o objetivo procurado para tornar o resultado mais "juvenil".

Removendo o músculo orbicular são evidenciadas as pseudo-hérnias adiposas abaixo do septo orbitário. Basta uma modesta pressão no globo ocular para melhor evidenciá-las. Efetua-se, então, uma incisão do septo orbitário na zona do conteúdo adiposo (às vezes é preferível cortar todo o septo orbitário) e, repetindo-se a pressão no globo ocular, a gordura será herniada para fora. Esta manobra deve ser efetuada com certa delicadeza para evitar a remoção de muito tecido e a obtenção de uma pálpebra muito encovada e vazia que, ao invés de "rejuvenescer" o olhar, torna-o mais triste. Geralmente se inicia pelo compartimento medial que, lembramos, é composto de duas subunidades separadas entre si. A base desta pseudo-hérnia adiposa é clampada com uma pinça e cortada, coagulando o ponto do corte. Passa-se então ao compartimento medial que é, muitas vezes, pouco evi-

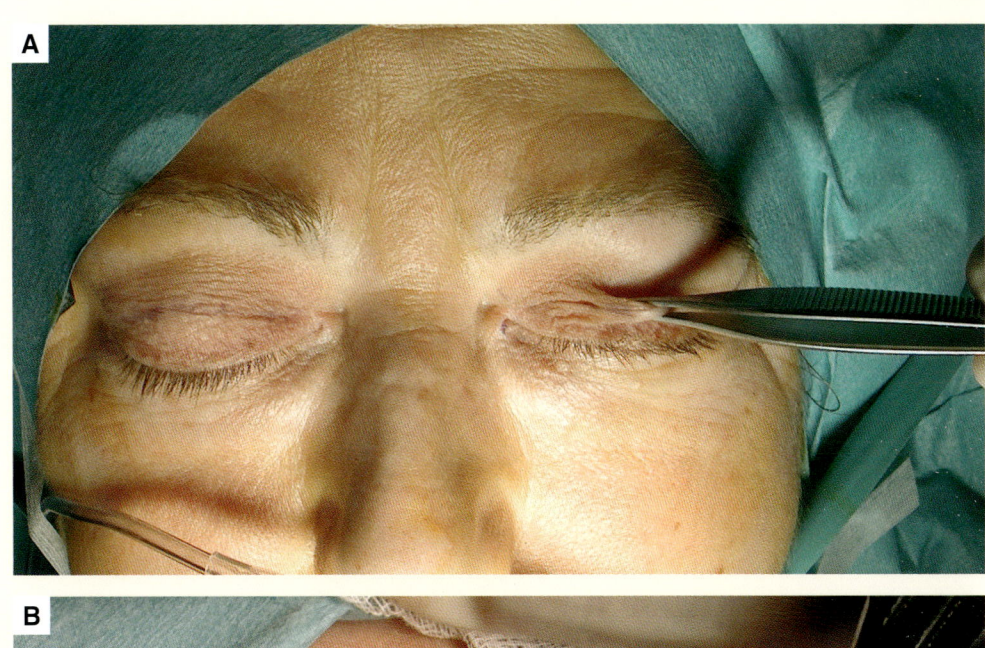

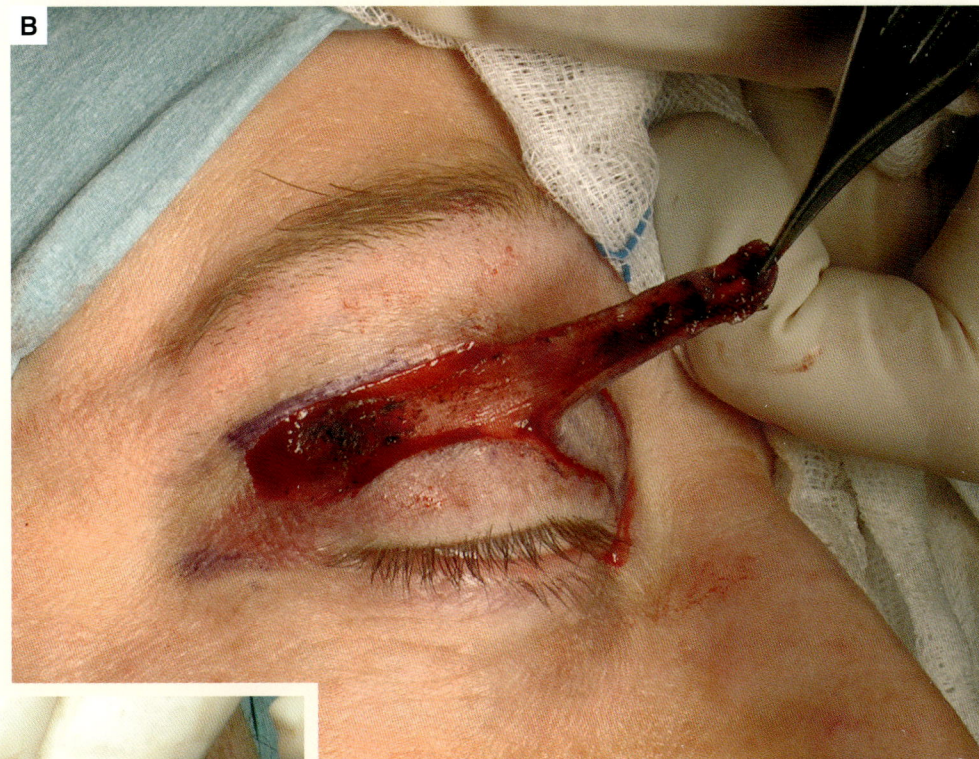

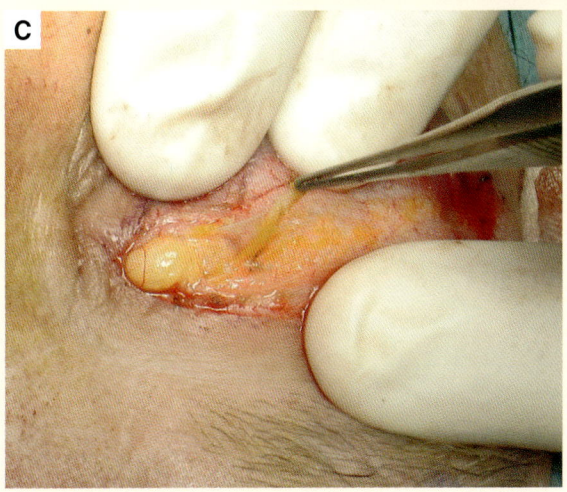

Fig. 4-2. Sequência fotográfica de blefaroplastia superior. (**A**) Teste de pinçamento: elevação da prega cutânea excedente. (**B**) Retirada da epiderme e da porção do músculo orbicular situado abaixo.
(**C**) Abertura do septo orbitário que evidencia a bolsa medial: percebe-se a pressão exercida pelo assistente no bulbo ocular para favorecer a saída do excesso adiposo. *(Continua.)*

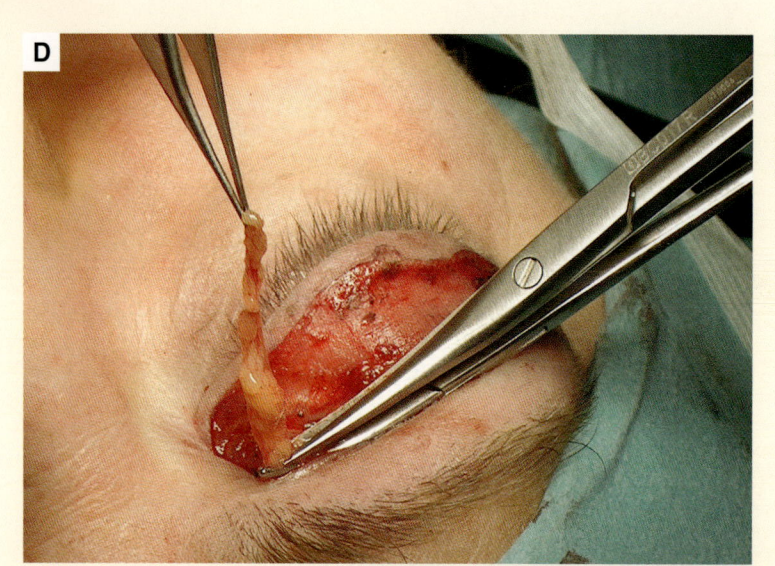

Fig. 4-2. *(Continuação)* Sequência fotográfica de blefaroplastia superior. (**D**) Descoberta e remoção dos depósitos adiposos excedentes. (**E**) Eletrocoagulação após a retirada das bolsas adiposas. (**F**) Pós-operatório imediato.

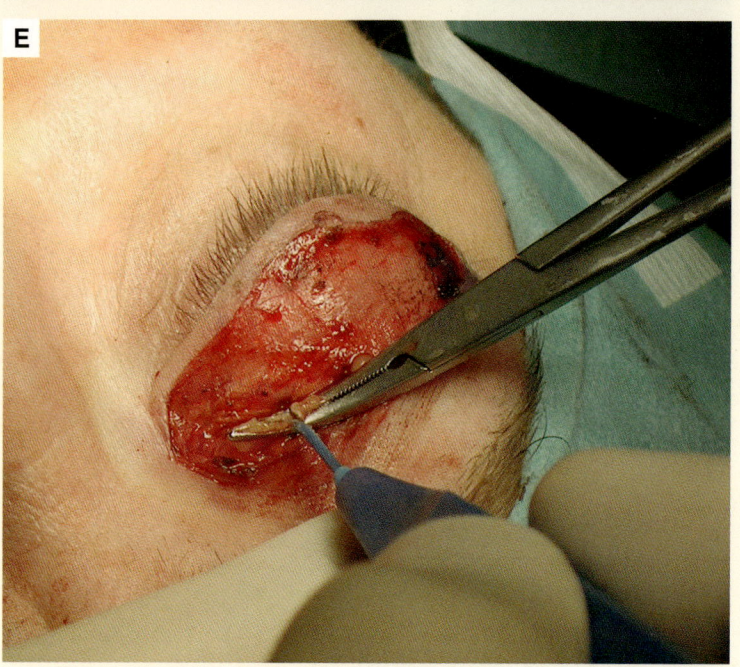

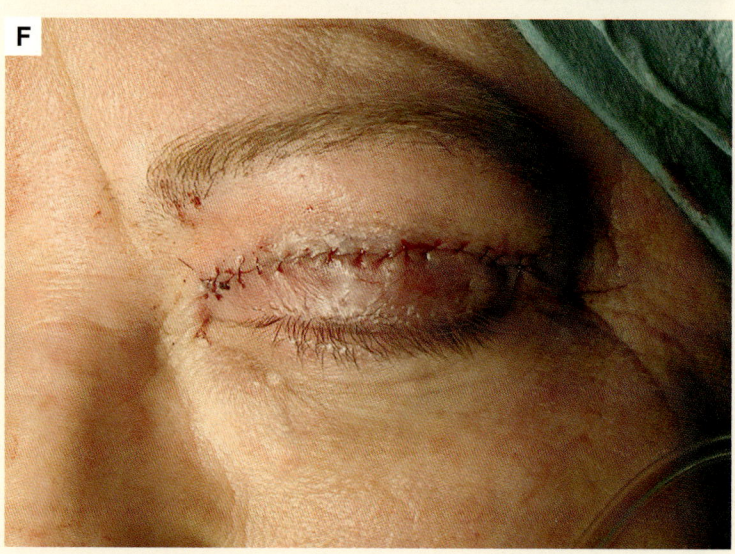

Capítulo 4 ◆ BLEFAROPLASTIA SUPERIOR

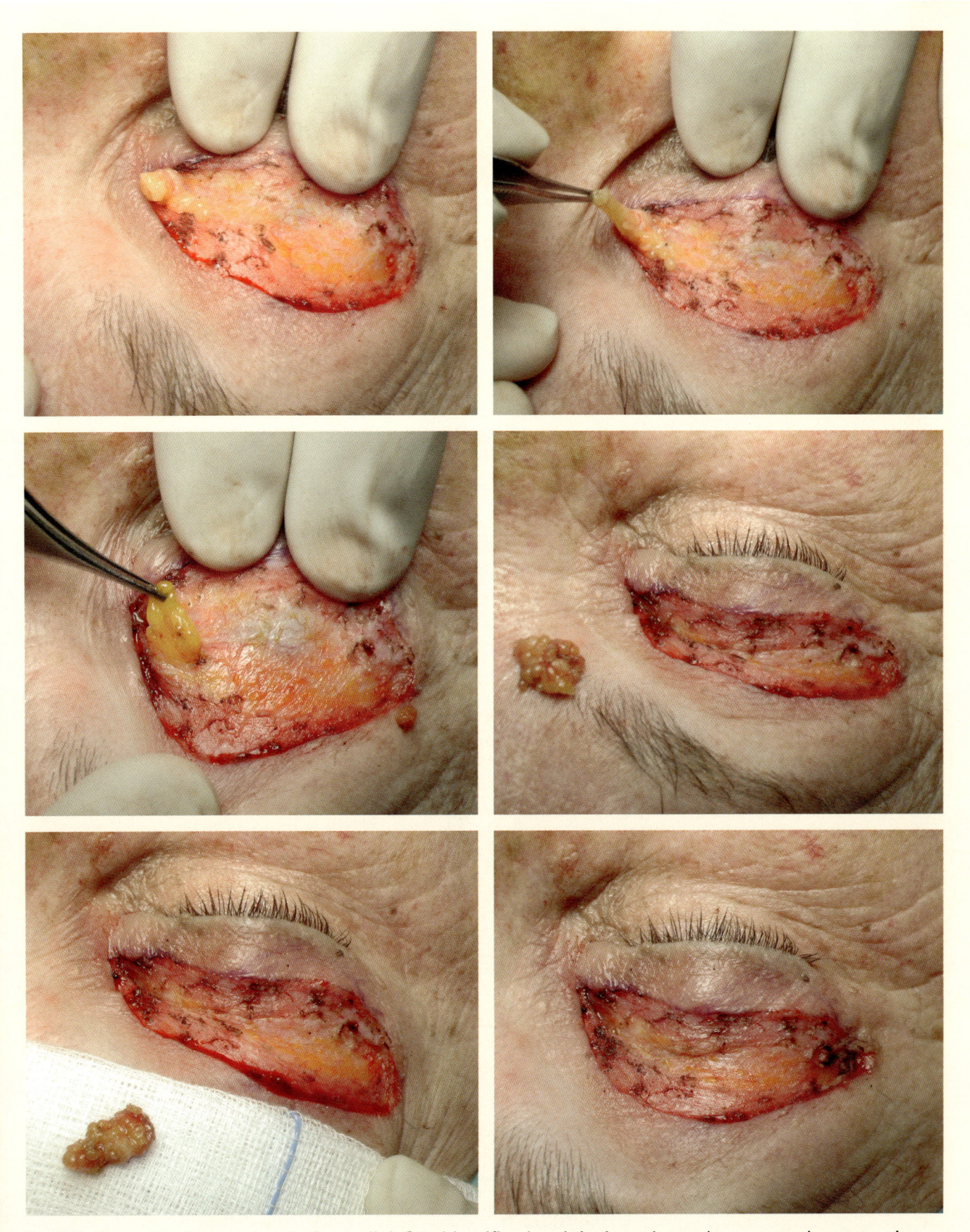

Fig. 4-3. Remoção da pseudo-hérnia medial. São identificados dois tipos de gordura separados entre si e retirados singularmente: um de cor mais amarela e outro mais pálido.

dente. Portanto, pode ser útil abrir, ao longo da retirada pregressa do músculo orbicular, o septo; aqui a gordura muitas vezes é achatada e estende-se por vários milímetros; convém elevar com um pequeno gancho pontiagudo a borda superior do músculo orbicular seccionado e descolar pelo lado rombo o componente adiposo, que será cortado na mesma modalidade da medial, na quantidade que se considerar necessária.

Lateralmente, abaixo do músculo orbicular, especialmente nos pacientes mais idosos, pode-se encontrar além da gordura também a glândula lacrimal prolapsada. De cor acinzentada, é necessário reposicioná-la na sua fossa na parte interior da órbita. São utilizados dois pontos em Vycril 5-0, que são fixados no periósteo orbitário, e, então, empurram superiormente a glândula.

A sutura cutânea é efetuada com pontos de náilon 6-0, iniciando-se na margem lateral, deste modo a incisão será retilínea. É necessário prestar atenção ao suturar abaixo da epiderme e não pegar também a margem do músculo orbicular com a agulha. Poderiam ocorrer aderências cicatriciais com consequentes inestetismos de retração.

Para recriar uma prega supratarsal adequada, estável e bem definida no tempo; pode-se utilizar a técnica da dermossuspensão/dermossustentação supratarsal de Sheen. Esta técnica é particularmente indicada em pacientes com cútis palpe-

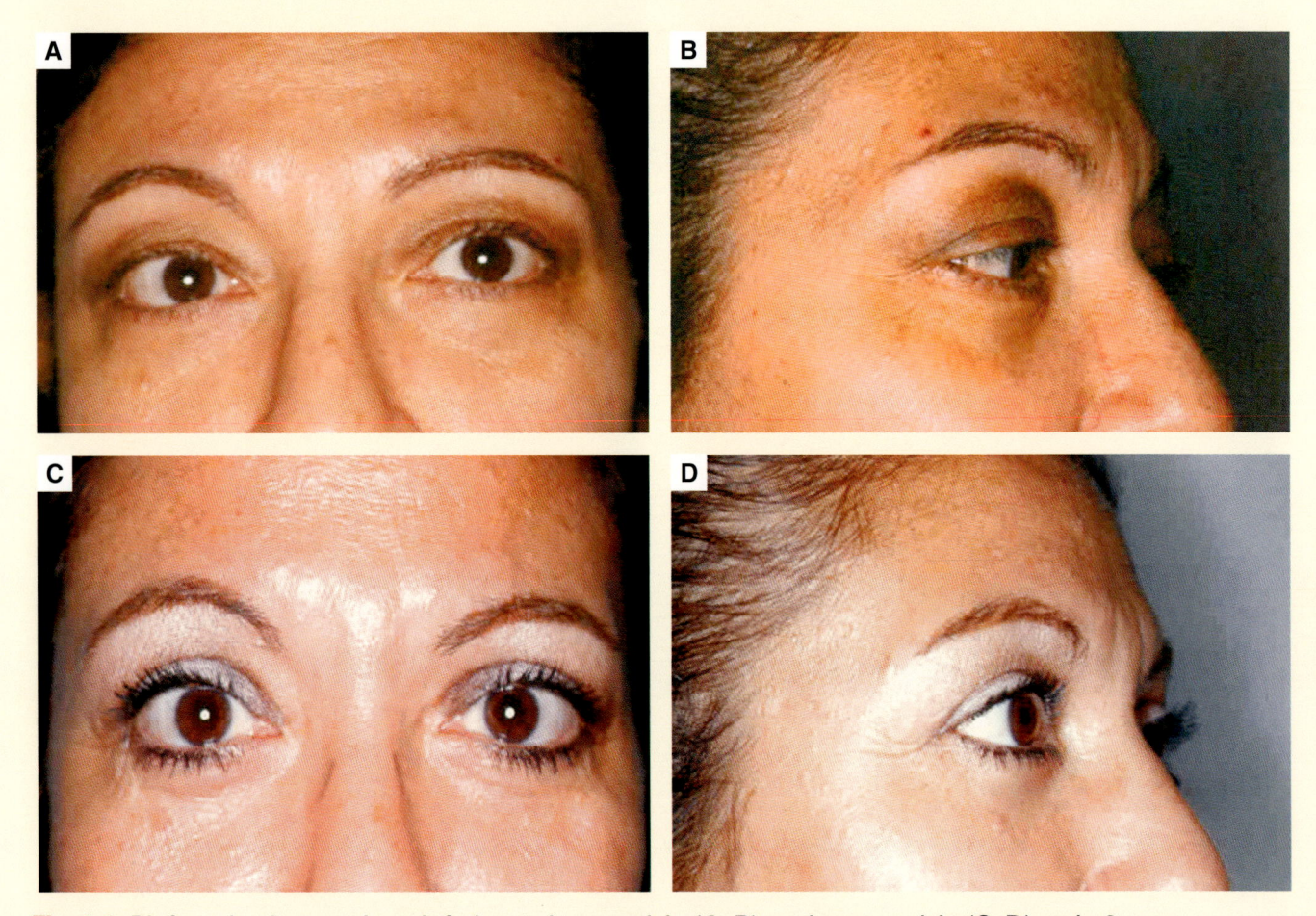

Fig. 4-4. Blefaroplastia superior e inferior: pré-operatório (**A**, **B**) e pós-operatório (**C**, **D**) após 2 anos.

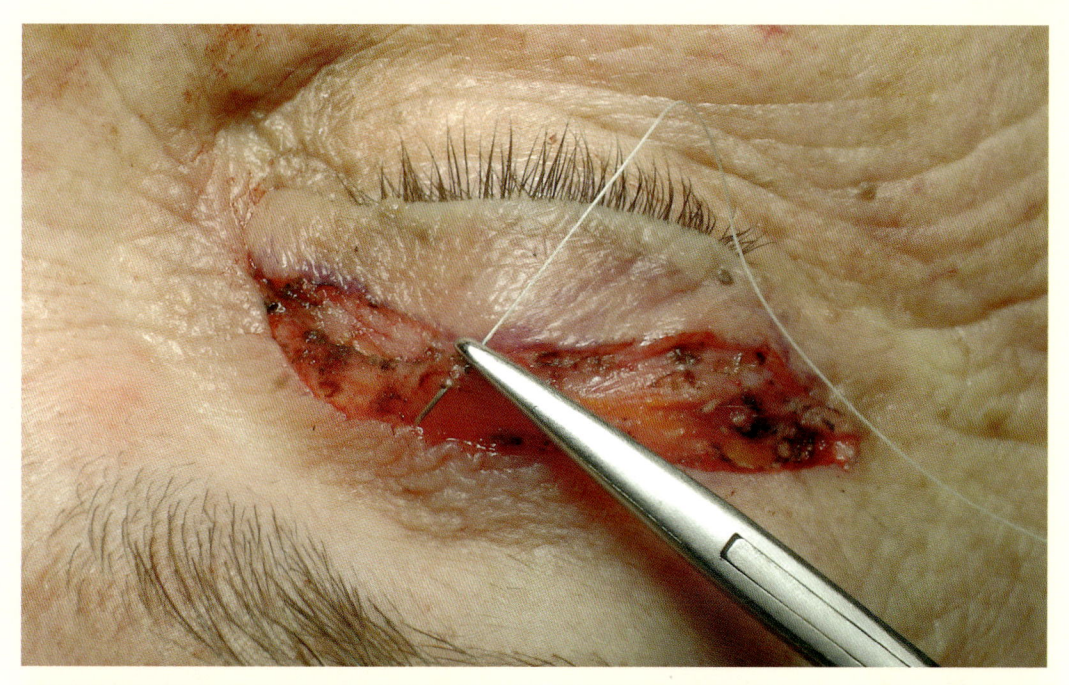

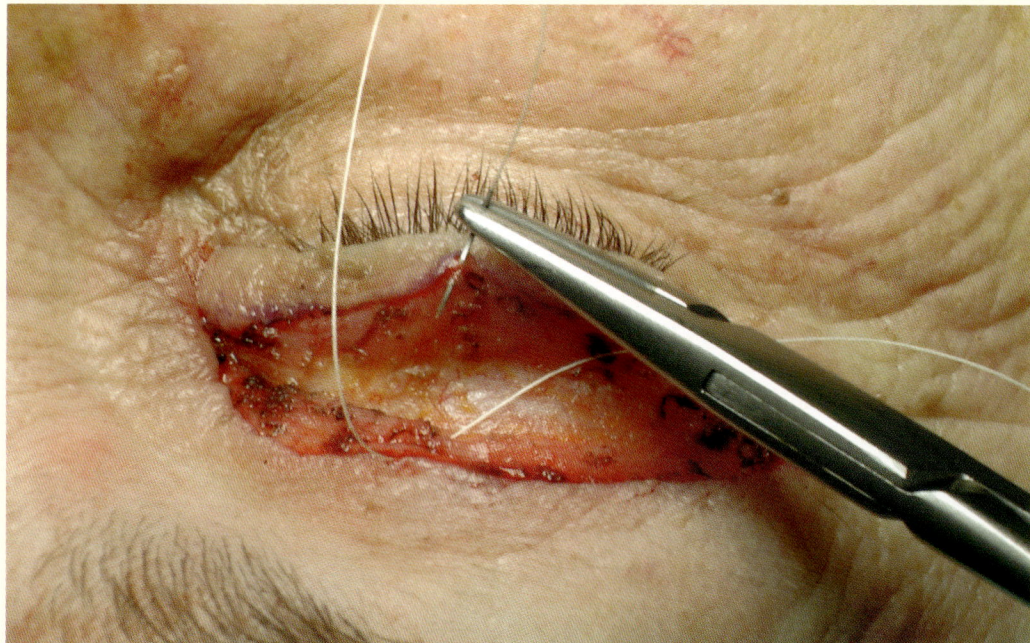

Fig. 4-5. Suporte dérmico supratarsal segundo Sheen. Detalhe da técnica. São utilizados três pontos: um central e dois laterais. O nó é voltado em direção à superfície profunda.

bral espessa e dermatocalase evidente. A técnica prevê, em um desenho completamente igual ao desenho preestabelecido, a remoção de uma faixa de 2-3 mm de músculo orbicular mais baixa do que na técnica-padrão, ou seja, logo acima da margem superior do tarso. Então, com alguns pontos de Vycril 6-0, sutura-se a derme supratarsal no ponto onde foi cortado o músculo com a margem superior

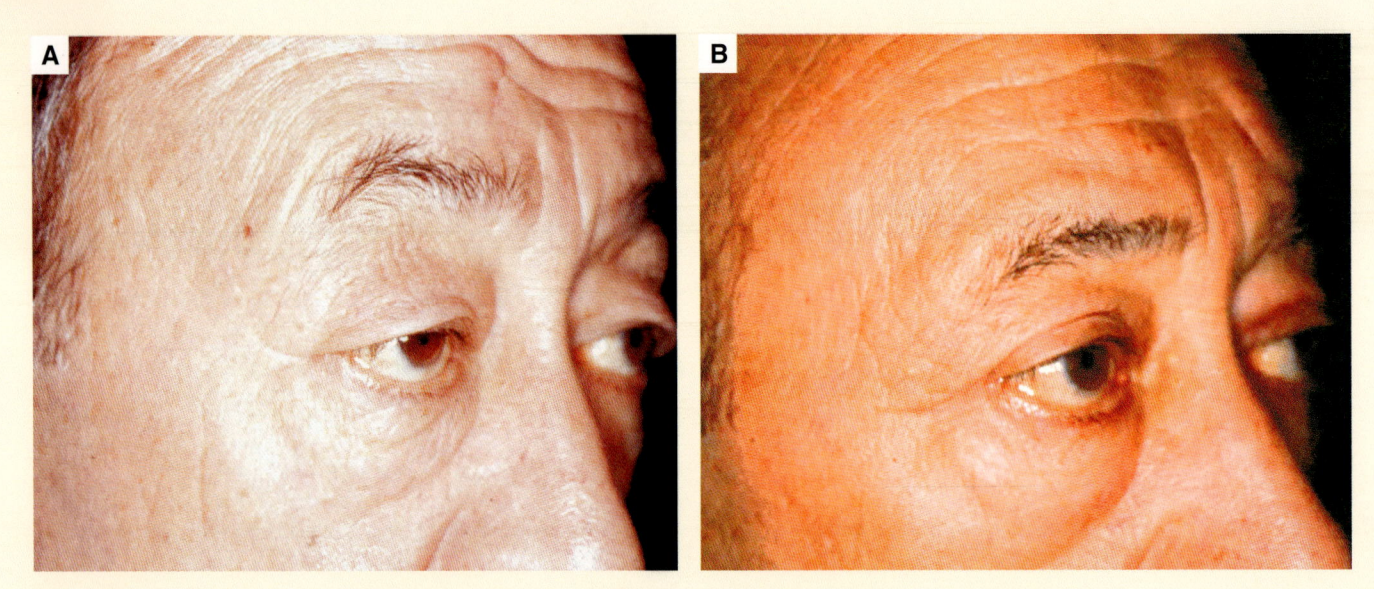

Fig. 4-6. (A) Grave blefarocalase superior, note-se o hipertônus do supercílio para compensar a calase. **(B)** Depois da cirurgia de blefaroplastia superior segundo Sheen.

do orbicular cortado. Normalmente utilizam-se três pontos: um ao centro e dois laterais. A epiderme é suturada acima no modo tradicional.

Ablação dos corrugadores através da blefaroplastia superior

No andamento da blefaroplastia superior pode-se acrescentar um procedimento que não comporta cicatrizes adicionais e, como veremos, pode ser útil.

Descrita por Knize em 1995, esta técnica inovadora tem tido pouco sucesso. Isto se deve, principalmente, à difusão contemporânea das técnicas endoscópicas em cirurgia plástica e também à toxina botulínica.

Na verdade, o *lifting* frontal por via endoscópica já alcançou, rapidamente, ampla difusão e, por bem ou por mal, é preferido por muitos como metodologia para a retirada cirúrgica dos corrugadores e do prócero.

Na mesma época, a quimiodesnervação com toxina botulínica também começou a se difundir, primeiro no Canadá e nos Estados Unidos e, sucessivamente, também na Europa. Depois da oficialização da indicação estética da toxina, que aconteceu em 2001, nos USA, e a partir de 2003 nos vários países da União Européia, esta metodologia provocou uma queda de 40%, aproximadamente, nas intervenções cirúrgicas estéticas da região frontal (estatísticas ASPS 2005).

Apesar disso, a ablação cirúrgica dos corrugadores durante a blefaroplastia superior permanece como uma possibilidade interessante porque utiliza a mesma incisão e alonga a duração da intervenção em não mais do que 20 minutos. Resolve de modo permanente o problema do hipertônus dos corrugadores e pode ser proposto como valor agregado aos numerosos pacientes que pedem uma simples blefaroplastia superior e que rejeitam expressamente o acesso frontal.

Capítulo 4 ◆ BLEFAROPLASTIA SUPERIOR   35

Fig. 4-7. Representação dos músculos corrugadores.

Corrugador
Orbicular
Prócero

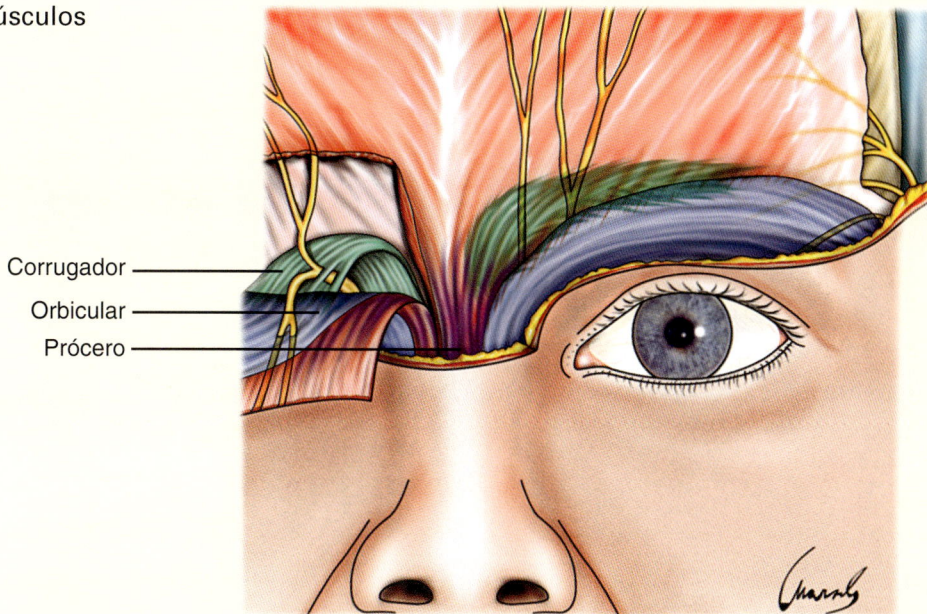

A intervenção não é especialmente complexa, mas requer atenção no que diz respeito à enervação sensorial frontal.

Depois da retirada do losango cutâneo e muscular, é obtido o plano de acesso ao corrugador descolando em direção superomedial no plano suborbicular pré-septal. Efetua-se a retirada de uma cunha de alguns milímetros do corrugador, que é retirado evitando-se o nervo supratroclear. Pelo mesmo acesso pode-se chegar ao prócero.

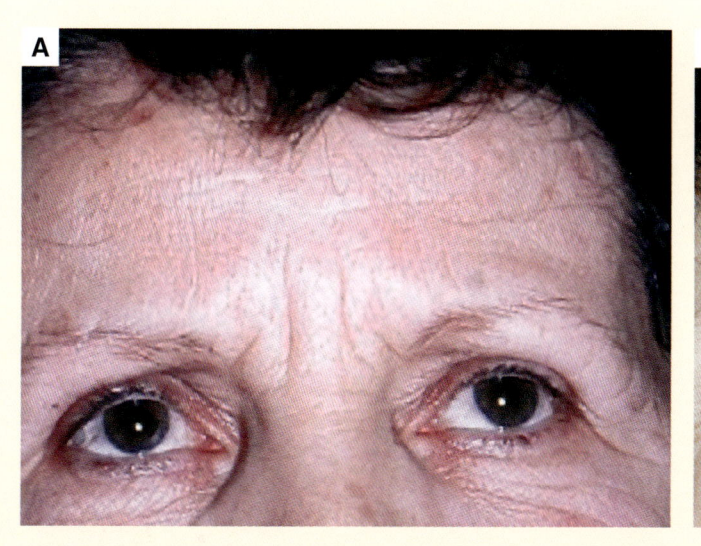

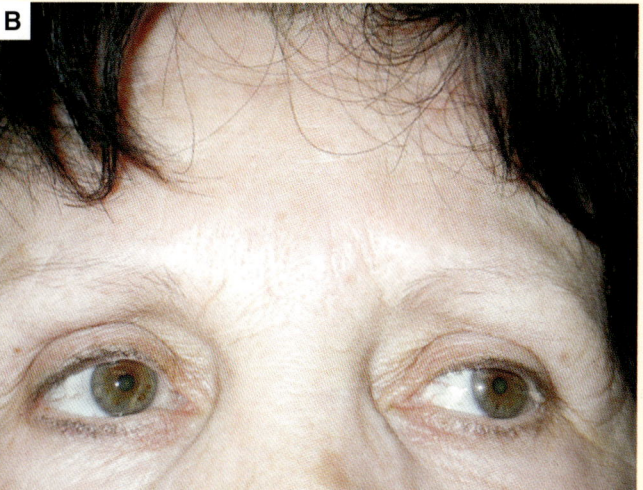

Fig. 4-8. (A) Blefarocalase com hipertrofia dos corrugadores e do prócero. **(B)** Após 6 meses da blefaroplastia superior e da secção dos corrugadores e do prócero. Note-se o efeito "botulínico" na área glabelar.

BIBLIOGRAFIA

Botti G. *Chirurgia estetica dell'invecchiamento facciale*. Ed Piccin; 1995

Fagien S. *Advanced rejuvenative upper blepharoplasy: enhancing aesthetics of the upper periorbita*. Plast Reconstr Surg 110:278; 2002

Flowers RS, Flowers SS. *Precision planning in blepharoplasy: the importance of preoperative mapping*. Clin Plast Surg 20:303; 1993

Flowers RS. *Upper blepharoplasty by eyelid invagination. Anchor blepharoplasty*. Clin Plast Surg 20:193; 1993

Jelks GW Jelks EB. *Preoperative evaluation of the blepharoplasty patient*. Clin Plast Surg 20:213; 1993

Knize DM. *Transpalpebral approach to the corrugator supercilii and procerus muscles*. Plast Reconstr Surg 95:52; 1995

May JW Jr, Fearon J, Zingarelli P. *Retro-orbicularis oculi fat (ROOF) resection in aesthetic blepharoplsty: A 6-year study in 63 patients*. Plast Reconstr Surg 86:682; 1990

Rohrich RJ, Coberly DM, Fagien S, Stuzin JM. *Current concepts in Aesthetic upper blepharoplasty*. Plast Reconstr Surg 113:32e; 2004

Sheen R. *Supratarsal fixation in upper blepharoplasty*. Plast Reconstr Surg 54:424; 1974

Siegel RJ. *Advanced upper lid blepharoplasy*. Clin Plast Surg 19:319; 1992

Sires BS, Saari JC, et al. *The color difference in orbital fat*. Arch Ophthalmol. 119:868; 2001

Tebbetts JB. *Blepharoplasty. A refined technique emphasizing accuracy and control*. Clin Plast Surg 19:329; 1992

Weiss DD, Carraway JH. *Eyelid rejuvenation: a marriage of old and new*. Curr Opin Otolaryngol Head neck Surg 13:248; 2005

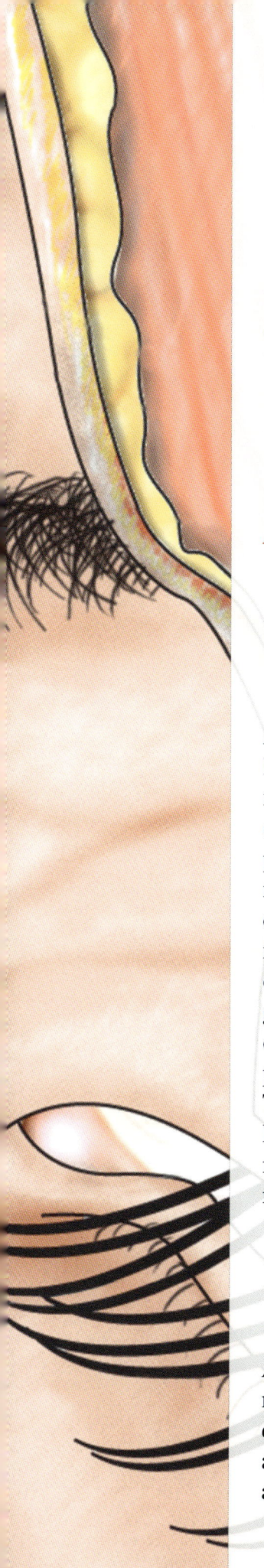

5
TÉCNICAS DE SUSPENSÃO

Pier Luigi Gibelli

INTRODUÇÃO

A forma e a altura do supercílio são determinantes na caracterização do olhar humano e, portanto, devem sempre ser levadas em consideração em qualquer método cirúrgico palpebral. Constantemente o processo de envelhecimento facial dá lugar a uma ptose do supercílio. Esta ptose pode-se manifestar também em pessoas jovens e não acontece de modo homogêneo, mas manifesta-se em maior medida por conta do terço lateral. A descida do supercílio dá lugar a um excesso cutâneo no âmbito da pálpebra superior, conferindo um aspecto pesado a toda a região orbitária. Não existem critérios estéticos unívocos sobre a forma e a altura do supercílio, já que entram em jogo múltiplos fatores como idade, sexo, cultura, grupo étnico e moda. O supercílio não se presta facilmente a uma rígida definição de "ideal" para todas as faces. No passado, primeiro Westmore (1975), seguido por diversos outros autores (Ellenbogen, Whitaker, Cook, Connel, Matarasso, Terino, McKinney, Angres), tentaram estabelecer os cânones do supercílio ideal. Em geral prevalece a preferência por um supercílio com o ápice medial abaixo ou na altura da rima orbitária superior ou lateral, com um curso mais inclinado com relação ao ápice medial retilíneo.

NOTAS DE ANATOMIA CIRÚRGICA

A anatomia cirúrgica da área periorbitária superior é importante para entender as modificações que se manifestam com o envelhecimento e, portanto, para entender como intervir para contrariar esta mudança fisiológica. Esta região é próxima ao limite entre o terço médio e o terço superior da face e apresenta algumas variantes nos dois sexos. A borda orbitária superior, na porção mais lateral é, de fato, mais pronunciada no sexo masculino. Segue-se a esta uma região mais achatada, e, então, uma mais convexa na porção superior da fronte.

No sexo feminino esta saliência é menos acentuada e encontra-se uma saliência mais branda, que se estende da margem supraorbitária até a porção mais alta da fronte. O componente muscular do supercílio é constituído, predominantemente, pelo músculo frontal, que se interdigita medialmente com o músculo orbicular e com o músculo corrugador do supercílio, que tem um percurso oblíquo. O músculo frontal é encapsulado, lateralmente, pela gálea aponeurótica que se desdobra em duas bainhas, uma anterior e uma posterior, esta última se estende até o periósteo da borda supraorbitária, a sua ramificação inferior dá origem ao septo orbitário palpebral. O tecido adiposo supraciliar localiza-se no interior da fáscia posterior; este acúmulo adiposo acentua a mobilidade do supercílio, especialmente no terço lateral. A gálea aponeurótica tem continuidade na fáscia temporal superficial e no periósteo do osso frontal. A confluência destes tecidos, logo medialmente à linha temporal superior, dá origem a uma faixa fibrosa vertical de 5-6 mm de largura denominada ligamento orbitário. Esta estrutura representa uma área de ancoragem da porção lateral do supercílio ao osso frontal. Os tecidos laterais a esta estrutura, não tendo suporte fixo, são empurrados para baixo pelos tecidos moles da fossa temporal, que descem com o avançar da idade. Isto explica porque a porção lateral do supercílio está sujeita a um equilíbrio dinâmico devido à ação de descida dos tecidos da fossa temporal e à ação contrária do músculo frontal. Este equilíbrio pode ser rompido pela ação depressora do músculo orbicular e do corrugador, favorecendo a ptose do supercílio.

O ramo profundo do nervo supraorbitário, que enerva a região frontoparietal, estende-se da borda orbitária para cima paralelamente e medialmente a linha temporal superior, entre a bainha profunda da gálea e o periósteo. O seu ramo superficial corre sobre o músculo frontal para terminar na porção anterior do escalpo. O ramo frontal do sétimo nervo craniano prolonga-se através da fossa temporal no conjunto da fáscia temporal superficial antes de entrar no músculo frontal.

FISIOPATOLOGIA

A ação do músculo frontal, principal músculo elevador do supercílio, dá lugar a um movimento em sentido posterovertical, em antagonismo ao músculo corrugador e ao prócero, no âmbito do terceiro medial, e ao músculo orbicular, principal músculo depressor do supercílio, lateral e centralmente. A ptose do supercílio deve-se, principalmente, à ação dos músculos depressores, especialmente o orbicular e o depressor do supercílio. A nova posição do supercílio e a sua elevação, que pode ser obtida com várias técnicas, serão alcançadas por meio da sua fixação, e não com a simples tração e a soltura dos pontos de ancoragem.

A migração do supercílio abaixo da arcada orbitária superior acentua a redundância cutânea palpebral. Uma blefaroplastia superior isolada pode agravar a ptose do supercílio e nem sempre dá ao olhar um aspecto atraente, que é possível obter com o tratamento simultâneo do supercílio. O rejuvenescimento da região orbitopalpebral deveria, portanto, levar sempre em consideração o tratamento palpebral e o tratamento superciliar.

TÉCNICAS CIRÚRGICAS

A primeira descrição na literatura de um *lifting* do supercílio foi publicada por Passot, em 1919, e previa excisões elípticas da epiderme em diversas partes da fronte. As primeiras técnicas de suspensão, no entanto, foram descritas por Sokol em 1982, e por Paul em 1989. Tratava-se de um *lifting* do supercílio através da incisão da pálpebra superior para a blefaroplastia; prevê um corte do músculo orbicular orbitário em excesso e da gordura retro-orbicular (ROOF) e da estabilização simultânea do supercílio através da ancoragem dos tecidos moles acima da margem orbitária. Esta técnica, mais do que uma suspensão, prevê uma estabilização do supercílio e, em particular, da sua extremidade. Uma variante desta técnica foi descrita alguns anos mais tarde, por McCord. O autor diferencia uma plástica do supercílio de uma pexia do supercílio.

Fig. 5-1. Representação esquemática da pexia do supercílio por meio da ancoragem do orbicular ao periósteo supraorbitário, segundo McCord.

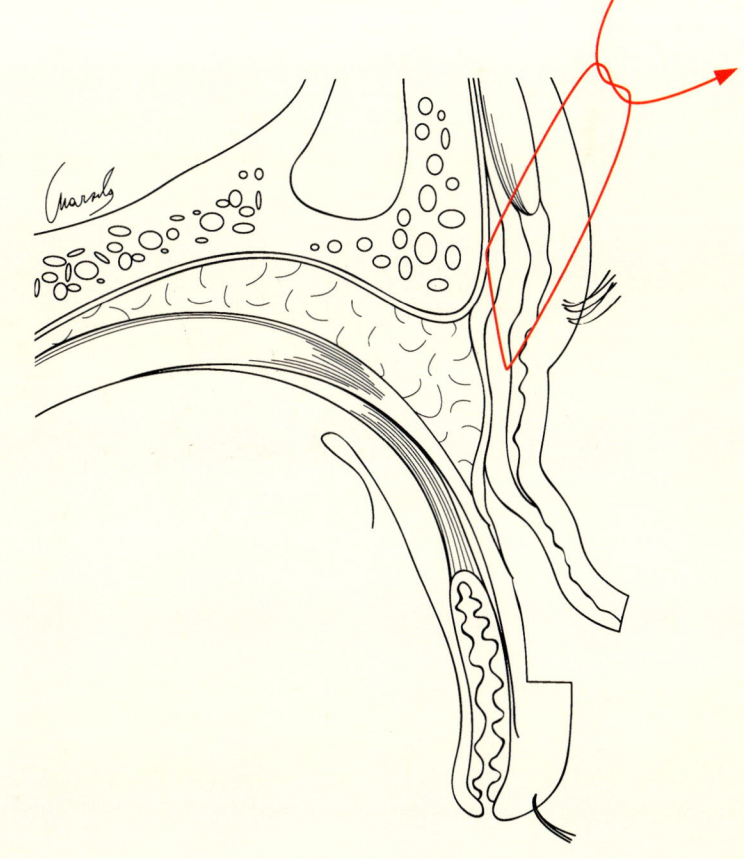

A primeira técnica prevê a moldagem do supercílio por meio da remoção do tecido adiposo superciliar abaixo do músculo orbicular e acima do periósteo, por uma extensão de cerca de 1,5 cm, verticalmente. A segunda técnica prevê a ancoragem das estruturas supraciliar acima da rima orbitária superior com o auxílio de 2-3 pontos em material não reabsorvível; o material de sutura fixa o tecido conjuntivo superciliar ao periósteo a cerca de 1 cm acima da rima orbitária.

Sem levar em conta as técnicas de suspensão, o objetivo da elevação do supercílio pode ser alcançado somente através do relaxamento completo deste, utilizando-se um plano subgaleal antes e subperiosteal depois, no âmbito do arco marginal da margem supraorbitária. Após este relaxamento e o avanço em sentido posterossuperior, procede-se à sua fixação de acordo com três vetores: um vetor vertical, um cantal e um malar.

Existem dois tipos de fixação: endógena e exógena. Os *métodos endógenos* preveem: 1) *suturas múltiplas*, conforme os vetores supracitados, ancorados à fascia temporal profunda; esta técnica permite ancorar o supercílio mais ao longo do vetor lateral do que do vetor vertical, 2) *suturas ancoradas a túneis corticais comunicantes na díploe;* é preferível uma sutura não reabsorvível e assegurar uma ancoragem estável até que as feridas estejam estáveis. Os *métodos exógenos* preveem a utilização de parafusos internos permanentes, que servem como ancoragem da sutura; é possível usar parafusos externos, posicionados por via cutânea na lâmina externa da caixa craniana, aos quais deve ser ancorada a sutura de suspensão; dife-

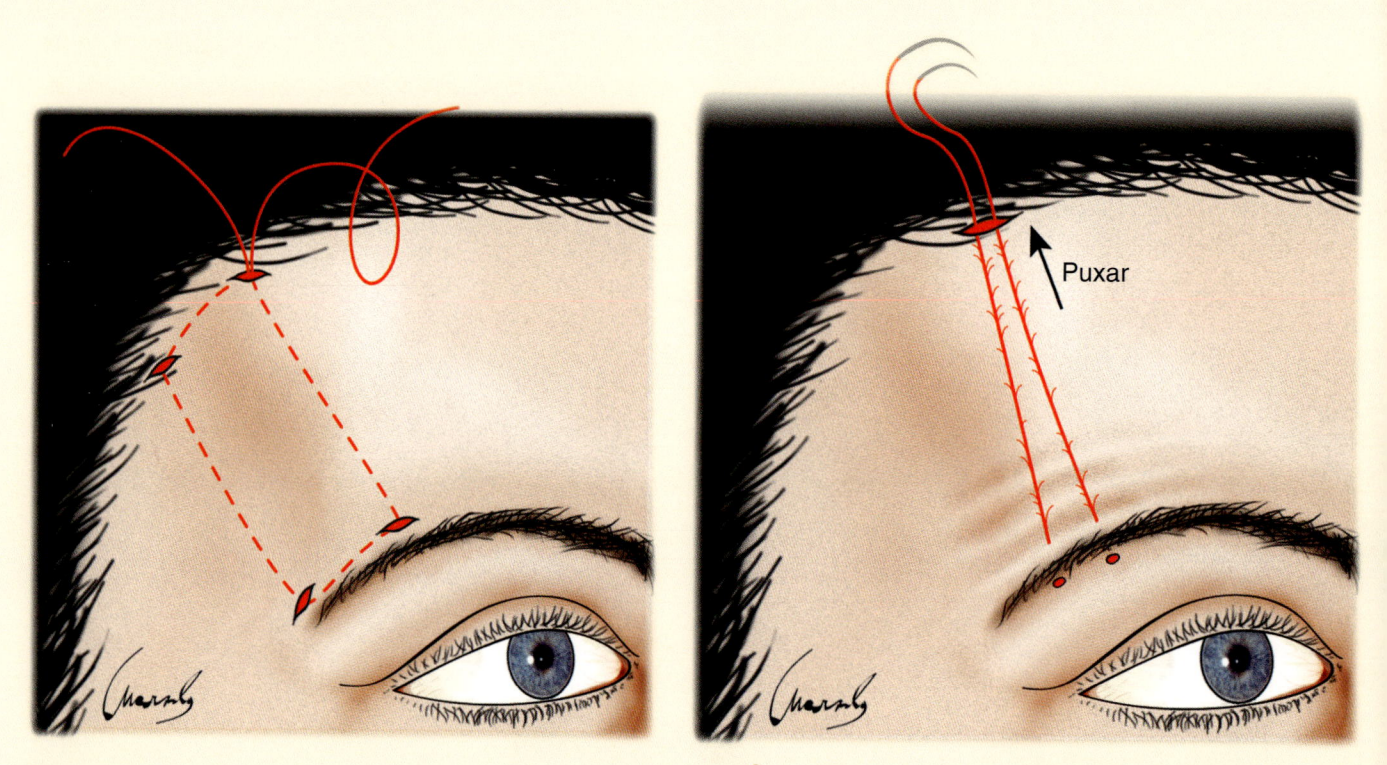

Fig. 5-2. Representação esquemática da técnica de suspensão através de fios de sutura convencionais ou denteados.

rentemente das fixações anteriores, estas podem ser removidas após 10-14 dias com anestesia local.

Um outro sistema de suspensão prevê o posicionamento de placas triangulares em material reabsorvível (Endotine), que são ancoradas à caixa craniana através de um furo na lâmina externa e às quais, no lado externo provido de eversões recurvadas, ancora-se o retalho de epiderme e de gálea. Esta metodologia requer a utilização de um trépano para criar os túneis para o posicionamento dos parafusos e isto representa uma desvantagem, além do risco potencial de dano à dura-máter em caso de furo em toda a espessura.

Além destas técnicas, certamente mais invasivas, existem outras menos agressivas. É possível obter a correção da ptose da extremidade do supercílio por meio de pexia da gálea aponeurótica proposta por Fogli, técnica já descrita no Capítulo 6. Como alternativa a esta metodologia, e além das outras técnicas de ancoragem por via endoscópica, foram descritas outras técnicas menos invasivas, que preveem somente a suspensão do supercílio. Foram já citadas a técnica de Paul e a técnica de McCord, que preveem a ancoragem do supercílio ao periósteo situado acima da margem supraorbitária através da incisão da blefaroplastia. Outras preveem a suspensão do supercílio através de incisões cutâneas e a utilização de fios de suspensão. Tratam-se de três técnicas. A primeira, descrita por Horibe em 1989, prevê duas pequenas incisões horizontais, perpendiculares à linha que passa através do ângulo mais externo da pálpebra e do supercílio; a incisão cranial de 1,5 cm de comprimento é localizada no couro cabeludo a 0,5 cm da linha dos cabelos, a caudal, paralela à precedente, com largura de 0,5 cm, é localizada a cerca de 4 cm da superior e, portanto, 1 cm caudalmente à linha dos cabelos. Com a primeira incisão corta-se o escalpo, a gálea aponeurótica e chega-se até a aponeurose do músculo temporal, efetua-se um descolamento subgaleal criando-se um túnel até a linha de incisão inferior; a incisão inferior chega à derme. Ancora-se um fio não reabsorvível (náilon 3-0) à fáscia temporal profunda através da incisão cranial e dali, através do túnel subgaleal até a incisão caudal, onde se faz a saída do fio para a parte externa, passando através da gálea e da derme. Então, a agulha entra novamente através da derme e da gálea em um trajeto inverso ao anterior até a incisão cranial, onde é atado ao anterior e fixado à fáscia temporal profunda. A técnica prevê a remoção do excesso cutâneo, que se cria próximo à linha de incisão cranial. Esta técnica é indicada para corrigir somente a ptose do terço lateral. A técnica descrita por Graziosi, em 1998, ao contrário, prevê o tratamento concomitante do terço lateral e do terço medial. Com um cuidadoso desenho preliminar pré-operatório, são feitas três incisões de 2 mm de comprimento no couro cabeludo na região frontoparietal, 2 cm em posição superior à linha dos cabelos, estas incisões devem ir até o periósteo.

O fio de suspensão, 2-0 em material não reabsorvível, é introduzido com um instrumento especial desenhado pelo próprio autor, semelhante a uma agulha de Reverdin, que é empurrada sobre o plano subgaleal até a margem superior do supercílio, onde deve sair através de pequenas incisões de 1 mm de comprimento,

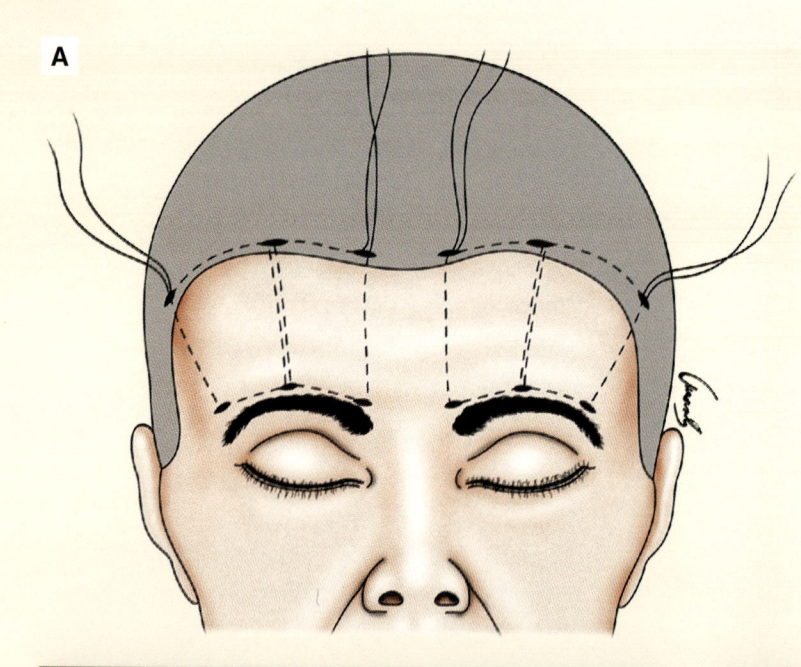

Fig. 5-3. (**A**) Representação esquemática da técnica de suspensão segundo Graziosi. (**B**) Quadro (pré-operatório à esquerda, e pós-operatório à direita) de suspensão do supercílio, através de ancoragem de tecidos moles à caixa craniana.

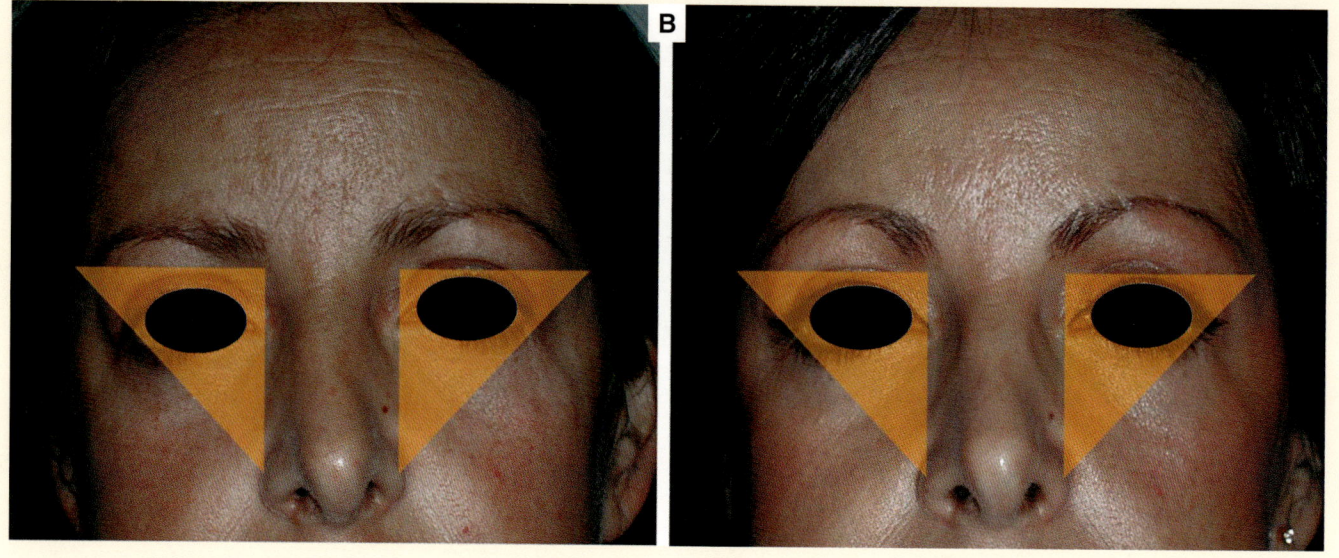

é então reintroduzido, com fio montado, em direção lateral paralelamente à margem superior do supercílio e saindo no ponto preestabelecido e dali, já reintroduzido, mas desta vez em sentido caudocranial em direção à incisão mediana sobre o escalpo, de tal modo que desenhe um retângulo; é então tracionado para obter o efeito desejado e depois amarrado. Com um processo similar, introduz-se um outro fio de modo a desenhar um retângulo lateral ou medial com relação ao anterior. Os pequenos cortes na área do escalpo são suturados. E enfim, a técnica de Erol descrita em 2002 é conceitualmente semelhante à anterior, mas prevê a criação de retângulos de menor amplitude, de 1 a 3 cm, com base no quadro clínico presente; como na técnica anterior, trata-se de uma suspensão, e não de um *lifting* do supercílio, de um procedimento não invasivo ou apenas minimamente invasivo. A ideia básica é eliminar a ação da gravidade em um território como a porção

Capítulo 5 ♦ TÉCNICAS DE SUSPENSÃO   43

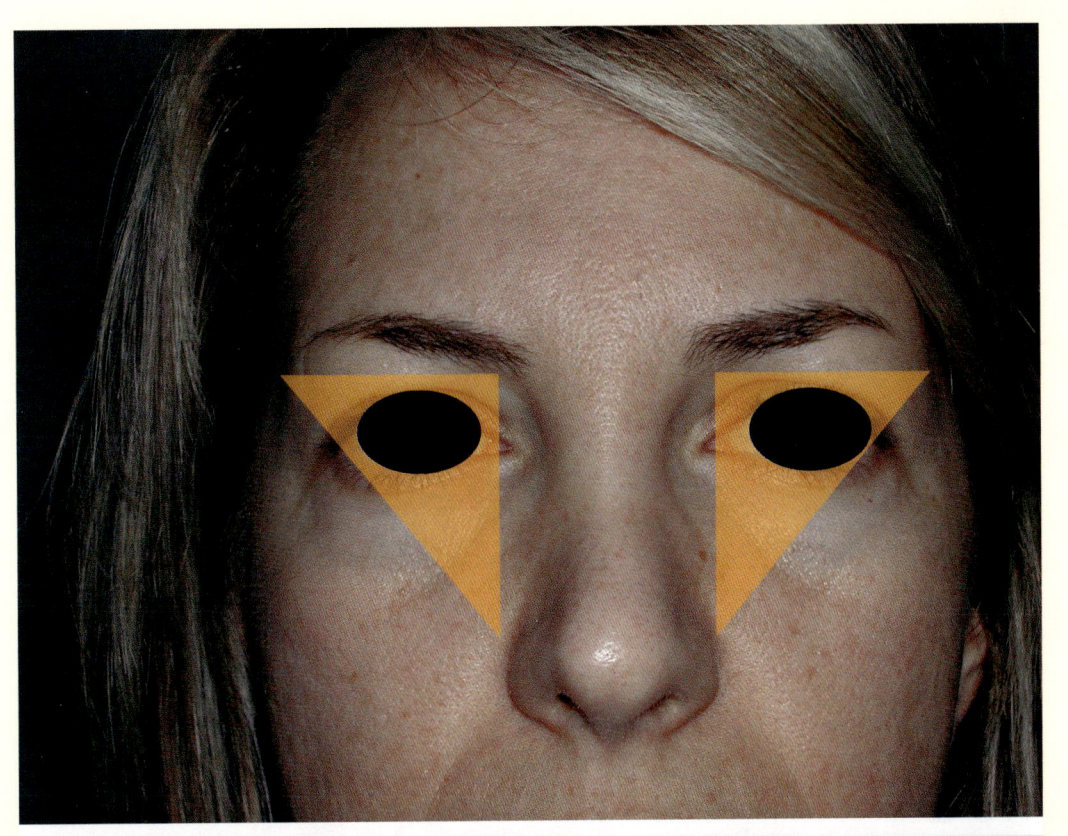

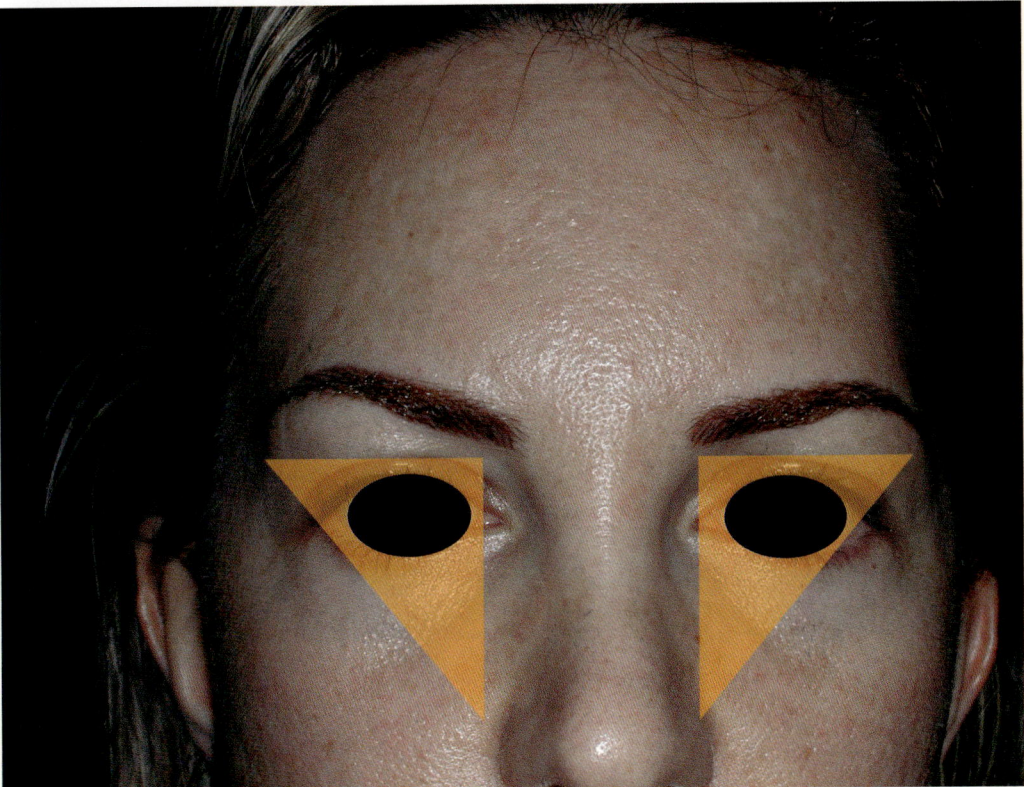

Fig. 5-4. Técnica de suspensão segundo Erol. Quadro pré-operatório (acima) e pós-operatório (abaixo).

lateral do supercílio, que tem menos conexões com as estruturas profundas e uma epiderme mais frouxa.

Este método pode ser utilizado aproveitando-se a incisão da blefaroplastia ou, separadamente, através de pequenas incisões a 1-1,5 cm de distância uma da outra, ao longo da margem superior do supercílio e no nível do couro cabeludo na região temporal. Um fio de náilon 4-0 é passado da incisão medial até a lateral, e depois de ter removido a agulha de sutura, introduz-se um cateter venoso através da incisão temporal, que é empurrado no plano subdérmico até a incisão lateral do supercílio; introduz-se, então, o fio no cateter, e aí se retira o cateter com o fio dentro. Repete-se a manobra através da incisão medial, de modo que ambos os fios se exteriorizem através das incisões temporais e, por fim, faz-se a tunelização da extremidade lateral até a incisão temporal medial e esta é amarrada com uma tensão tal que suspenda a extremidade do supercílio na posição desejada. Esta suspensão pode ser repetida na altura do terço superior médio e do terço superior medial do supercílio a fim de corrigir todo o arco superciliar. No caso de ser efetuada uma blefaroplastia superior, não é necessário realizar as incisões supraciliares.

As *vantagens* destas técnicas são: cicatrizes mínimas, ausência de descolamento ou descolamento mínimo, simplicidade e rapidez de execução com anestesia local, não necessitar de hospitalização, não alterar a mímica facial, baixo custo, melhor aceitação por parte do paciente pelo fato de não se tratar de técnica invasiva, versatilidade.

As *desvantagens*: necessidade de incisões, mesmo que mínimas e imperceptíveis. Em caso de grande excesso cutâneo, maior dificuldade de moldagem deste, especialmente no pós-operatório imediato; possível exposição da sutura ou ruptura desta, possível evidência da linha de tensão no pós-operatório imediato, possível recidiva da ptose do supercílio em graus variados, como em outras técnicas.

A técnica de suspensão com fios mais recente é a que prevê a utilização de fios especiais em polipropileno, que apresentam numerosas ramificações recurvadas com orientações e feitios diferentes ao longo de toda a extensão (Aptos TM, Contour Threads TM, Beramendi Threads). A utilização destes produtos expõe-se ao risco frequente de retração cutânea, que em alguns casos se resolve com massoterapia ou dermotonia, mas em outros casos não se resolve e, portanto, torna-se necessária a remoção.

BIBLIOGRAFIA

Angres GG. *Blepharopigmentation and eyebrow enhancement techniques for maximum cosmetic results*. Ann Ophtalmol 17:605; 1985

Badin AZ, Campelli Forte MR, Loyolo e Silva O. *Scarless mid and lower face lift aesthetic*. Surgery Journal Jul Aug 340-47; 2005

Cook TA, Brownrigg AJ, Wang TD, Quatela VC. *The versatile midforehead browlift*. Arch Otolaryngol Head Neck Surg 115:163; 1989

Connel BF, Lambros VS, Neurohr GH. *The forehead lift: technique to avoid complications and produce optimal results*. Aesthetic Plast Surg 13:217; 1989

Daniel RK, Tirkanits B. *Endoscopic forehead lift: an operative technique*. Plast Reconstr Surg 98:1148; 1996

Ellenbogen R. *Transcoronal eyebrow lift with concomitant blepharoplasty*. Plast Reconstr Surg 71:490; 1983

Erol OO, Sozer SO, Velidedeoglu HV. *Brow suspension, a minimally invasive technique in facial rejuvenation*. Plast Reconstr Surg 109(7): 2521-32; 2002

Fogli AL. *Galeapexy: a review of 270 cases Aesthetic*. Plast Surg 27:159-165; 2003

Freund RM, Nolan III WB. *Correlation between browlift outcomes and aesthetic ideals for eyebrow height and shape in female*. Plast Reconstr Surg 97(7) 1343-48; 1996

Fuente Del Campo A, Lucchesi R, Cedillo Ley MP. *The endoface lift basics and options*. Clin Plast Surg 24:309; 1997

Graziosi AC, Canelas Beer SM. *Browlifting with thread: the technique without undermining using minimum incisions*. Aesthetic Plast Surg 22:120-25; 1998

Gunter JP, Antrobus SD. *Aesthetic analysis of the eyebrow*. Plast Reconstr Surg 99(7) 1808-16; 1997

Hamas RS, Rohrich RJ. *Preventing hairline elevation in endoscopic browlift*. Plast Reconstr Surg 99(4) 1018-22; 1997

Horibe EK, Horibe K, Lodovici O. *Lifting of the eyebrow in blepharoplasties*. Aesthetic Plast Surg 13:179-82; 1989

Jones BM, Grover RG. *Endoscopic brow lift: a personal review of 538 patients and comparison of fixation techniques*. Plast Recosntr Surg 113(4) 1242-50; 2004

Knize DM. *An anatomically based study of the mechanism of eyebrow ptosis*. Plast Reconstr Surg. 97(7) 1321-33; 1996

Knize DM. *Limited incision forehead lift for eyebrow elevation to enhance upper blepharoplasty*. Plast Reconstr Surg 97(7) 1334-42; 1996

Matarasso A, Terino EO. *Forehead-brow rhytidoplasty: reassessing the goals*. Plast Reconstr Surg 93:1378; 1994

McCord CD, Doxanas MT. *Browplasty and browpexy an adjunt to blepharoplasty*. Plast Reconstr Surg 86(2) 248-54; 1990

McKinney P, Mossie RD, Zukowsky ML. *Criteria for forehead lift*. Aesthetic Plast Surg 15:141; 1991

Paul MD. *The evolution of the brow lift in aesthetic plastic surgery*. Plast Reconstr Surg 108(5) 140:924; 1997

Passot R. *La chirurgie esthetique des rides du visage*. Presse Med 27:258; 1919

Paul MD. *The surgical management of upper eyelid hooding*. Aesthetic Plast Surg 13:183; 1989

Ramirez OM. *Endoscopically assisted biplanar forehead lift*. Plast Reconstr Surg 96:323; 1995

Rohrich RJ, Beran SJ. *Evolving fixation methods in endoscopically assisted forehead rejuvenation: controversies and rationale*. Plast Reconstr Surg 100(6) 1575-82; 1997

Schreiber JE, Singh NK, Klatsky SA. *Beaty lies in the "Eyebrow" of the beholder: a public survey of the eyebrow aesthetics*. Aesthetic Surgery Journal Jul-Aug 348-52; 2005

Sokol AB, Sokol TP. *Transblepharoplasty brow suspension*. Plast Reconstr Surg 69:540; 1982

Westmore MG. *Facial cosmetics in conjunction with surgery*. Course presented at the Aesthetic Plastic Surgery, Society Meeting Vancouver, BC; May 1975

Whitaker LA, Morales LJr, Farkas LG. *Aesthetic surgery of the supraorbital ridge and forehead structures*. Plast Reconstr Surg 78:23; 1986

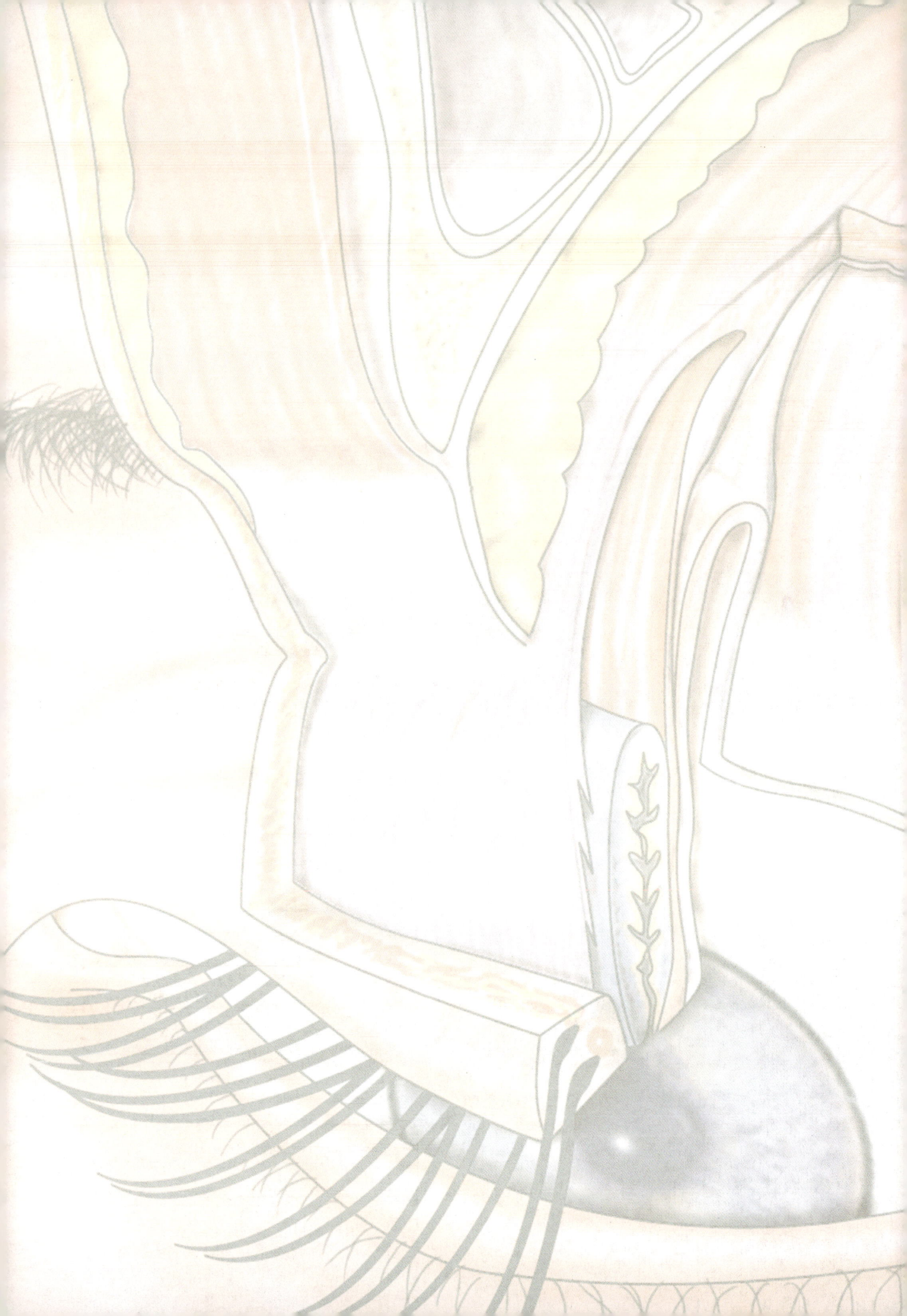

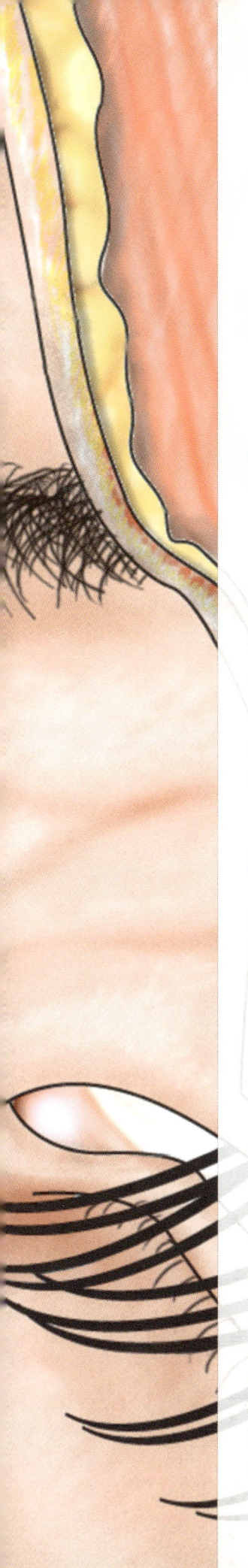

6
LIFTING TEMPORAL

Marco Klinger, Domenico M. Ventura

O rosto, pelo fato de ser o local consagrado da capacidade expressiva da mímica, é uma das áreas do corpo mais envolvida nas reações interpessoais e, por este motivo, é também objeto frequente de intervenções cirúrgicas corretivas dos inestetismos causados pelo envelhecimento.

Neste local trataremos mais especificamente da cirurgia corretiva da área periorbitária externa e da arcada supraciliar, especialmente por meio de uma abordagem cirúrgica de *lifting* temporal.

Fisiopatologia do envelhecimento cutâneo

Com relação ao normal envelhecimento cutâneo, presencia-se, com o tempo, a um processo genérico de "atrofia tecidual".

O afinamento maior dá-se por conta da derme, em modo mais específico no seu terço superior, com uma redução progressiva dos componentes básicos do conjuntivo dérmico (glicosaminoglicanos, proteoglicanos, fibras elásticas, colágeno).

A perda das fibras elásticas (elastina e componentes microfibrilares) soma-se à redução e à alteração estrutural do colágeno que, sozinho, constitui cerca de 80% do peso seco da derme.

Foi estimado que a perda de colágeno e das fibras elásticas implica em uma redução na espessura da derme de cerca de 6% a cada 10 anos de vida.

Tudo isto se traduz em uma perda não só do tônus e do trofismo, mas também da elasticidade cutânea com a consequente ptose da epiderme. Se a isto se soma, no terço superior do rosto, a ação muscular de uma mímica especialmente acentuada em um tecido já hipoelástico e frouxo, compreende-se bem como o resultado final seja o de uma ptose mais marcada no terço lateral da arcada supraciliar e a formação de rugas de expressão no canto externo do olho, os chamados "pés de galinha".

Anatomia cirúrgica

Teoricamente, a área concernente a este tipo de *lifting* é um trapézio, que tem a sua base no segmento temporal da junção dos cabelos, os lados são a arcada zigomática, inferiormente e, superiormente, a margem anterior da fossa temporal, a base menor tem seu limite na margem orbitária lateral.

Junto à margem orbitária externa, o sistema miofascial entra em contato com o músculo frontal na sua porção mais lateral e com o músculo orbicular.

Nesta localização encontramos o músculo temporal ou temporoparietal, que na sua parte aponeurótica é separado da fáscia temporoparietal por um tecido celular frouxo, até 1 cm da arcada zigomática, quando perde sua identidade para se fundirem em uma só estrutura; fica evidente a aponeurose temporal, que se vai inserir sob a forma de faixa tendínea sobre o arco zigomático se superiormente, e conectar-se à fáscia parotídea masseterina, inferiormente.

Vascularização

A vascularização da área que tratamos é garantida pela *artéria temporal superficial*, com irrigação da arcada zigomática por conta da *artéria transversa da face*. Não somente a região cutânea, mas também o couro cabeludo, são irrigados pelo *ramo frontal terminal*, que emerge da parótida em frente ao trago e termina irrigando os músculos frontal e orbicular, este último alcançado também pela *artéria zigomático-orbital*.

Enervação

A *enervação motora* desta área depende do nervo facial nos seus dois ramos, respectivamente:

- *Zigomático*, destinado ao músculo zigomático maior e aos músculos elevadores, para terminar no orbicular do olho; este ramo, em 70% dos casos é um ramo terminal e como tal a sua secção origina paralisias definitivas. Segundo alguns autores, é mais oportuno falar de ramos oculares para os ramos do nervo zigomático direcionados à enervação do orbicular e de ramos bucais para os desfibramentos nervosos destinados aos músculos bucais.

- *Temporofrontal,* nervo que vai ao orbicular penetrando neste em suas porções mediais e laterais, após ter emitido ramos para os músculos auriculares; este nervo é ramoterminal em 80-90% dos casos e no seu trajeto, ao longo da arcada zigomática, no terço médio, após ter deixado a parótida, é particularmente vulnerável antes de mergulhar profundamente na fáscia temporoparietal.

Teoricamente poderia ser definido um "corredor de segurança" no qual o trajeto do nervo é mais superficial e, portanto, mais facilmente sujeito a ser danificado por manobras cirúrgicas não adequadas.

Este "corredor" poderia ser delimitado inferiormente por uma linha reta, que une a inserção do lobo auricular e o limite externo inferior da arcada orbitária, que se estende por 2,5-3 cm. Nesta localização é conveniente efetuar uma dissecção precisa para poupar a integridade das estruturas nervosas.

A *enervação sensorial* é garantida pelo *nervo auriculotemporal,* que abastece a enervação da epiderme da região temporal (se transmite por este nervo a peculiar conexão por meio de anastomose, que se vai contrair com ramos do nervo facial, que é nervo motor):

- *Nervo zigomático facial*, que enerva a epiderme da face.
- *Nervo zigomático temporal* destinado à sensibilidade da região temporal.

TÉCNICAS CIRÚRGICAS

Como já foi dito, a finalidade do *lifting* temporal é corrigir o inestetismo da área periorbitária lateral causada pela ptose do supercílio, pela presença de rugas chamadas pés de galinha e pela frouxidão da epiderme na região malar, que acentua a ptose cutânea situada acima da arcada supraciliar.

Como técnicas cirúrgicas, examinaremos nesta ocasião:

- *Lifting* temporal profundo segundo Faivre.
- *Lifting* temporofrontal segundo Appiani, com pexia da gálea aponeurótica.
- *Lifting* temporal com pexia da gálea aponeurótica.

Técnica cirúrgica segundo Faivre

Esta técnica cirúrgica prevê uma incisão profunda até o periósteo, que se prolonga ao longo de uma linha paralela à reta que une a inserção do lobo auricular à margem externa da arcada supraciliar, a 2-3 cm da junção dos cabelos, estendida cranialmente até cruzar a vertical que passa pela pupila.

A mesma incisão é prolongada para baixo cerca de 3 cm em frente à orelha, nesta ocasião nos encontramos em um plano subcutâneo, com a função de descolar os tecidos com o objetivo de favorecer o avanço do retalho superiormente.

Prossegue-se com uma dissecção abaixo da gálea (plano avascular) e da fáscia temporoparietal até 0,5 cm da arcada zigomática, inferiormente, e anteriormente estendida até a margem orbitária lateral na sua porção superior.

Após o descolamento do retalho, reposiciona-se o mesmo fixando-se a fáscia temporoparietal à aponeurose do temporal e ao periósteo com suturas de ancoragem no local, com pontos não reabsorvíveis: 1º ponto a 0,5 cm da margem do canto externo; 2º ponto no limite da extremidade do supercílio, 3º ponto a cerca da metade da arcada supraciliar.

A união teórica destes três pontos desenha um triângulo, que constitui o vetor de tração do retalho, com uma direção súpero-posterior.

A esta altura, com a gálea já suturada, sem excisão da epiderme, inicia-se o tratamento das margens cutâneas; neste local, indica-se o uso de grampos.

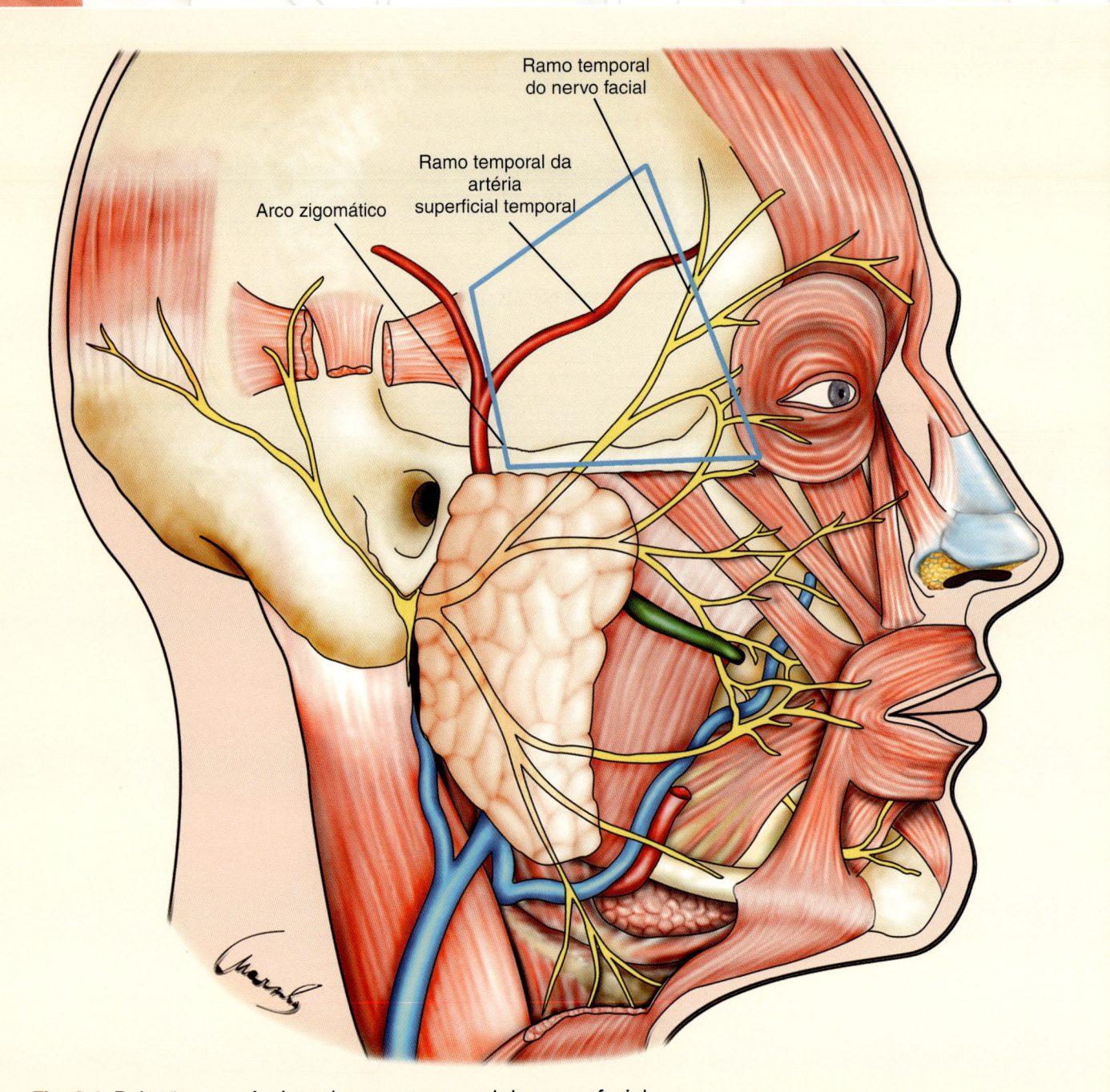

Fig. 6-1. Relações anatômicas do ramo temporal do nervo facial.
A primeira zona crítica identifica-se a cerca de 3,5 cm anteriormente à hélice, ao longo de uma diretriz que une dois pontos dos quais o primeiro está a cerca de 5 mm acima do trago, e o segundo encontra-se situado a cerca de 1 cm abaixo do canto externo, ao longo de uma linha vertical que une o canto externo do olho e a margem lateral da arcada supraciliar.
Neste local, o ramo temporal do nervo facial sobe, superficializando-se do plano abaixo das paratireoides para percorrer um plano subcutâneo, passando sobre o osso zigomático antes de tornar a se aprofundar para dividir-se nos ramos temporais que vão aos músculos cutâneos do rosto (músculo frontal, orbicular, corrugador do olho, do supercílio, do prócero).
É necessário efetuar uma dissecção precisa, tendo o cuidado de não lesionar o ramo temporal, porque uma lesão iatrogênica provoca uma face característica com ptose supraciliar monolateral e assimetria dinâmica do rosto por paralisia dos músculos citados acima.

A vantagem da utilização desta técnica é a possibilidade de evitar problemas de uma possível alopecia, frequente com os *lifting*s temporais subcutâneos e obtém-se um resultado mais natural graças à tensão da fáscia.

O risco desta técnica é a possibilidade de produzir lesões iatrogênicas do nervo facial, neste caso específico Faivre assinala a presença de duas zonas "críticas"; uma no local de passagem do ramo temporofrontal, a cerca de 3,5 cm anteriormente à hélice e a outra a cerca de 1,5 cm do canto externo do olho, onde passa um ramo frontal secundário.

Técnica cirúrgica segundo Appiani

Esta técnica tem a peculiaridade de manter íntegros os vasos temporais superficiais contidos na gálea e de expô-los integralmente no retalho, garantindo, deste modo, uma ótima vascularização do próprio retalho cutâneo.

Efetua-se uma incisão cutânea na zona em frente à raiz da hélice do pavilhão auricular, através da qual se efetua, com uma tesoura romba, uma dissecção do plano subcutâneo, que é empurrado superiormente à junção dos cabelos, e anteriormente à margem orbitária.

Neste ponto se efetua uma incisão de cerca de 5 cm, situando-a atrás da junção dos cabelos, segundo a incisão prevista pelo acesso cirúrgico no *lifting* temporal clássico.

Efetua-se um primeiro plano de descolamento do subcutâneo por cerca de 2 cm, para depois se aprofundar abaixo da gálea, terminando em um plano supraperiosteal. Prossegue-se com o descolamento da gálea até chegar na altura da junção dos cabelos e aqui se faz uma incisão da gálea para retornar ao plano subcutâneo já descolado nas fases precedentes do acesso.

Nesta fase, um descolamento atento permite manter aderida ao retalho uma porção da gálea que contém os vasos temporais intactos. O acesso pelo descolamento do músculo orbicular será súpero e ínfero-lateral, com o objetivo de evitar a lesão do nervo facial no seu local de inserção no músculo (as 3 e 9 horas do músculo orbicular). O reposicionamento do retalho cutâneo galeal é efetuado através de pontos de fixação entre a aponeurose do músculo temporal e a borda inferior da faixa de gálea, enquanto a margem superior desta é fixada à gálea localizada lateralmente à incisão cirúrgica do acesso, que permaneceu no seu local.

A excisão do couro cabeludo em excesso se efetua sem exercer distensão das margens, que são depois unidas com sutura de pontos separados ou *graft*. É conveniente fechar com uma sutura intradérmica o acesso pré-auricular.

A vantagem desta técnica, além de permitir uma correção eficaz dos pés de galinha, está na possibilidade de mover ou tracionar com maior liberdade o retalho cutâneo galeal, não sendo limitado em seus movimentos pela inserção da fáscia temporal superficial como às vezes acontece no *lifting* temporal subgaleal.

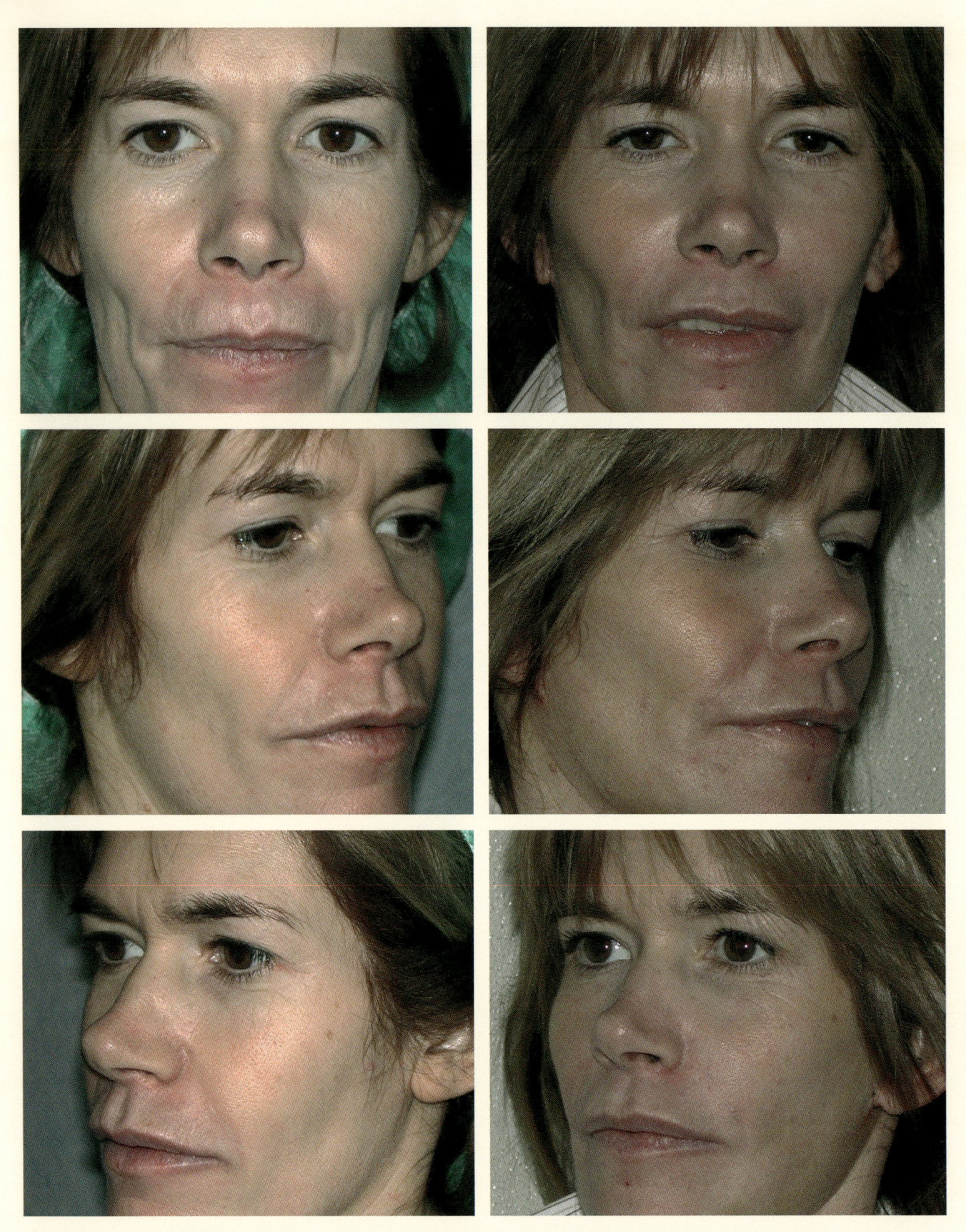

Fig. 6-2. Paciente de 48 anos submetida a uma intervenção de blefaroplastia bilateral e *lifting* temporal segundo Appiani.

Considerações pessoais

Na prática cirúrgica utilizamos como base a técnica descrita por Appiani, modificando, dependendo do caso específico, a extensão dos descolamentos e modulando a tração sem a limitação da inserção da fáscia temporal superficial, obtendo-se, assim, um resultado mais natural e estável no tempo.

Lifting temporal com pexia da gálea aponeurótica

Esta técnica foi proposta por Fogli, tanto isolada quanto associada a um *lifting* facial. A zona que iremos tratar é o habitual quadrilátero que é delimitado pela crista temporal, pelo arco zigomático na parte de baixo, pela junção dos cabelos posterior e anteriormente pela margem orbitária.

O desenho pré-operatório prevê a identificação da crista temporal, depois desenhamos na parte interna do couro cabeludo (cerca de 3-4 cm da junção dos cabelos) uma linha de cerca de 5 cm perpendicular à crista temporal. Paralela a esta, sobre a epiderme frontal glabra próxima do couro cabeludo, traçamos uma linha de medida igual.

Efetua-se uma infiltração da zona com anestésico e adrenalina e faz-se a incisão na linha traçada na parte interna dos cabelos até o periósteo, sobre este se efetua uma incisão de cerca de 1 cm através da qual se executa um descolamento subperiósteo da área até a margem orbitária. Deste modo, liberamos as inserções musculoaponeuróticas da crista temporal sem arriscar danos aos nervos.

Prossegue-se, então com a dissecção subgaleal da área compreendida entre a incisão e a linha paralela na zona glabra que desenhamos anteriormente. Este plano de dissecção é fácil, praticamente exangue e, sobretudo, não existe o risco de danificar os folículos pilosos.

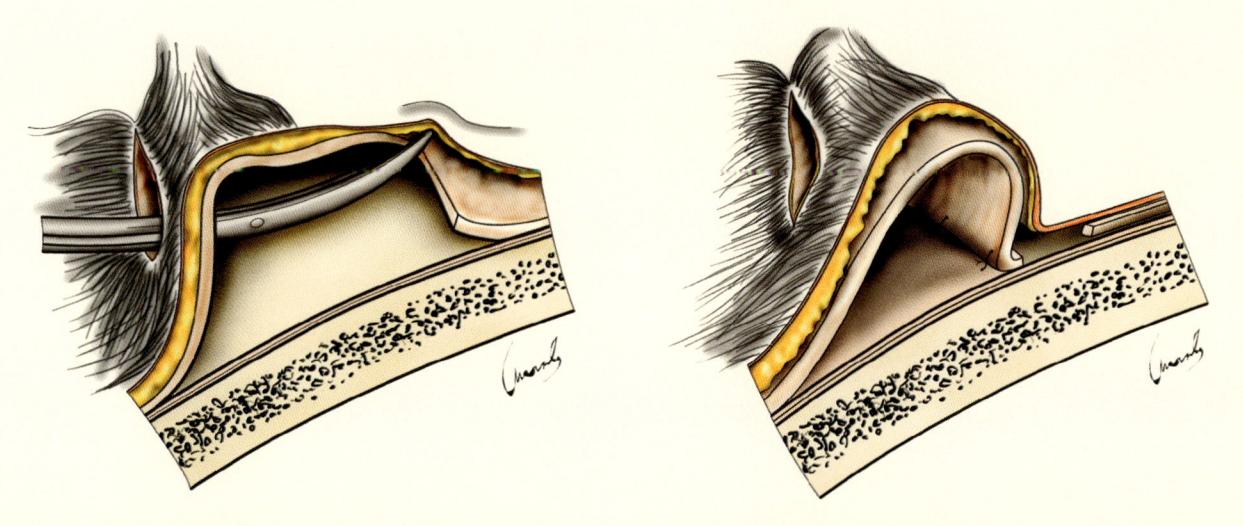

Fig. 6-3. (**A**) Passagem do plano subgaleal ao plano subcutâneo. (**B**) Suspensão da gálea. Este tipo de técnica nos permite manter uma porção da gálea que contém os vasos temporais unida ao retalho, com o fim de garantir uma conservação ideal da vascularização. Note-se a sutura da borda galeal superior à fáscia temporal.

Depois de chegar à linha efetua-se uma incisão de cerca de 4 cm da gálea (o autor sugere que esta seja executada com a ponta da tesoura voltada para o alto) e efetua-se uma hemóstase cuidadosa (com esta incisão pode ocorrer um pequeno sangramento). Através da tração na borda galeal incisa, consegue-se avaliar a nova elevação da extremidade do supercílio. Depois que a gálea estiver na posição desejada, nós a fixamos à fáscia temporal com pontos em U não reabsorvíveis 3-0. É conveniente efetuar um descolamento da zona subgaleal posteriormente à incisão, de modo a distribuir melhor os tecidos e evitar pregas inestéticas que podem levar diversos meses até desaparecer. Ao final, se há excesso cutâneo, este pode ser retirado. Efetua-se uma sutura subcutânea com monocryl 3-0 e pontos metálicos no couro cabeludo. Normalmente não são usados drenos, mas só uma bandagem compressora e gelo no pós-operatório.

A lógica desta técnica é baseada, segundo o autor, no fato de que a ptose da extremidade do supercílio é, em grande parte, cutânea, e este procedimento permite uma boa readaptação cutânea, uma ancoragem sólida e cautela com o couro cabeludo.

BIBLIOGRAFIA

Bentley JP, *Aging of collagen.* J Invest Dermatol 73:80; 1979

Branchet MC, Boisnic S, Frances C, Robert AM. *Skin thickness changes in normal ageing skin.* Gerontology 36:28-35; 1990

Cerimele D, Celleno L, et al. *Physiological changes in ageing skin.* Br J Dermatol 35 (suppl): 13-20; 1990

Connel BF, Lambros VS, Neurhor GH. *The forehead lift tecnique to avoid complications and produce optimal results.* Aesthetic Plastic Surg 13:217; 1989

Fogli AL. *Galeapexy: a review of 270 cases.* Aesthetic Plast Surg 27:159-165; 2003

Gonzalez-Ulloa M. *Facial wrinkles: integral elimination.* Plast Reconstr Surg 29:658; 1962

Hamas RS, Rodrich RJ. *Preventing hairline elevation in endoscopic brow lifts.* Plast Reconstr Surg 99: 1018-1022, 1997

Hamra ST. *Comopsite rhytidectomy.* Plast Reconstr Surg 90:1; 1992

Leyden JJ. *Clinical features of ageing skin.* Br J Dermatol 122(suppl 35):1-3, 1990

Kligman LH, *Photoaging Manifestations, prevention, and treatment.* Clin Geriatr Med 5:235; 1989

Knize DM. *A study of the supra orbital nerve.* Plast Reconst Surg 9:564-569; 1994

Marchac D. *Presevation of the hairline in cervicofacial lift by double and retroauricular rotation flap.* Ann Chir Plast Esthet 37:519-524; 1992 (french)

Nahai F, Eaves FF, Bostwick J. *Forehead lift and glabellar flown lines.* In: Bostwick J, Eaves FF, Nahai F Eds. *Endoscopic plastic surgery.* Quality Medical Publishinig, Saint Louis, p. 165; 1995

Psillakis JM, Rumley TO, Camargos A. *Subperiostal approach as an improved concept for correction of the aging face.* Plast Reconstr Surg 82:383-394; 1998

Ramirez OM. *Endoscopically assisted biplanar forehead lift.* Plast Reconstr Surg 96:323; 1995

Ramirez OM, Maillard GF, Musolas A, et al. *The extended subperiostal face lift a definitive soft tissue remodeling for facial rejuvenation.* Plast Reconstr Surg 88:227; 1991

Smith L. *Histhopatologic characteristics and ultrastructure of aging skin.* Cutis 43:414; 1989

Stuzin JM, Baker TJ, Gordon HL. *The ralationship of the superficial and deep facial fascias: Relevance to rhytidectomy and aging.* Plast Reconstr Surg 89:441; 1992

Stuzin JM, Wagstrom L, Kawamoto HK, et al. *Anatomy of the frontal branch of the facial nerve: the significance of the temporal fat pad.* Plast Reconstr Surg 83:265; 1989

Tessier E *Facelift and frontal rhytidectomy.* In Ely TF (Ed.), *Transactions of the Seventh International Congress of Plastic and Reconstructive Surgery,* Rio de Janeiro, p. 33; 1980

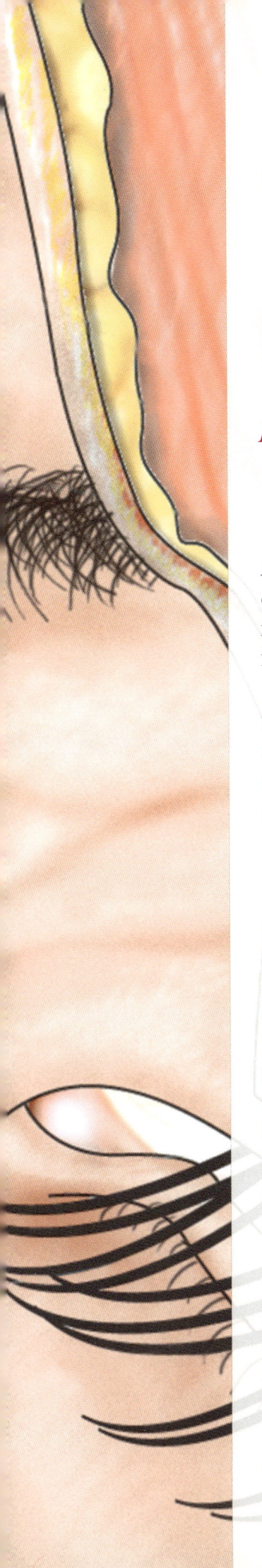

7
PTOSES PALPEBRAIS

Massimo Signorini

As ptoses palpebrais (do grego, πτῶσις = queda) são condições patológicas produzidas pelo mau posicionamento vertical de uma ou de ambas as pálpebras superiores. Representam um capítulo significativo das alterações palpebrais tanto por frequência quanto pela relevância estético-funcional.

A abertura incompleta da pálpebra é causada por etiologias muito diversas, tanto congênitas quanto adquiridas. A patogênese pode ser nervosa, central ou periférica (III nervo craniano), muscular, aponeurótica ou mecânica (Figura 7-1). Além disso, a patologia pode ser isolada, sindrômica e, às vezes, hereditária. A Tabela 7-1 demonstra a classificação das ptoses palpebrais e seu respectivo tratamento.

EXAME CLÍNICO

O diagnóstico de ptose dá-se, geralmente, com um lance de olhos, ainda que não haja um valor absoluto de normalidade da abertura palpebral. Aceita-se como correta uma superposição de 2 mm entre o limbo corneoescleral e a margem da pálpebra superior. O grau de discrepância entre as duas pálpebras determina o grau de ptose (moderada < 2 mm, média de 2-4 mm, e grave > 4 mm). Podem subsistir dúvidas em casos caracterizados por um determinado grau de queda de nível bilateral e simétrico com superposição superior a 2 mm com relação ao limbo. Outro critério usado é o da distância entre as margens palpebrais e o ponto de reflexo da luz sobre a pupila (MRD, *margin-refex distance*), que é de 4-5 mm, pela norma.

A anamnese e o exame objetivo são importantes para estabelecer o tipo de ptose e o tratamento, e muitas vezes são suficientes, não havendo a necessidade de recorrer a exames instrumentais ou de laboratório. Portanto, devem ser realizados de maneira completa e precisa. A época de surgimento, a hereditariedade, o agravamento, os sintomas associados (fraqueza, diplopia, reflexos palpebrais e mandibulares etc.); desde fatores predisponentes (lentes de contato rígidas) a traumas devem ser investigados com atenção. Um sinal característico das ptoses congênitas miodistróficas é o abaixamento incompleto da pálpebra patológica no

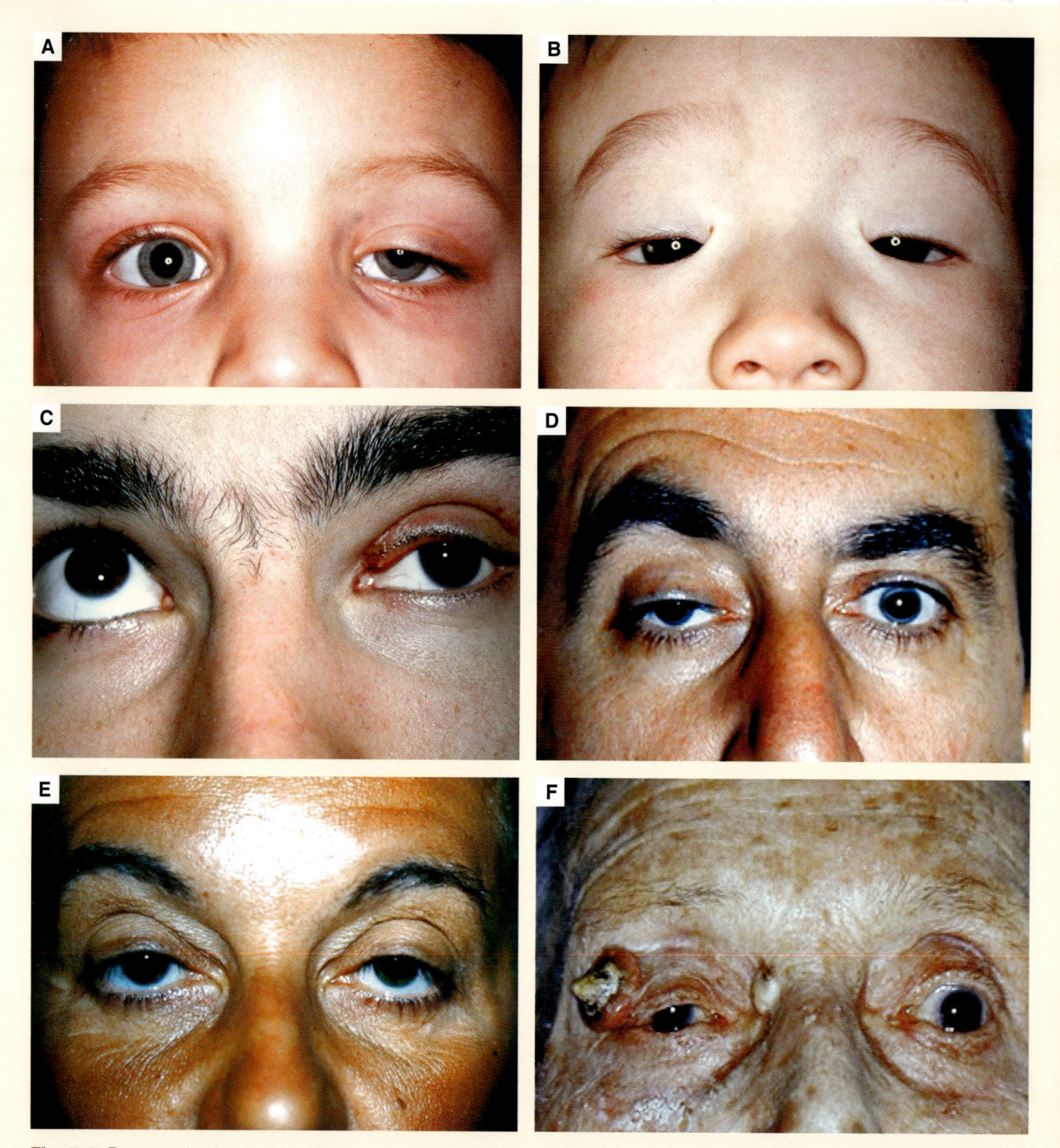

Fig. 7-1. Ptose palpebral: diferentes etiologias. (**A**) Ptose isolada miodistrófica. (**B**) Ptose bilateral sindrômica (blefarofimose). (**C**) Ptose pós-traumática. (**D**) Ptose congênita miodistrófica. (**E**) Deiscência bilateral da aponeurose por lente de contato. (**F**) Ptose mecânica por neoformação.

Tabela 7-1 Classificação e tratamento das ptoses palpebrais.
(De S. Morax: *Neuromuscular anomalies.* Van der Meulen JC, Gruss JS: *Ocular Plastic Surgery,* Mosby-Wolfe 1996, modificada)

PTOSES CONGÊNITAS	PTOSES ADQUIRIDAS
Ptoses congênitas simples Intervenção depois do terceiro ano de vida Se a ptose for completa com risco de ambliopia, suspensão imediata Cirurgia do elevador se a função for discreta Suspensão ao frontal se a função for moderada	Dano aponeurótico, involução, trauma; boa função do elevador; elevação do sulco palpebral; afinamento da pálpebra; – Encurtamento ou reinserção da aponeurose por via anterior
Ptoses congênitas com fraqueza do reto superior Hipotropia do olhar primário Corrigir o estrabismo antes da ptose	Ptoses neurogênicas Síndrome do terceiro nervo craniano – Primeira correção do estrabismo – Segunda correção da ptose – Cirurgia do elevador ou suspensão ao frontal Síndrome de Horner – Ressecção em bloco do músculo de Müller e da conjuntiva
Blefarofimose: ptose bilateral associada à blefarofimose, telecanto, epicanto inverso e ectrópio inferior – Primeira intervenção: correção epicanto-telecanto – Segunda intervenção: correção da ptose com ampla ressecção musculoaponeurótica ou suspensão ao frontal – Em casos escolhidos, as duas etapas podem ser associadas	Ptoses miogênicas Miopatia ocular – Cirurgia do elevador se a função for discreta – Suspensão ao frontal se a função for moderada Miastenia grave – Cirurgia contraindicada se a condição não for estável; cirurgia do elevador ou suspensão ao frontal com base na função residual
Síndrome de Marcus-Gunn Casos menores: nenhum tratamento ou cirurgia do elevador para a ptose Casos maiores: desinserção do elevador e suspensão ao frontal do lado patológico, ou bilateralmente para uma maior simetria	Ptoses traumáticas e mecânicas Cirurgia com base na causa (reconstrução ou reinserção da aponeurose, lise da cicatriz, suspensão ao frontal, tumorectomia...)

olhar para baixo. Dado que este defeito se acentua com a correção cirúrgica, é essencial informar o paciente que a intervenção só oferece uma solução paliativa. Na realidade, corrigir o olhar primário penalizando o olhar para baixo. A boa função muscular associada a uma elevação evidente do sulco palpebral do lado patológico é igualmente característica das ptoses adquiridas por afastamento da aponeurose. Nestes casos não há o problema de quanto encurtar o sistema musculoaponeurótico, já que se limita a suturar a aponeurose à margem tarsal superior.

A funcionalidade do músculo elevador é verificada medindo-se a amplitude em milímetros da margem palpebral da posição de fechamento até a posição de

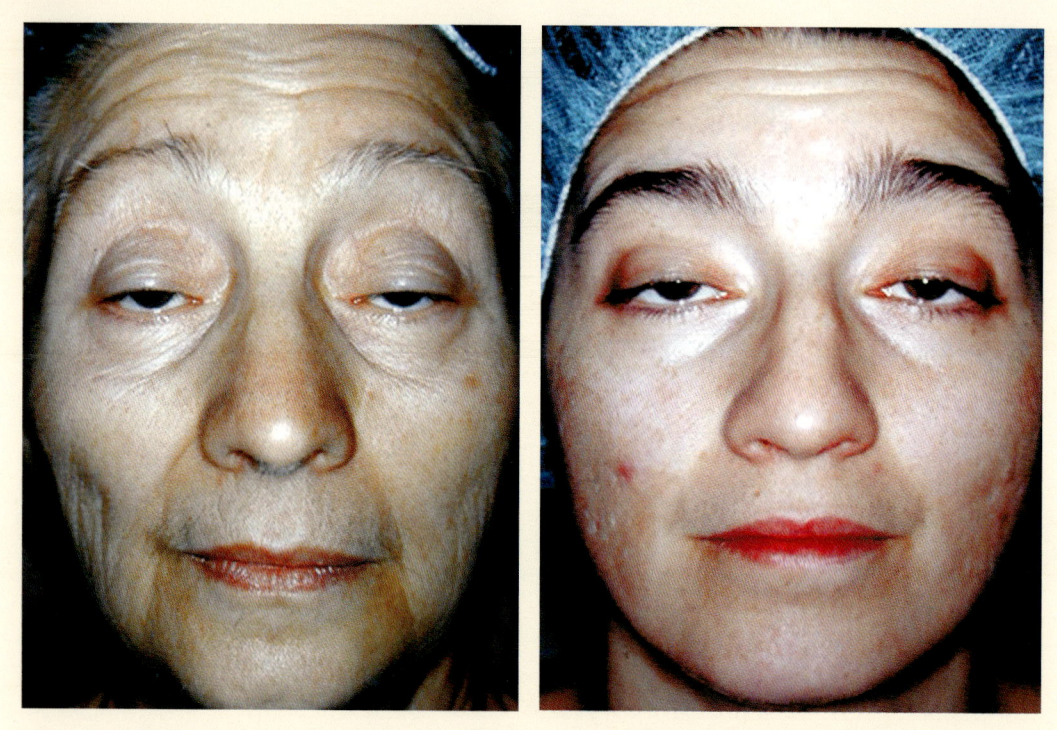

Fig. 7-2. Ptose palpebral congênita, bilateral, de caráter hereditário. À esquerda, a mãe; à direita, a filha.

abertura máxima da pálpebra, impedindo manualmente o recrutamento do músculo frontal com a pressão manual no âmbito da arcada supraciliar. Normalmente este valor está compreendido entre 15 e 18 mm. Em caso de ptose palpebral fala-se de *boa* função residual do elevador se a amplitude é superior a 8 mm, *intermediária* se inferior a 8 mm, mas superior a 5 mm, e *baixa* se inferior a 5 mm.

Também é investigada a capacidade de fechamento palpebral (funcionalidade do orbicular e epiderme adequada) para prevenir eventuais insuficiências depois da correção da ptose. Verifica-se também a possível presença de uma síndrome de Marcus-Gunn,[1] de uma paralisia do oculomotor e de anomalias pupilares. De qualquer maneira, recomenda-se sempre um exame ocular completo antes da intervenção.

Finalmente, tratando-se de ptoses palpebrais, é preciso sempre considerar a lei de Hering, enunciada em 1868: *"... Os dois olhos são tão intimamente ligados que não se podem mover individualmente de maneira independente. De fato, a musculatura extrínseca de ambos os olhos reage simultaneamente ao impulso voluntário...".* A enervação cruzada dos nervos oculomotores constitui a base anatômica desta lei, que pode modificar, de maneira substancial, o exame objetivo de um paciente acometido por ptose palpebral.

De fato, se o lado ptótico é o do olho dominante, o córtex visual recebe uma imagem incompleta e aciona um mecanismo automático de compensação com um comando de abertura máxima do elevador palpebral. Visto que a enervação eferen-

---
[1] Ptose monolateral congênita surge quando o paciente abre a boca acionando os músculos pterigóides.

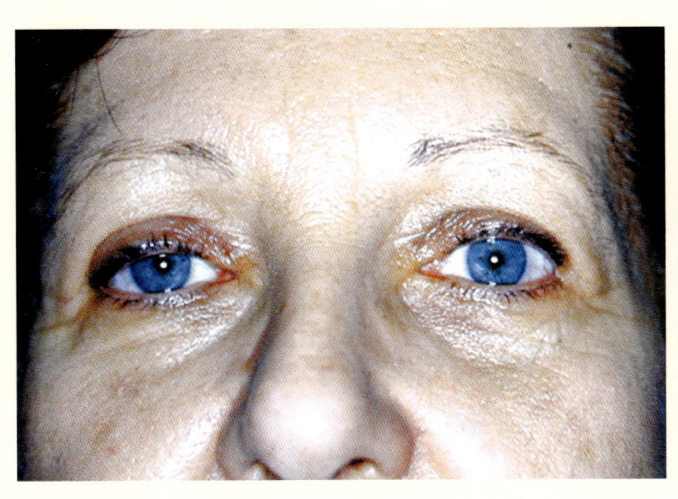

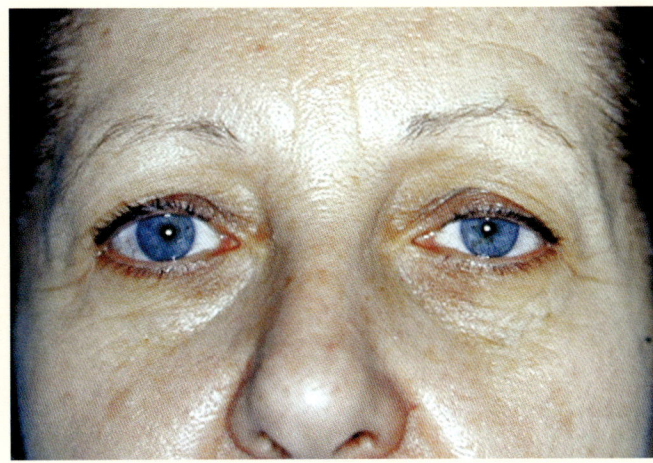

Fig. 7-3. Lei de Hering: aparecimento de ptose no OE depois de correção de ptose no OD por meio da ressecção do músculo de Müller.

te é bilateral, a pálpebra contralateral também terá a tendência de abrir-se mais. Se deste lado também estiver presente um determinado grau de ptose, a hipercorreção compensatória poderá mascará-lo. Neste caso, a ptose vai-se manifestar do outro lado, após o lado pior ter sido operado. Na prática, ao planejar a correção, é necessário verificar como reage o lado oposto, liberando completamente o campo pupilar do lado ptótico, elevando a pálpebra com um dedo ou suspendendo-a na fronte com um curativo. No decorrer de poucos minutos o paciente se adapta à nova situação e

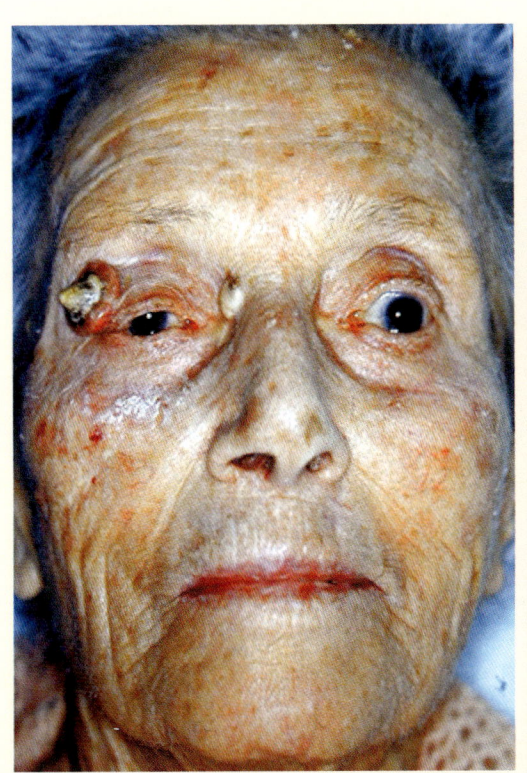

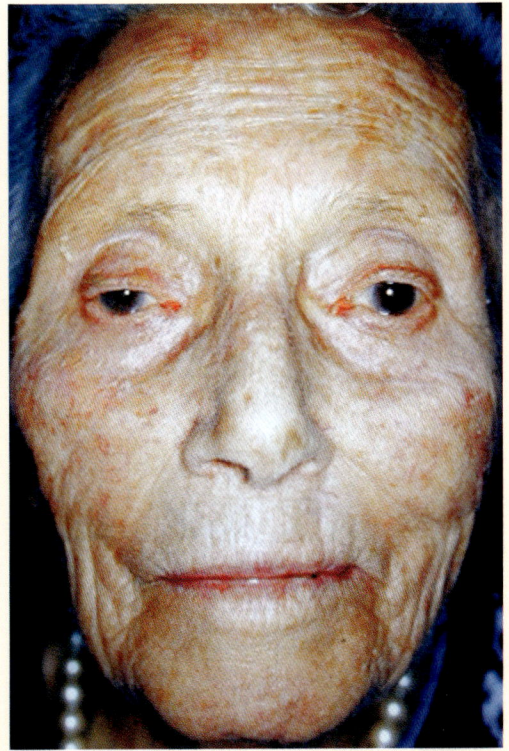

Fig. 7-4. Lei de Hering: desaparecimento da hipercorreção compensatória no OE depois da correção da ptose mecânica no OD.

abandona qualquer mecanismo de compensação. Isto pode fazer com que apareça uma ptose do lado considerado sadio, ou pode fazer com que se acentue a ptose contralateral nos casos bilaterais (Figuras 7-3 e 7-4).

ESCOLHA DA INTERVENÇÃO

De 1923 (Blasckovics) em diante foram apresentadas muitas técnicas diferentes. Aqui serão relatadas quatro técnicas, que na práxis atual são as mais empregadas e permitem abordar efetivamente a maior parte dos casos. A Tabela 7-2 ilustra o algoritmo da escolha da intervenção com base no quadro clínico individual. Independentemente da escolha individual, cada paciente é preparado para a intervenção por meio de uma verificação laboratorial adequada. Recomenda-se proibir a ingestão de ácido acetilsalicílico por pelo menos 10 dias antes da cirurgia e, se possível, combinar com o cardiologista ou clínico geral do paciente a suspensão momentânea de tratamentos anticoagulantes.

1) *Cirurgia do sistema musculoaponeurótico por via anterior* (Figuras 7-5, 7-6, 7-7). É o método escolhido quando a função muscular residual é boa. Se a patologia se origina de uma deiscência da aponeurose do tarso, a reparação acontece por sutura direta das duas estruturas, caso contrário procede-se a um encurtamento (por plicatura ou por ressecção parcial) da aponeurose e do músculo. Geralmente um critério confiável para a estimativa do encurtamento necessário é a relação 4:1, ou seja, 4 mm para cada milímetro de ptose a ser corrigida. De qualquer modo, é conveniente verificar o resultado intraoperatoriamente antes de concluir a intervenção. Este é o método mais frequentemente empregado em ptoses adquiridas, que em geral mantém uma

Tabela 7-2 Algoritmo de escolha da intervenção

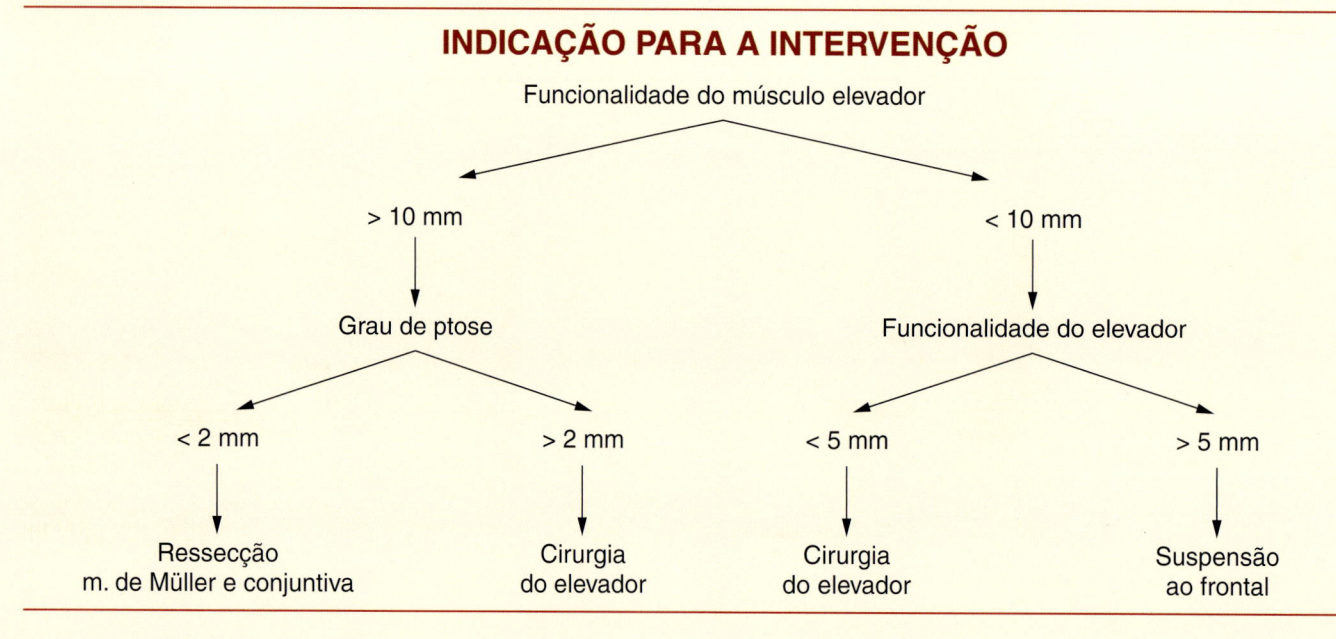

INDICAÇÃO PARA A INTERVENÇÃO

Funcionalidade do músculo elevador

- \> 10 mm → Grau de ptose
  - < 2 mm → Ressecção m. de Müller e conjuntiva
  - \> 2 mm → Cirurgia do elevador
- < 10 mm → Funcionalidade do elevador
  - < 5 mm → Cirurgia do elevador
  - \> 5 mm → Suspensão ao frontal

Capítulo 7 ◆ PTOSES PALPEBRAIS 61

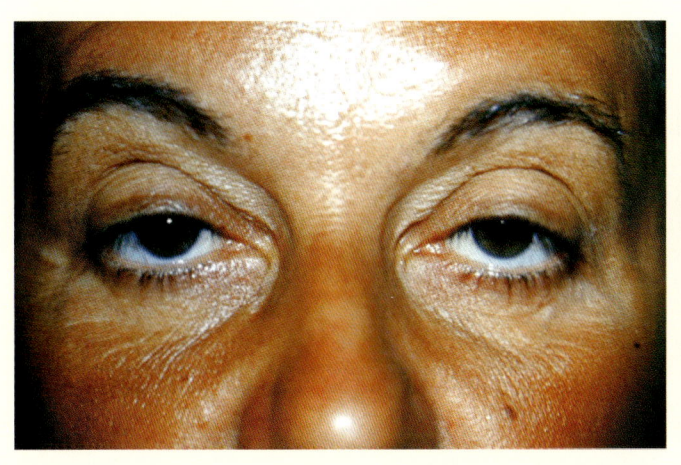

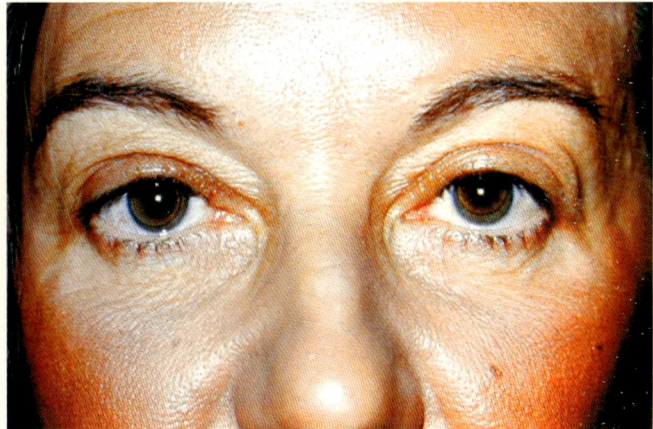

Fig. 7-5. Antes e depois de cirurgia do sistema musculoaponeurótico por via anterior.

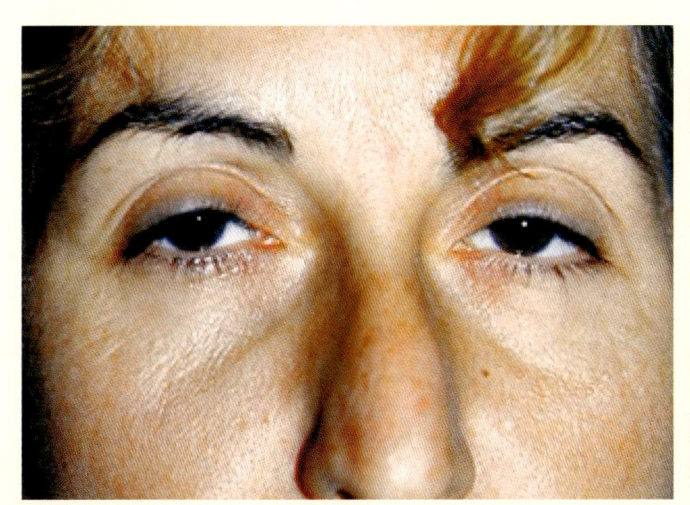

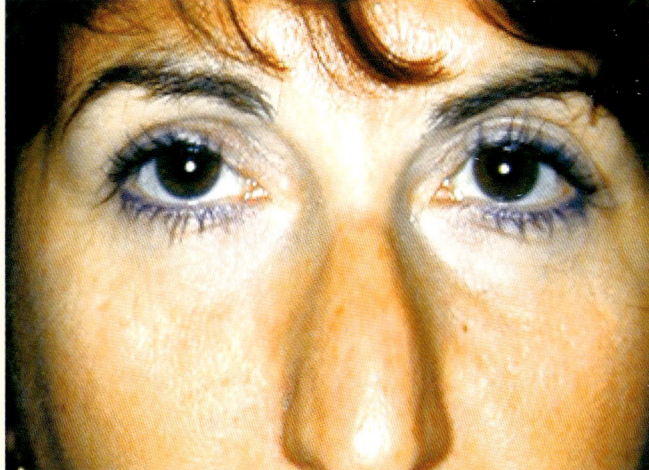

Fig. 7-6. Antes e depois de cirurgia do sistema musculoaponeurótico por via anterior.

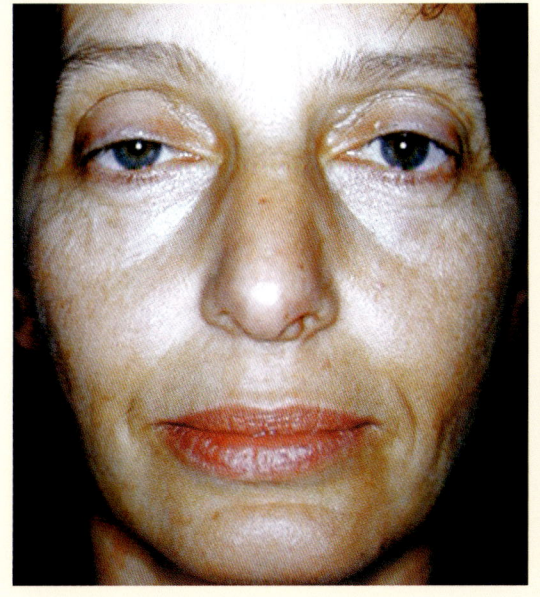

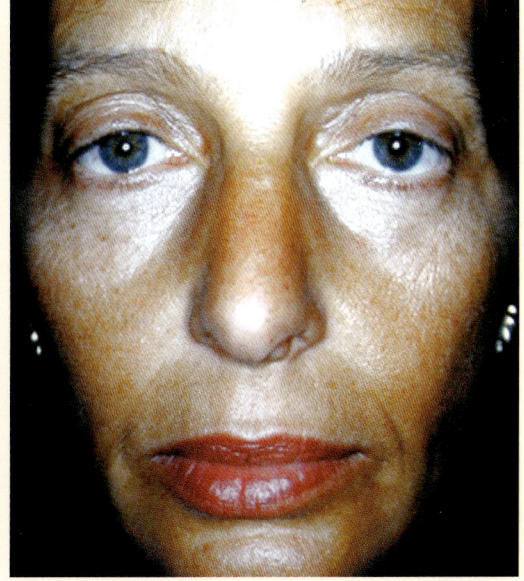

Fig. 7-7. Antes e depois de cirurgia do sistema musculoaponeurótico por via anterior.

boa funcionalidade muscular. Também pode ser empregado com funcionalidade intermediária (com ressecção até 26 mm), mas é necessário fazer notar ao paciente que esta escolha pode produzir uma hipercorreção, e que neste caso, será necessário levar em consideração uma intervenção secundária de suspensão ao frontal (Figura 7-8). Lembramos que o encurtamento musculoaponeurótico torna mais evidente a retração palpebral, no olhar para baixo, nas ptoses congênitas por miodistrofia.

2) *Suspensão ao frontal* (Figuras 7-8–7-12). É o método empregado quando a função muscular residual é baixa. Nestes casos, por mais que se encurte o sistema do elevador, o músculo não é, todavia, capaz de realizar um trabalho suficiente e compensa a função deste montando um sistema de abertura palpebral alternativo. Por meio de uma faixa de tecido autólogo ou de material sintético, suspende-se, por via anterior, o tarso ao músculo frontal, para lançar sobre este último a responsabilidade da abertura palpebral. Apesar de os materiais sintéticos evitarem a necessidade de retirada tecidual, muitos preferem recorrer à fáscia *lata* ou à fáscia temporal, pela maior resistência às infecções e pela menor tendência à ulceração. É uma ótima solução para as ptoses graves e médio-graves, mas, com relação ao método anterior, a simetria e a

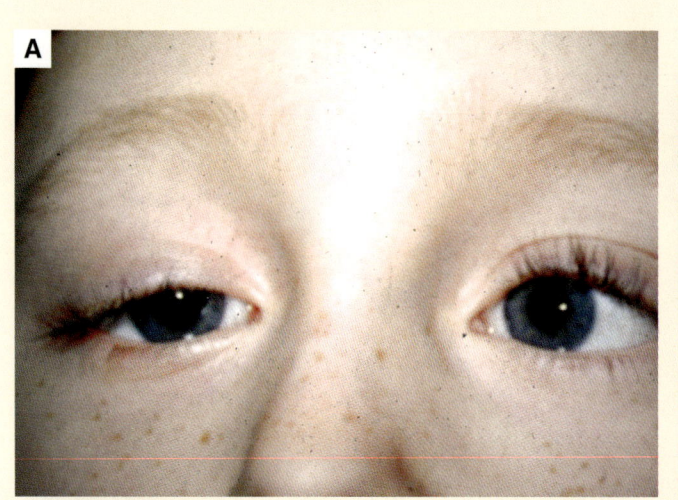

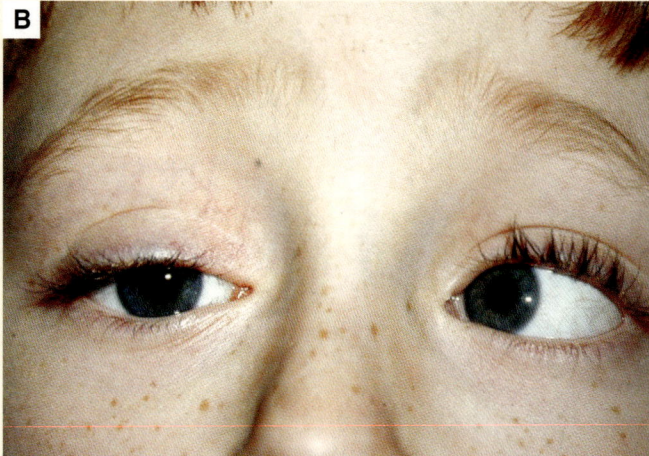

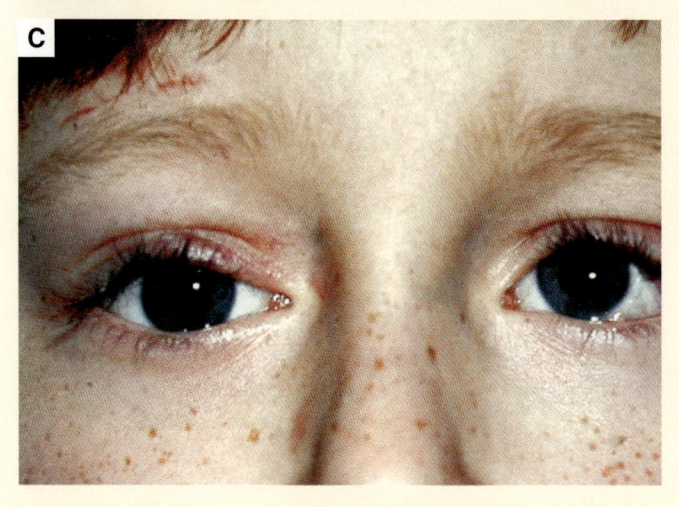

Fig. 7-8. (**A**) Condição pré-operatória de ptose no OD. (**B**) Correção incompleta da ptose depois de cirurgia do sistema musculoaponeurótico por via anterior. (**C**) Resultado após correção secundária com suspensão ao frontal.

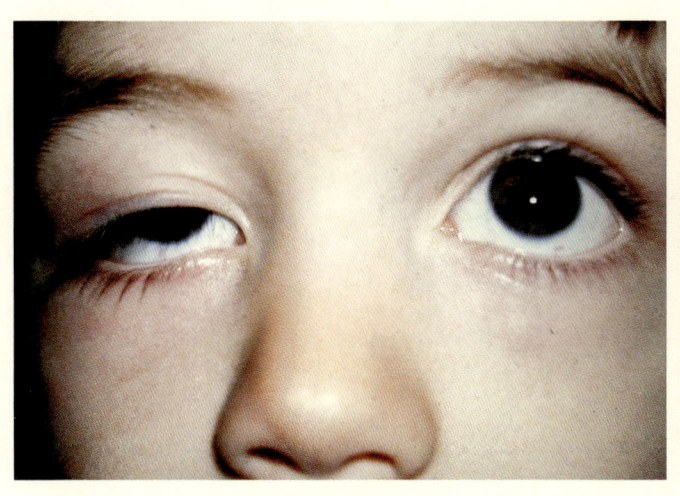

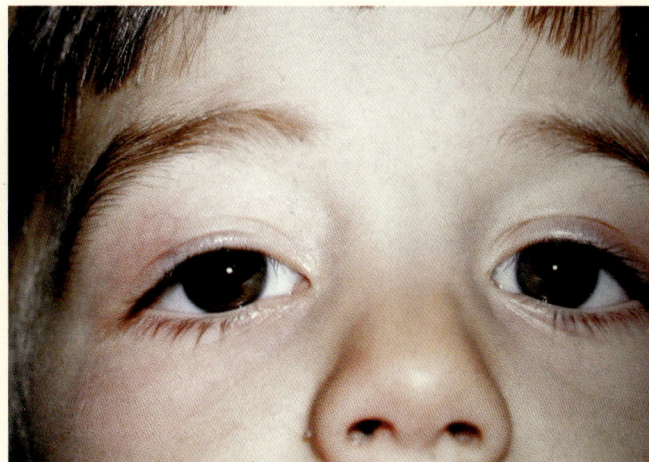

Fig. 7-9. Correção de ptose no OD com suspensão ao frontal.

sinergia perfeitas com a pálpebra contralateral são de obtenção mais difícil. Por este motivo, em caso de funcionalidade residual intermediária, prefere-se o encurtamento, a menos que se proceda a uma suspensão sucessiva caso o resultado não seja satisfatório. Esta é a técnica mais frequentemente indicada em caso de ptose congênita.

3) *Ressecção do músculo de Müller* (Figura 7-3). É indicada nos casos de ptoses moderadas (até 2 mm) com uma boa função muscular e positividade do músculo de Müller à estimulação adrenérgica. É empregada nas ptoses da síndrome de Horner e nas formas involutivas moderadas. Tem o mérito de não requerer incisões cutâneas, visto que é conduzida por via transconjuntival. Por este motivo não é uma técnica capaz de reconstruir a prega palpebral.

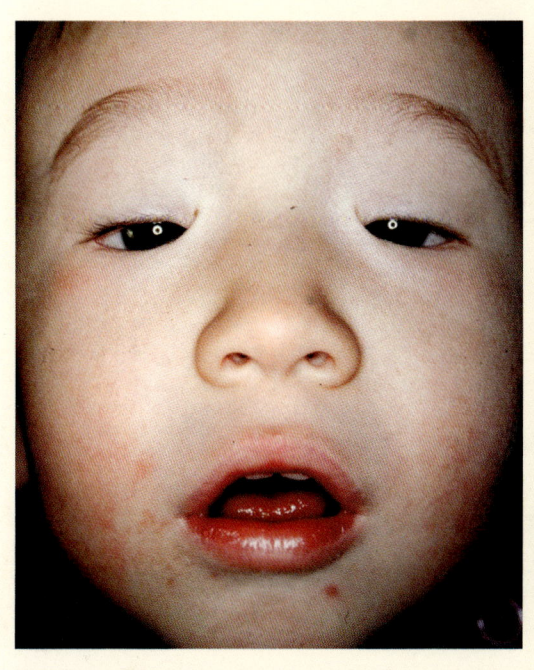

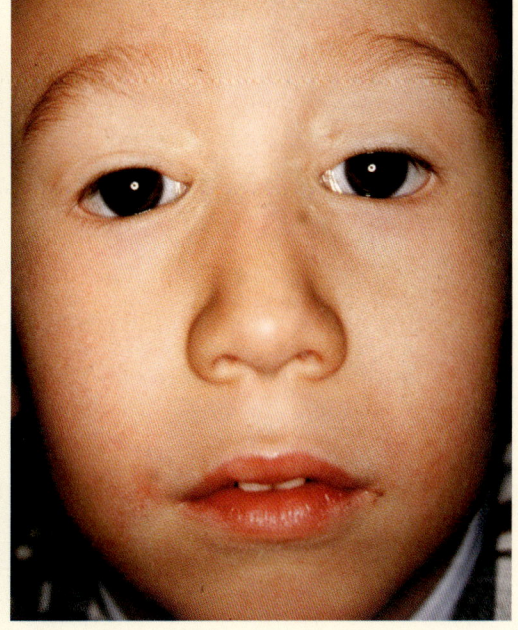

Fig. 7-10. Correção de ptose com suspensão ao frontal.

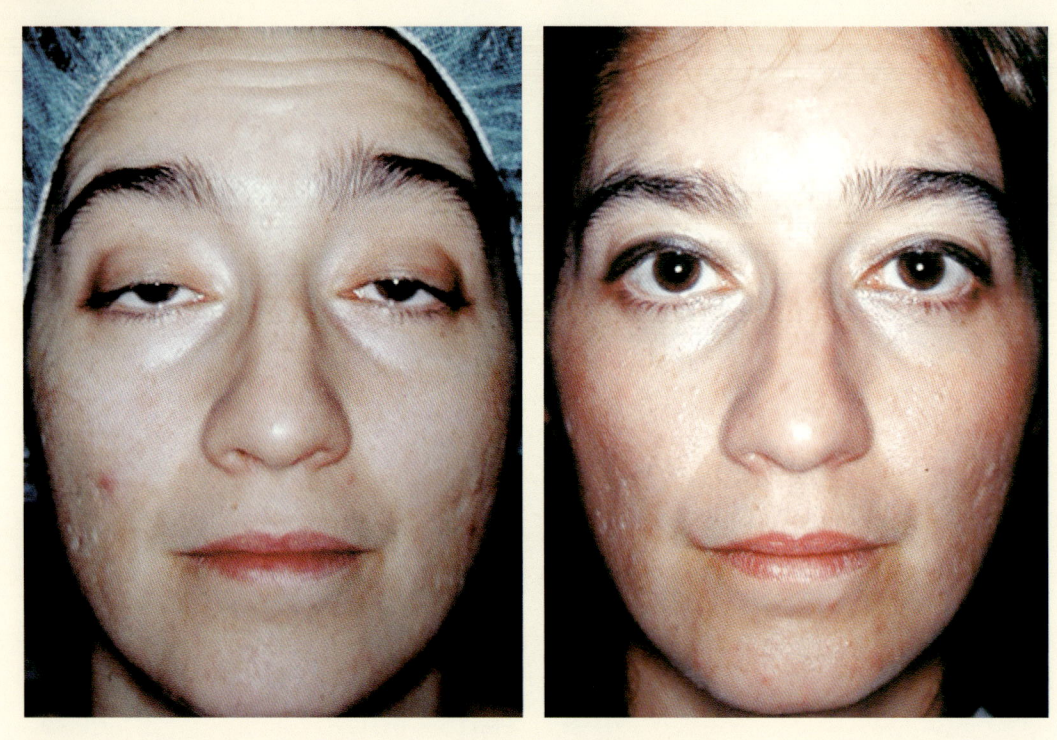

Fig. 7-11. Correção de ptose com suspensão ao frontal.

4) *Fasanella-Servat* (Figuras 7-13 e 7-14). Esta técnica prevê uma correção de até 2-3 mm de ptose, extirpando a porção superior do tarso e um segmento de altura análoga da conjuntiva. A abordagem é posterior e não permite a reconstrução da prega palpebral. É usada por nós somente pela persistência de 1-2 mm de ptose após uma intervenção no músculo elevador. O descola-

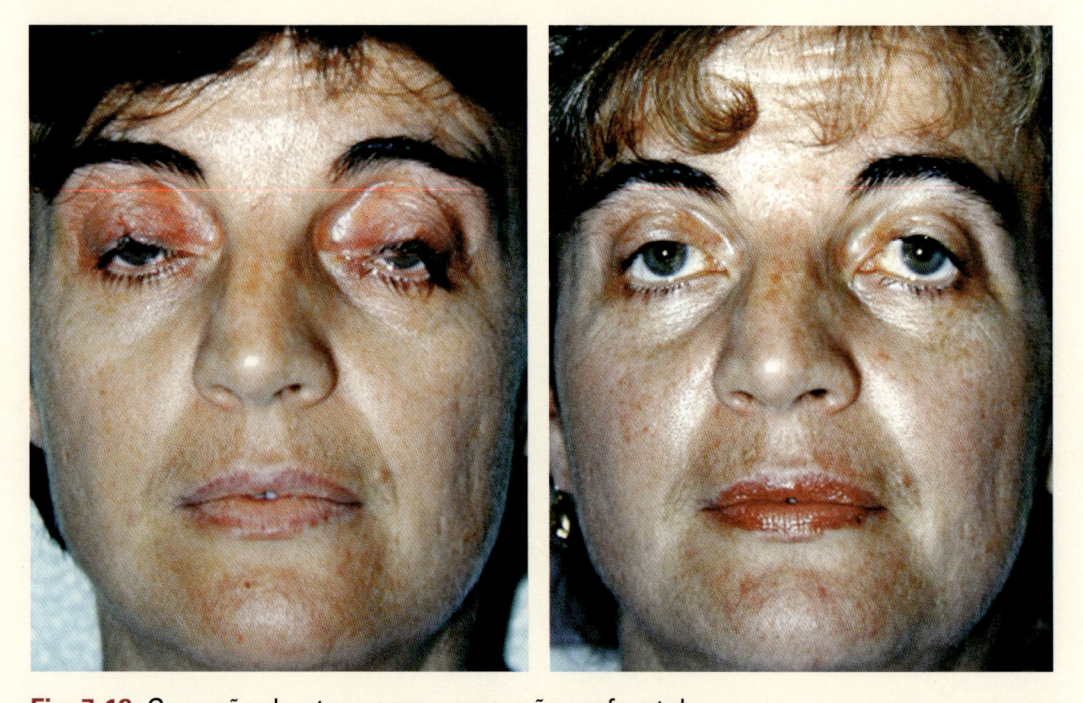

Fig. 7-12. Correção de ptose com suspensão ao frontal.

Capítulo 7 ◆ PTOSES PALPEBRAIS

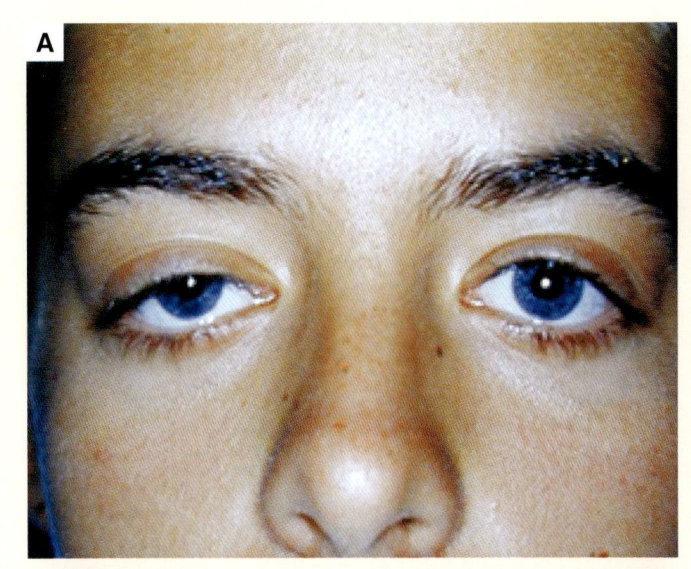

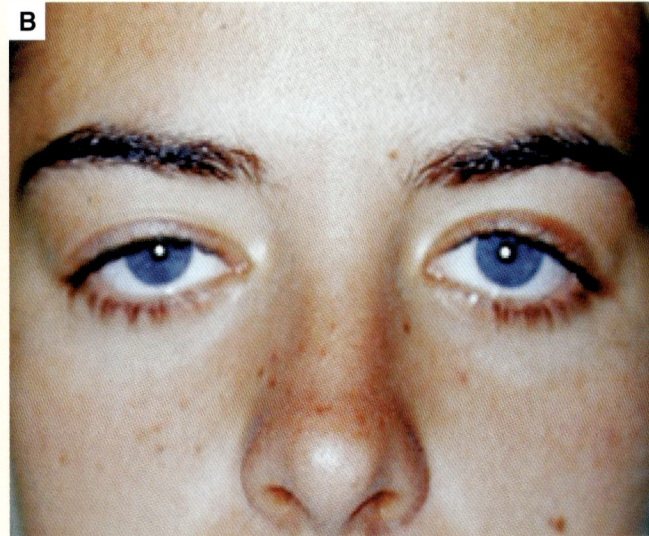

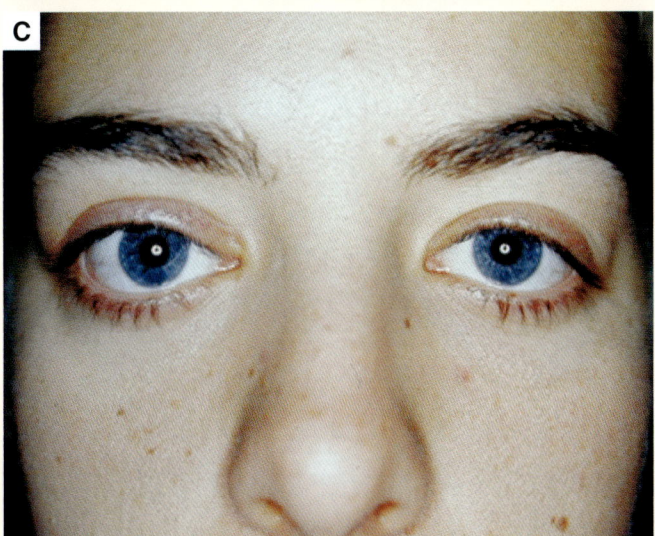

Fig. 7-13. (**A**) Condição pré-operatória de ptose no OD. (**B**) Correção incompleta da ptose após cirurgia do sistema musculoaponeurótico por via anterior. (**C**) Resultado após correção secundária com a técnica de Fasanella-Servat.

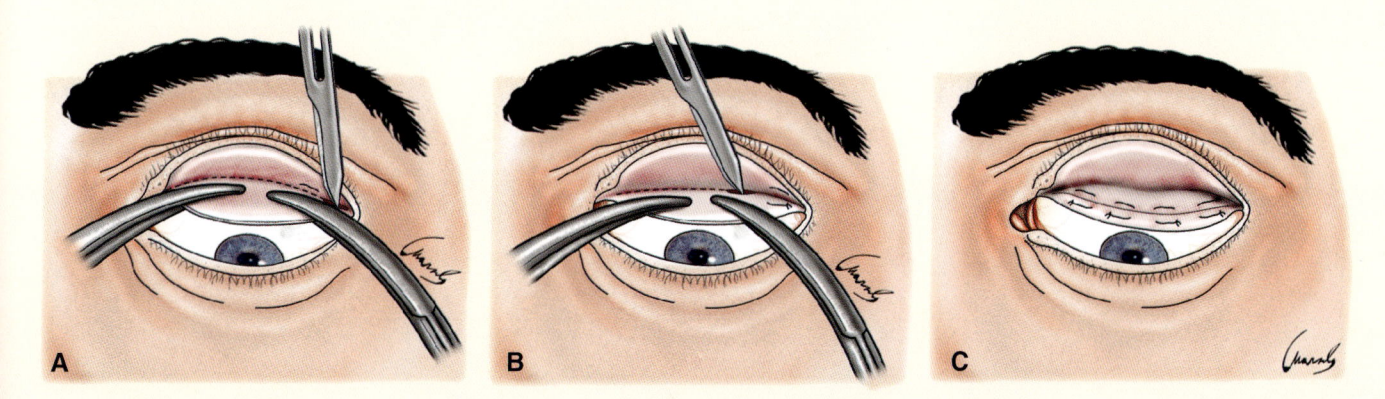

Fig. 7-14. Fasanella-Servat: clampeamento, ressecção e sutura da lamela posterior.

mento secundário deste último torna-se, de fato, difícil e frequentemente produz lacerações da conjuntiva. Este modo também não é capaz de reconstruir a prega palpebral, mas nos retoques isso não acontece, visto que a prega já foi recriada durante a intervenção inicial.

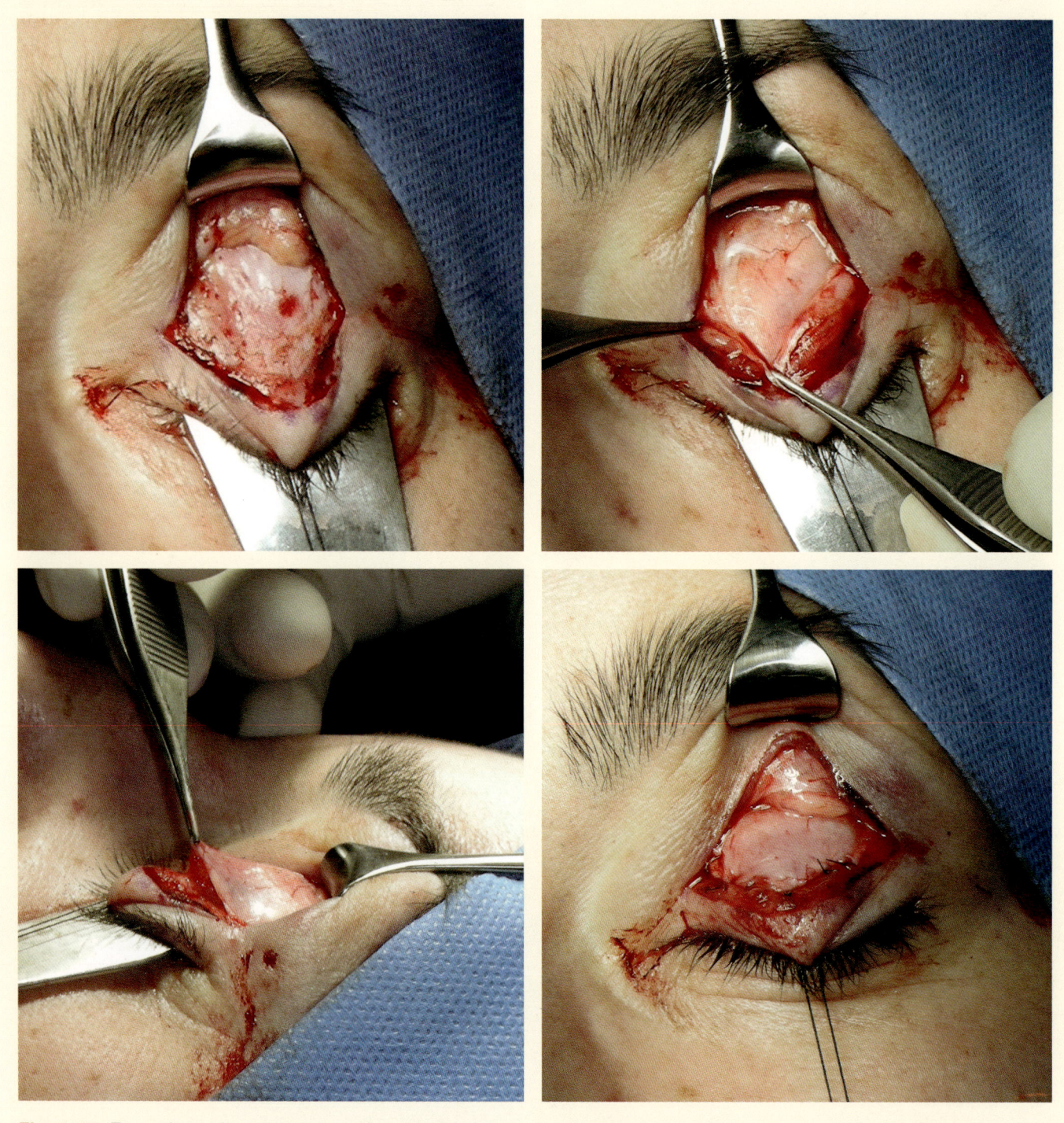

Fig. 7-15. Exposição da aponeurose do músculo elevador da pálpebra e sua sutura à margem tarsal.

Capítulo 7 ♦ PTOSES PALPEBRAIS

NOTAS TÉCNICAS
Cirurgia do sistema musculoaponeurótico (Figura 7-16)

1) Estabelecer a posição da prega palpebral com base na contralateral. Nos casos bilaterais, traçar a linha a 8-10 mm da margem palpebral.
2) Infiltrar com uma solução composta de 10 cc de carbocaína a 2% com adrenalina 1:100.000 e 1 cc de bicarbonato de sódio a 8,4%. É conveniente uma sedação sistêmica branda, mas o paciente deverá ser colaborativo ao final da intervenção para que se verifique o nível de correção.

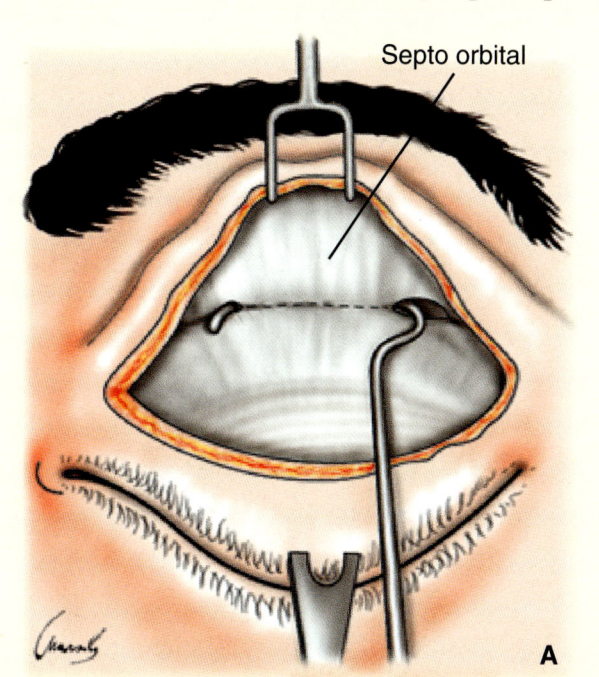

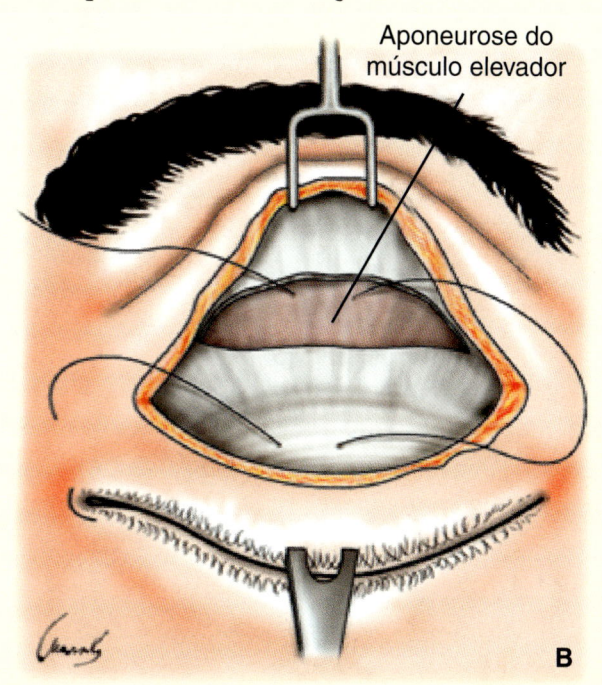

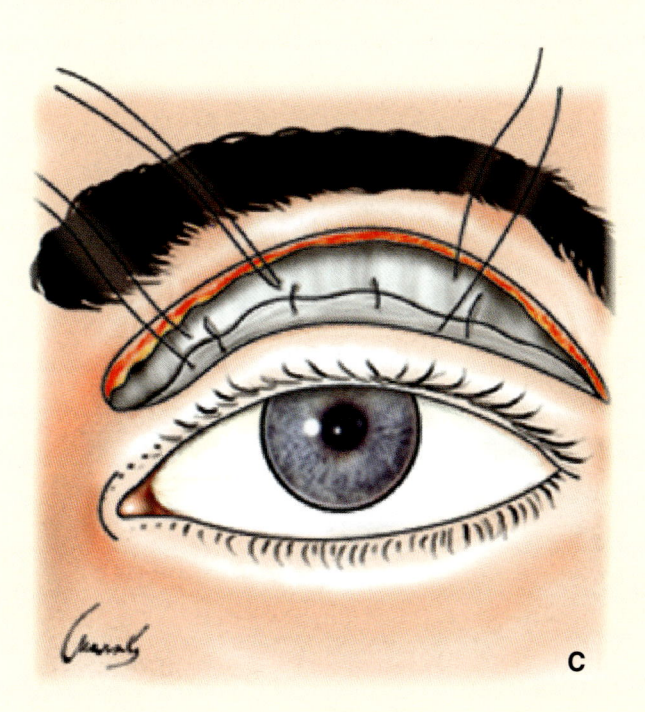

Fig. 7-16. Sutura da aponeurose do músculo elevador da pálpebra.

3) Incisão cutânea com lâmina 15, afastar as margens cutâneas com ganchos agudos. Abertura do orbicular ao longo de toda a linha, de preferência com um eletrobisturi de baixa potência com ponta em agulha ultrafina para diminuir o sangramento.

4) Descolar para cima a porção pré-septal do orbicular (é conveniente usar o retrator de Desmarres) e descolar para baixo a porção pré-tarsal para visualizar a margem superior do tarso. Atenção para se não aproximar demais da margem palpebral a fim de evitar danos aos bulbos ciliares.

5) Visualizar a bolsa adiposa e fazer a incisão na base do septo orbital, retrair a gordura palpebral para cima com o Desmarres. O plano situado abaixo é constituído pelo sistema musculoaponeurótico. Frequentemente é visível um ligamento transverso na porção superior da aponeurose (ligamento de Whitnall), que é poupado, exceto em caso de avanço máximo.

6) Em caso de deiscência da aponeurose, sutura da margem superior da mesma ao tarso mediante 3-5 suturas em Vycril 6-0.

7) Em caso de encurtamento até 12-15 mm, plicatura simples da aponeurose e fixação com suturas em Vycril 6-0.

8) Caso seja necessário um avanço maior, desinserção da aponeurose da margem tarsal e descolamento da mesma por via retrógrada da conjuntiva. Ressecção da porção distal do retalho e sutura da porção proximal ao terço superior do tarso em Vycril 6-0. Cuidar para que as suturas não trespassem a conjuntiva.

9) Verificar a abertura com o paciente em posição sentada.

10) Reconstrução da prega palpebral por meio de três suturas em Vycril 6-0 ancorando as margens cutâneas à margem tarsal superior.

11) Fechamento intradérmico da pele em Prolene 5-0.

Suspensão ao frontal (Figura 7-17)

1-4) Ver intervenção anterior. A sedação deve ser um pouco mais profunda.

5) Infiltração tumescente da superfície lateral da coxa por meio de solução de Klein (cerca de 250 cc).

6) Incisão vertical de 4 cm na superfície laterodistal da coxa, pouco acima do joelho, na altura da fáscia lata. Afastamento das margens e abertura da subepiderme até a fáscia.

7) Retirada de uma faixa de fáscia *lata* de cerca de 12 cm × 2 mm com tenotomo. Caso se trate de uma suspensão bilateral, retira-se uma faixa de 12 cm × 4 mm dividindo-a em duas metades longitudinais.

8) Ancoragem fixa ao terço superior do tarso com 3-4 suturas em Prolene 6-0.

9) Efetuar três incisões de 3 mm com lâmina 11 ligeiramente acima do supercílio, uma central na altura da pupila, as outras duas medial e lateralmente à primeira, com cerca de 12 mm.

Capítulo 7 ◆ PTOSES PALPEBRAIS

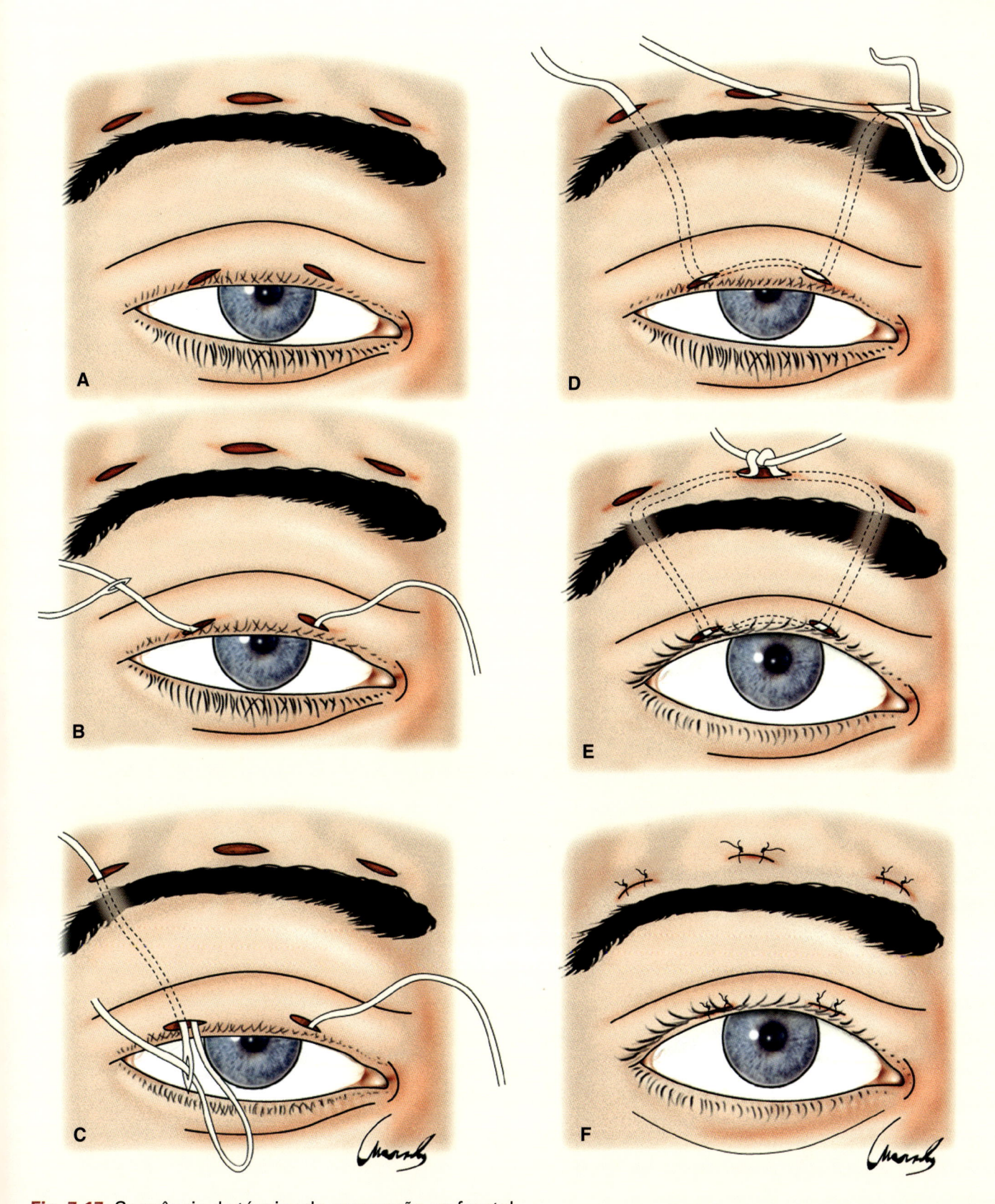

Fig. 7-17. Sequência da técnica de suspensão ao frontal.

10) Criar dois túneis suborbiculares e passar por eles as duas extremidades da faixa até fazê-las sair pelas incisões frontais medial e lateral. Passar, então, as duas extremidades da faixa em profundidade, abaixo do músculo frontal, e fazer com que ambos reemerjam pela incisão central.
11) Aplicar às extremidades tensão suficiente para abrir completamente a pálpebra e, então, fixar uma à outra por meio de pontos de sutura em Prolene 5-0. Cortar as pontas e afundar profundamente as pontas amarradas. Fechamento das incisões frontais em Prolene 6-0 e da pálpebra em Prolene 5-0 (intradérmica). Nos casos pediátricos, fechamentos cutâneos em Vycril *rapid*.

Ressecção do músculo de Müller

1) Everter a pálpebra com a ajuda de uma placa de Desmarres. Infiltrar o plano subconjuntival com uma solução de 10 cc de carbocaína a 2% + adrenalina 1:100.000 + 1 cc de bicarbonato de sódio a 8,4%.
2) Fazer a incisão com lâmina 15 ao longo da margem superior do tarso. Esculpir um retalho de conjuntiva e músculo de Müller em pedúnculo superior e retirar um segmento com cerca de 8 mm para uma ptose de 2 mm.
3) Suturar a margem do retalho à margem do tarso com sutura ininterrupta em Prolene 6-0, fazendo emergir as pontas dos fios por via transcutânea para evitar o contato com o bulbo.
4) Verificar, a seguir, a correção obtida. Se a pálpebra se abre excessivamente, é possível alongá-la retirando a sutura e tracionando a margem para baixo.

Fasanella-Servat (Figura 7-14)

É bom advertir que esta técnica corrige a ptose à custa de um segmento do tarso. Visto que a pálpebra necessita de um considerável segmento tarsal residual para manter uma estabilidade adequada, não se aconselha tratar correções com mais de 4 mm com este procedimento.

1) Infiltrar a pálpebra através da superfície cutânea com a solução descrita anteriormente. Instilar 2-3 gotas de novesina no fórnice conjuntival.
2) Everter a pálpebra com a ajuda de uma placa de Desmarres. A prega de reflexão é determinada pela margem superior do tarso.
3) Traçar sobre o tarso o limite do retalho que se pretende retirar: 2 mm de tarso para cada 3 mm de ptose a ser corrigida.
4) Mantendo a pálpebra evertida com a placa de Desmarres, pinçar a lamela posterior com uma pinça mosquito curva ao longo da margem traçada anteriormente. Além do segmento tarsal, colhe-se também com o pinça mosquito curva uma porção análoga do sistema conjuntiva/músculo de Müller/aponeurose.
5) O tecido compreendido entre as garras do instrumento é retirado com uma lâmina 15. A fenda é suturada ininterruptamente com um fio Prolene 5-0, passado ao longo do lado convexo do instrumento. Neste caso também, para

evitar lesões ao bulbo, o fio entra e sai pelo lado cutâneo. Em caso de hipercorreção, é possível alongar a pálpebra tracionando-se delicadamente a margem na primeira semana.

COMPLICAÇÕES

As complicações imediatas mais frequentes são comuns às complicações das intervenções palpebrais em geral: edemas e equimoses, quemoses conjuntivais e, às vezes, hematomas. O tratamento, quando indicado, é o habitual. O risco comum a todas as intervenções por ptoses é a insuficiência no fechamento, que muitas vezes é só momentânea. Isto pode produzir úlceras corneanas, que podem e devem ser evitadas. Uma predisposição neste sentido já deve ter sido notada na avaliação pré-operatória, pela presença de um tônus moderado do orbicular, por um teste de Schirmer pouco notável ou pela ausência do fenômeno de Bell. Os pacientes de maior risco são aqueles acometidos por ptoses muito graves, ou por oftalmoplegia ou por miastenia. Fechar a pálpebra operada com uma sutura de Frost por 24-48 horas constitui uma medida preventiva válida. A seguir, o paciente deve ser examinado periodicamente pelo oftalmologista enquanto for necessário, e pode ser ajudado à vontade com as lágrimas artificiais até que se desabitue. Em caso de úlceras já presentes, o tratamento é urgente e de pertinência exclusiva da oftalmologia.

Hipo e hipercorreções são possíveis após qualquer intervenção. As hipocorreções são as mais frequentes, especialmente nos tratamentos das formas congênitas por meio de suspensão ao frontal. Podem ser melhoradas secundariamente encurtando a faixa, mas a sua separação nem sempre é fácil. Em geral, o resultado das suspensões tende a melhorar com o tempo à medida que o paciente "aprende" a utilizar o seu novo instrumento. Para o adulto são prescritos exercícios ativos de contração do músculo frontal, mas para a criança pequena, que colabora pouco, isto não é possível. Mais útil nestes casos, se o oftalmologista também for de acordo, é o uso de uma lente opaca do lado saudável para induzir a criança a forçar a abertura do lado operado. No paciente pediátrico não é raro observar melhora até além do primeiro ano após a intervenção.

Nas correções bilaterais são possíveis os resultados assimétricos, que às vezes merecem uma intervenção secundária. Nestes casos, analisa-se em que oportunidade é melhor abrir o lado mais fechado ou fechar o lado mais aberto. É útil lembrar que muitas vezes, após uma intervenção de ptose palpebral, o ajuste pode requerer um bom tempo. Para uma primeira análise é necessário pelo menos 1 mês, mas frequentemente a situação pode modificar-se em 2 a 3 meses ou mais. Salvo casos clamorosos, se as imperfeições são moderadas é preferível esperar 6 meses antes de eventuais retoques.

A hipercorreção é bem mais rara e, nas suspensões, é até mesmo excepcional. As hipercorreções após a cirurgia do músculo elevador podem ser bem corrigidas com uma recessão palpebral.

Uma complicação exclusiva das intervenções de suspensão é a perda da ancoragem da faixa por ruptura das suturas.

E enfim, uma complicação não rara neste campo, é a insatisfação do paciente, caso a intervenção não tenha produzido uma situação de simetria absolutamente perfeita. Neste caso, explicar-se após a conclusão da cirurgia se torna mais complexo, principalmente quando é necessária uma intervenção para retoque. É muito melhor ajustar desde o início as expectativas do paciente, não prometendo nunca a perfeição, nem quando se considera que esta seja uma meta possível de ser alcançada.

BIBLIOGRAFIA

Beard C. *Ptosis*, 3rd edn. Mosby, St. Louis; 1981

Berke RN. *A simplified Blasckovics operation for blephaoplasy Results in ninety-one operations*. Arch Ophthalmol 48:460; 1952

Blasckovics L. *A new operation for ptosis with shortening of the levator and tarsus*. Arch Ophthalmol 52:563; 1923

Carraway JH, Vincent MP. *Levator advancement technique for eyelid ptosis*. Plast Reconstr Surg 77:394-403; 1986

Crawford J. *Repair of ptosis using frontalis muscle and fascia lata*. Trans Am Acad Ophthalmol Otolaryngol 60:672; 1956

Downes RN, Collin JR. *The Mersilene mesh sling. a new concept in ptosis surgery*. Br J Ophthalmol 73:498-501; 1989

Fasanella RM, Set-vat J. *Levator resection for minimal ptosis. Another simplified operation*. Arch Ophthalmol 93:629-634; 1961

Hing Chen T, Yang JY, Chen YR. *Refined frontalis fascial sling with proper lid crease formation for blepharoptosis*. Plast Reconstr Surg 99:34; 1997

Holmstrom H, Blomgren I. *Simple adaptation of Müller's muscle to the tarsal plate in congenital blepharoptosis*. Scand J Plast Reconstr Surg 20:197-200; 1986

Manners RM, Tyers AG, Morris RJ. *The use of Prolene as a temporary suspensory material for brow suspension in young children*. Eye 8:346-348; 1994

Mencía-Gutierrez E, Clariana-Martin A, Gutierrez-Diaz E, et al. *Results and complications of expanded polytetrafluoroethylene in frontalis suspension ptosis surgery. Study of 59 cases*. Arch Soc Esp Ophthal; August 2005

Murakami CS, Plant RL. *Complications of blepharoplasty surgery*. Facial Plast Surg 10:214-224; 1994

Putterman AM, Urist MJ. *Müller's muscle-conjunctiva resection*. Arch Ophthalmol 93:619-623; 1975

Signorini M, Baruffaldi-Preis FW; Campiglio GL, Marsili MT. *Treatment of congenital and Marsili MT (2000) Treatment of congenital and acquired upper eyelid ptosis: report of 131 consecutive cases*. Eur J Plast Surg 23:349-355; 2000

Van der Meulen JC, Gruss JS. *Ocular Plastic Surgery*. Mosby-Wolfe; London 1996

8

BLEFAROPLASTIA INFERIOR

Simone Grappolini

A área compreendida pela blefaroplastia inferior é delimitada pela margem ciliar e pelo sulco nasojugal, que corre do canto interno ao lado da pirâmide nasal ao longo da margem inferior da órbita inferior, lateralmente. Nesta área pode ser observada uma fina prega situada a poucos milímetro abaixo da margem ciliar, com um trajeto ligeiramente oblíquo para baixo. Esta prega, mais evidente nas crianças que nos adultos, é formada pelo músculo orbicular pré-tarsal, que é bem aderido à pele situada acima. Inferiormente, na região da prega nasojugal, pode ser encontrada uma nova prega superposta; esta é formada pela superposição do conjuntivo frouxo da pálpebra com o conjuntivo mais denso da área da face.

Com o envelhecimento desta área ocorrem modificações que atingem a epiderme e o músculo orbicular, a gordura e o septo orbitais, além de um enfraquecimento das estruturas de suporte palpebral, em primeiro lugar o tarso, mas também o ligamento cantal. A perda do trofismo destes componentes conduz a uma frouxidão do septo orbital com a protuberância consequente da gordura orbital.

As "bolsas" nas pálpebras inferiores são, portanto, o maior inestetismo desta área, ou pelo menos o mais evidente. Podem surgir até em idade juvenil, não são ligados ao aumento de peso corporal, têm uma hereditariedade acentuada, reduzem-se em decúbito supino e com a contração do orbicular. Em outras palavras, as "bolsas" só raramente (pacientes jovens) são causadas por um real aumento do volume da gordura orbital, geralmente elas são a consequência de processos de enfraquecimento palpebral descritos acima.

Outras vezes é possível evidenciar somente um excesso de epiderme, com ou sem "bolsas" adiposas. Esta é a consequência da perda de elasticidade cutânea, que se manifesta com muitas ruguinhas paralelas à borda ciliar, que se estendem na região orbital lateral; em outras palavras, a epiderme não é mais capaz de seguir as contrações do orbicular situado abaixo.

O objetivo que é proposto com esta intervenção é remover as pseudo-hérnias adiposas ou torná-las menos visíveis, readaptar o quanto for possível o excesso cutâneo, levando sempre em consideração que o tarso inferior (sobre o qual se cria a cicatriz) é uma estrutura muito delicada e facilmente deformável.

TÉCNICA BÁSICA

Assim como na blefaroplastia superior, efetua-se uma infiltração local com anestésico de maneira completamente sobreposta.

A incisão é localizada abaixo da margem ciliar, a 1 e 2 mm, prestando especial atenção para não lesionar os bulbos pilosos; incisões com distância de 8-10 mm foram utilizadas no passado com a esperança de evitar ectrópio ou *scleral show*, mas na cirurgia estética não deram resultados satisfatórios. Lateralmente se estende abaixo do canto lateral por 0,5-1 cm, ligeiramente inclinada para baixo, com orientação nas pregas cutâneas, possivelmente não se sobrepondo a estas para evitar seu aprofundamento depois de se ter completado o processo de cicatrização.

A incisão pode ser apenas cutânea ou musculocutânea; geralmente se esculpe um retalho miocutâneo para depois, eventualmente, separar a epiderme do músculo no momento de remontar o retalho (Figura 8-1). O assistente coloca sob tração, lateralmente, a pálpebra inferior, incide a epiderme lateral e depois a epiderme ao longo da margem ciliar, seja com o bisturi, e neste caso se aconselha que se utilize uma lâmina 11 voltada para cima, seja com tesoura pequena fina reta, até poucos milímetros antes do canalículo lacrimal. Esta incisão produz mais sangramento com relação à incisão análoga na pálpebra superior, pelo fato de esta área ter uma quantidade maior de vasos subdérmicos que a pálpebra superior.

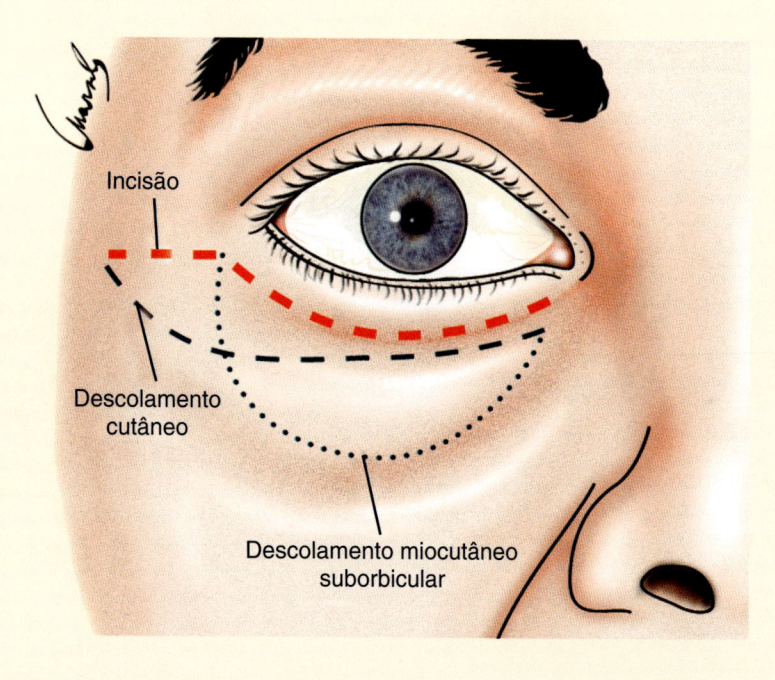

Fig. 8-1. Linha de incisão cutânea na blefaroplastia inferior. Em tracejado, os limites de descolamento do retalho cutâneo e do retalho miocutâneo.

Posiciona-se um ponto de suspensão com um fio de náilon 5-0 na margem palpebral e são fixadas as duas extremidades cranialmente com um curativo estéril ou um clampe. Durante as fases sucessivas da intervenção é possível modificar a tensão do fio de suspensão, com o objetivo de facilitar as manobras de descolamento e de separação dos vários componentes palpebrais. Neste ponto é aconselhável que o operador se posicione atrás da cabeça do paciente, perpendicularmente à incisão que foi efetuada, de maneira a ficar em posição ergonômica para o descolamento do retalho.

O assistente exerce uma tração moderada em direção caudal sobre a face, colocando em tensão a epiderme palpebral por baixo, o descolamento do retalho miocutâneo dá-se por dissecção romba, separando assim o músculo orbicular do septo orbital. Continua-se até o *"arco marginal"* inferiormente, depois, lateralmente, incide-se a última parte do músculo orbicular, aumentando assim a superfície exposta do septo orbital. Na técnica básica não é necessário incidir inteiramente o septo, mas são suficientes pequenas incisões na altura das bolsas adiposas, iniciando pela mais significativa, geralmente a central.

Após a incisão do septo com um eletrobisturi, utilizando uma ponta fina, verifica-se uma protrusão de gordura através da incisão, que se torna mais evidente com uma delicada pressão do bulbo, exercida delicadamente com a ponta do dedo sobre a parte superior. Cada pseudo-hérnia é isolada com a ajuda de uma pinça mosquito curva, exposta, clampada e amputada. A porção de gordura residual, acima da pinça mosquito curva, deve ser coagulada para evitar o risco de sangramentos.

A remoção das pseudo-hérnias deve ser sempre realizada com parcimônia. É aconselhável, depois de uma primeira exérese, acomodar o retalho palpebral e verificar visualmente o efeito obtido exercendo-se uma pressão delicada e alternada sobre o bulbo, antes de remover gordura em excesso. Como alternativa, pode-se efetuar uma única incisão do septo no nível do *"arco marginal"*, que coloca em evidência os três compartimentos adiposos juntos e então proceder à remoção destes. Este é o mesmo acesso utilizado por Hamra para reposicionar a gordura abaixo do arco marginal, mas esta técnica será tratada em outra ocasião.

É aconselhável dispensar alguns minutos à lavagem delicada com solução fisiológica na temperatura ambiente para verificar a eficácia da hemostase e remover os eventuais coágulos presentes. Remove-se, então, o ponto de suspensão e inicia-se a avaliação da eventual excisão cutânea. Distribui-se o retalho, que será sobreposto à margem ciliar. Isto não significa que todo este tecido deverá ser removido! Devemos lembrar que a cicatriz localizar-se-á sobre estruturas delicadas e possivelmente enfraquecidas.

Após esta primeira avaliação estética, muitos autores sugerem a realização de uma avaliação de tipo dinâmico, fazendo o paciente abrir a boca e/ou dirigir o olhar para cima, ou então, se a anestesia não permite estas manobras, exercer uma tração delicada para baixo na face. Vê-se que a maior quantidade do retalho se dispõe no nível do terço lateral da pálpebra e lateralmente ao canto lateral. Com uma tesoura pequena reta, abre-se o retalho perpendicularmente no nível da comissura lateral até o ponto onde se julga apropriada a ressecção. Este será o ponto mais profundo da remoção, de fato, com a ajuda de tesouras retas, serão removidos dois triângulos de epiderme e músculo, o primeiro medialmente ao longo da margem ciliar, e o segundo lateralmente. Quando removemos o triângulo medial é aconselhável inclinar a lâmina da tesoura em direção ao músculo orbicular de modo a remover o mínimo de músculo a mais com relação à epiderme. Isto evita a sobreposição de outro tecido muscular, que poderia espessar excessivamente esta zona, ao músculo pré-tarsal, que foi poupado no momento da incisão. Geralmente ao fim desta manobra é necessário realizar uma nova revisão da hemostase.

Procede-se, então, à sutura com náilon 6-0 com pontos afastados, iniciando-se do ponto da comissura e prestando atenção para everter as margens cutâneas, e para depois suturar a incisão lateral e posteriormente a incisão média, onde geralmente são suficientes um ou dois pontos.

Em nossa experiência já rotineira efetuamos uma suspensão de um pequeno retalho de músculo orbicular ao periósteo do canto lateral da órbita. Longe de ser uma cantopexia (Capítulo 9), esta manobra nos permite uma segurança maior na ressecção cutânea e/ou uma agressividade também maior na remoção da epiderme. Na prática, é uma simplificação da técnica de Reidy-Adamson (Figura 8-2).

Realiza-se a incisão clássica alongando levemente (1-1,5 cm) a incisão lateral, que será levemente inclinada para baixo. O retalho miocutâneo é realizado normalmente, assim como a remoção das pseudo-hérnias adiposas no momento da remodelagem do retalho. Apanha-se com o gancho a epiderme no nível da comissura lateral, no ponto onde deveria ser realizada a incisão do retalho, e com uma pinça Adson traciona-se a margem muscular; com uma tesoura pequena, separa-se o componente cutâneo do músculo por pouco mais que alguns milímetros da área cutânea que queremos sacrificar. Têm-se assim um retalho apenas muscular, utiliza-se um Vycril 5-0, que é passado com uma alça dupla no músculo, no ponto onde foi iniciada a dissecção, ou seja, na altura da comissura lateral. Realiza-se uma tração moderada para fora e fixa-se na margem interna do periósteo-orbital próximo ao ligamento cantal. Cria-se, assim, um "suspensório" que sustenta a lâmina tarsal, sucessivamente se modela o excesso muscular, especialmente na sua parte lateral e na epiderme em excesso da mesma maneira descrita acima.

Após a sutura, que é realizada com pontos separados, dá-se prosseguimento à medicação com *stery-strips* simples, que são posicionados sob as pálpebras para criar assim um mínimo de compressão sobre o retalho e adaptá-lo melhor. Os pontos são removidos no 4º ou 5º dia após a intervenção.

O paciente é avisado que sentirá, com a pressão, uma discreta sensação de dor próximo ao canto externo, por cerca de 40-60 dias (Figuras 8-3, 8-4, 8-5 e 8-6).

No pós-operatório aconselhamos compressas frequentes de soluções lenitivas para lavagens oculares e o uso frequente de pomadas oftálmicas para umidificar e proteger a córnea da exposição; o edema pós-operatório leva a um fechamento

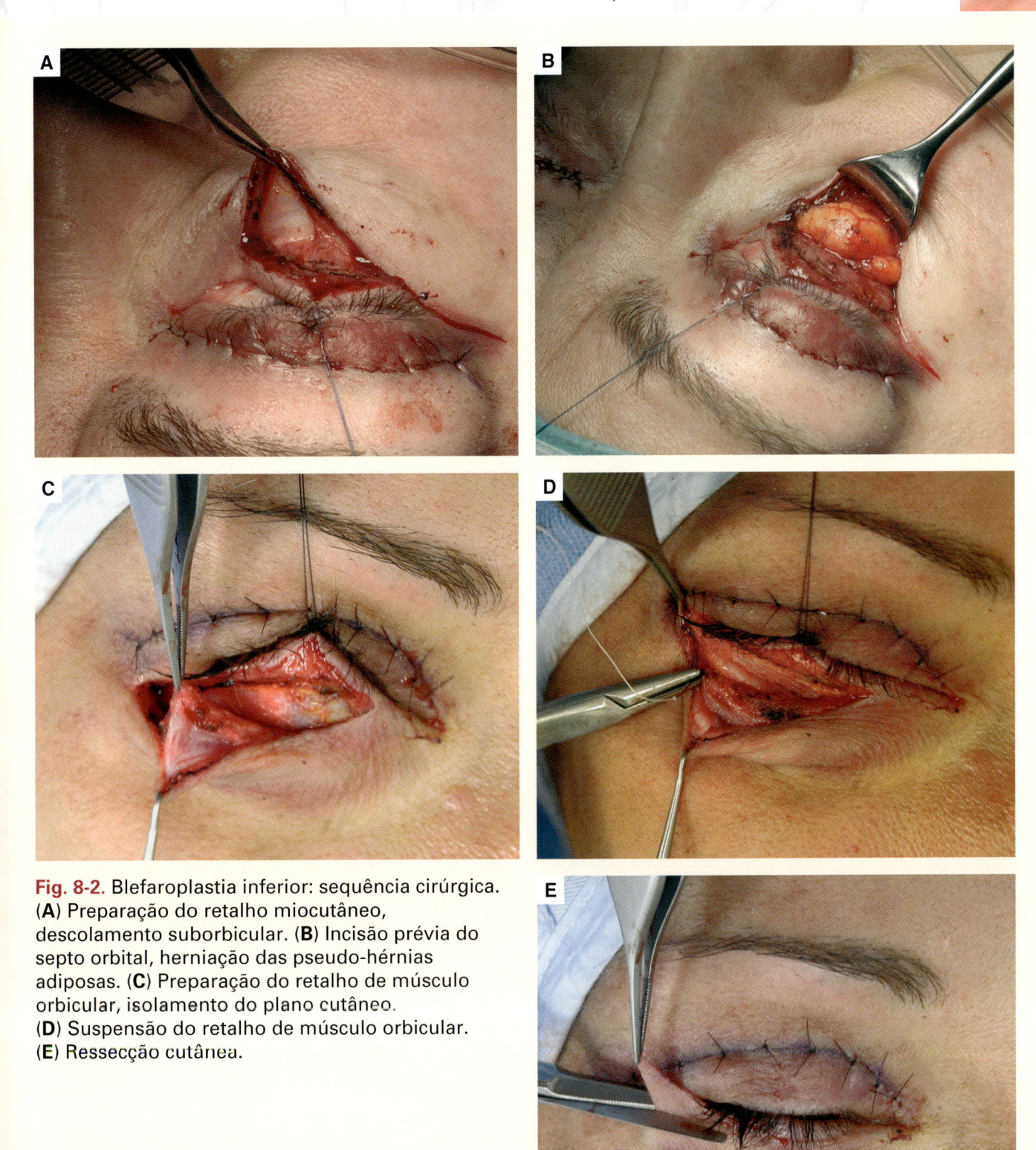

Capítulo 8 ◆ BLEFAROPLASTIA INFERIOR

Fig. 8-2. Blefaroplastia inferior: sequência cirúrgica.
(**A**) Preparação do retalho miocutâneo, descolamento suborbicular. (**B**) Incisão prévia do septo orbital, herniação das pseudo-hérnias adiposas. (**C**) Preparação do retalho de músculo orbicular, isolamento do plano cutâneo.
(**D**) Suspensão do retalho de músculo orbicular.
(**E**) Ressecção cutânea.

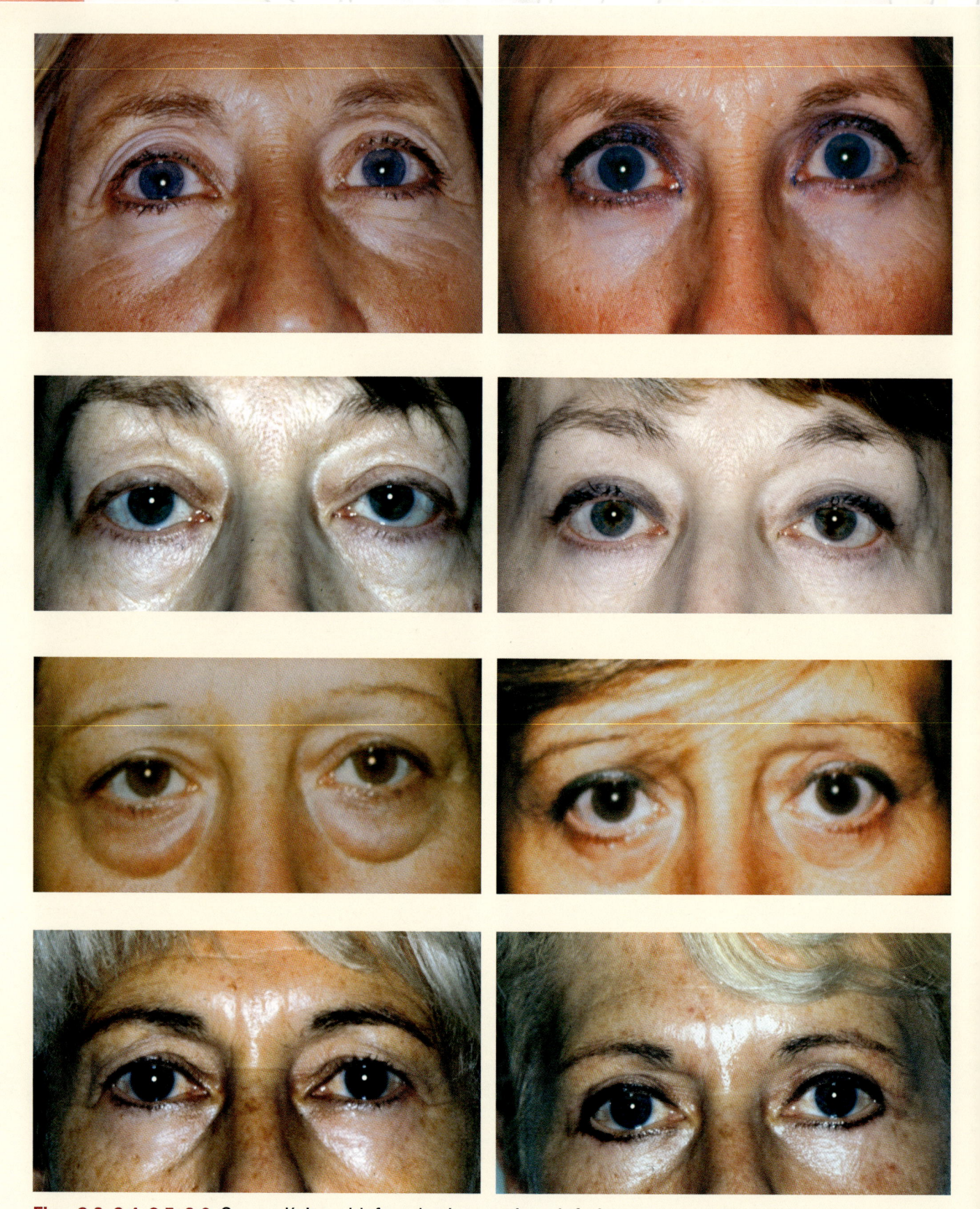

Figs. 8-3, 8-4, 8-5, 8-6. Casos clínicos: blefaroplastia superior e inferior com remoção das pseudo-hérnias adiposas inferiores. São representados os casos clínicos pré- e pós-operatórios.

incompleto da pálpebra em repouso e, portanto, a um risco de ceratite e úlceras córneas.

Outras vezes se encontram "bolsas" que são muito extensas, que levam a verdadeiras pregas cutâneas e afetam não só a pálpebra inferior, mas principalmente a pálpebra inferior/superior: os chamados festões. Manifestam-se em pessoas com hereditariedade elevada e predisposição individual, e são caracterizados por um afinamento do músculo orbicular e por uma acentuada frouxidão das fibras musculares com relação aos planos profundos. Formam-se pregas musculocutâneas que se estendem do canto interno ao canto externo, formando, assim, amplos e, às vezes, repetidos, festões. Estes festões podem compreender somente epiderme e músculo, ou então septo e gordura orbitária ou então, na pálpebra inferior, epiderme, orbicular e SOOF. O músculo orbicular dilatado e afinado estende-se inferiormente ao sulco nasojugal e é separado por elementos adiposos tanto da SOOF quanto da gordura retro-orbicular.

Nestas situações é preciso, necessariamente, ser generoso na remoção dos tecidos moles e, ao mesmo tempo, dar uma tensão adequada ao músculo orbicular já exaurido. Furnas ajustou diversos recursos técnicos que permitem a remoção de elevadas quantidades de epiderme subpalpebral e dão tônus ao músculo orbicular. O autor prevê uma incisão subciliar da pálpebra inferior lateralmente estendida um pouco mais do que o normal (2-3 cm) (Figura 8-1). É previsto o descolamento cutâneo do músculo orbicular por uma área estendida, especialmente no terço lateral da pálpebra e na área muscular pré-tarsal. Sucessivamente, esculpe-se o habitual retalho miocutâneo até o arco marginal, como sempre.

Fig. 8-7. Ressecção de porção lateral do músculo orbicular.

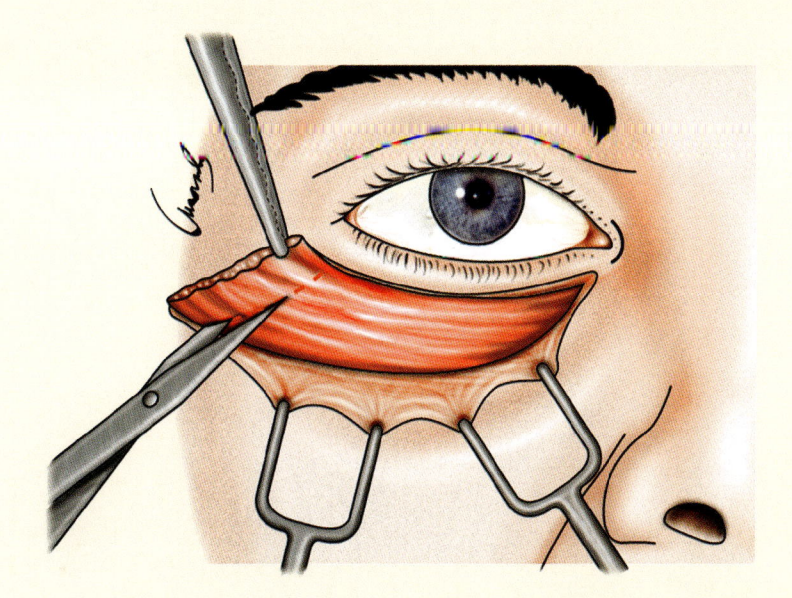

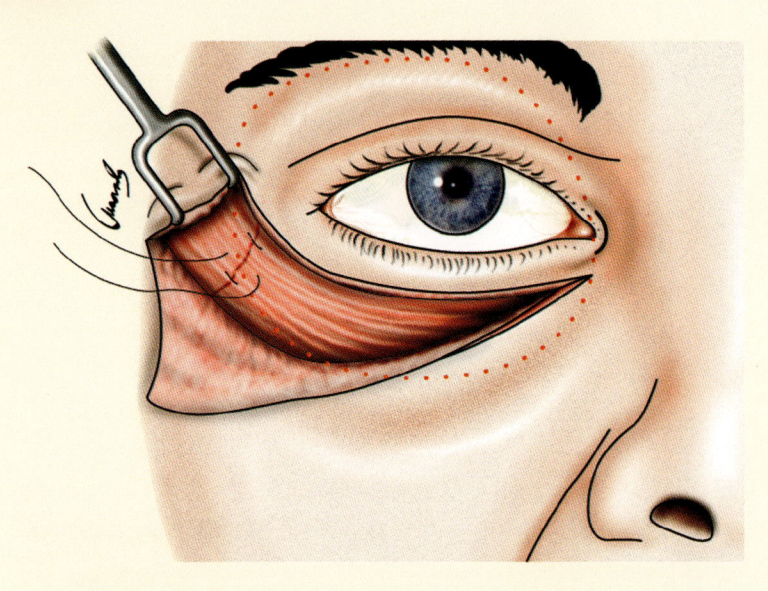

Fig. 8-8. Suspensão do músculo orbicular.

Teremos, portanto, dois retalhos unidos: um miocutâneo e um apenas cutâneo, que atinge a epiderme pré-tarsal e boa parte da epiderme do terço médio palpebral. Trataremos as pseudo-hérnias adiposas removendo o excesso de gordura que se considerar necessário. Quando remontamos estes retalhos, moldamos primeiro o músculo e realizamos uma miotomia no âmbito do canto palpebral diagonalmente para baixo "às 8 horas" (Figura 8-7), removendo deste um gomo de modo a reduzir-lhe a amplitude com um vetor praticamente perpendicular à rima palpebral. O músculo será, portanto, condensado ao coto muscular lateral reconstruindo a natural forma elíptica que circunda as pálpebras (Figura 8-8). O ponto mais ao alto em Vycril 5-0 é fixado ao periósteo da margem orbital de modo a fornecer uma ancoragem sólida. A epiderme, já descolada do músculo, é distribuída de modo uniforme sobre a superfície e podem ser removidas amplas quantidades da mesma (Figura 8-9).

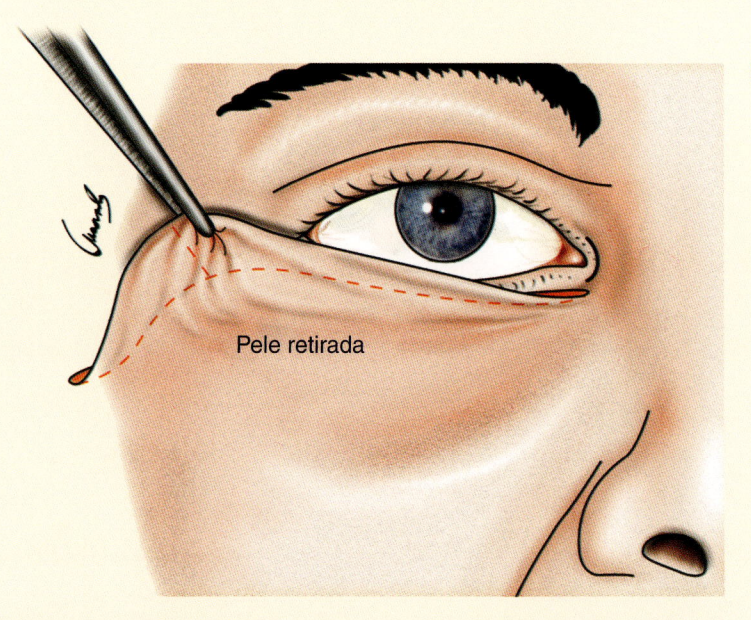

Fig. 8-9. Ressecção da epiderme em excesso.

Pele retirada

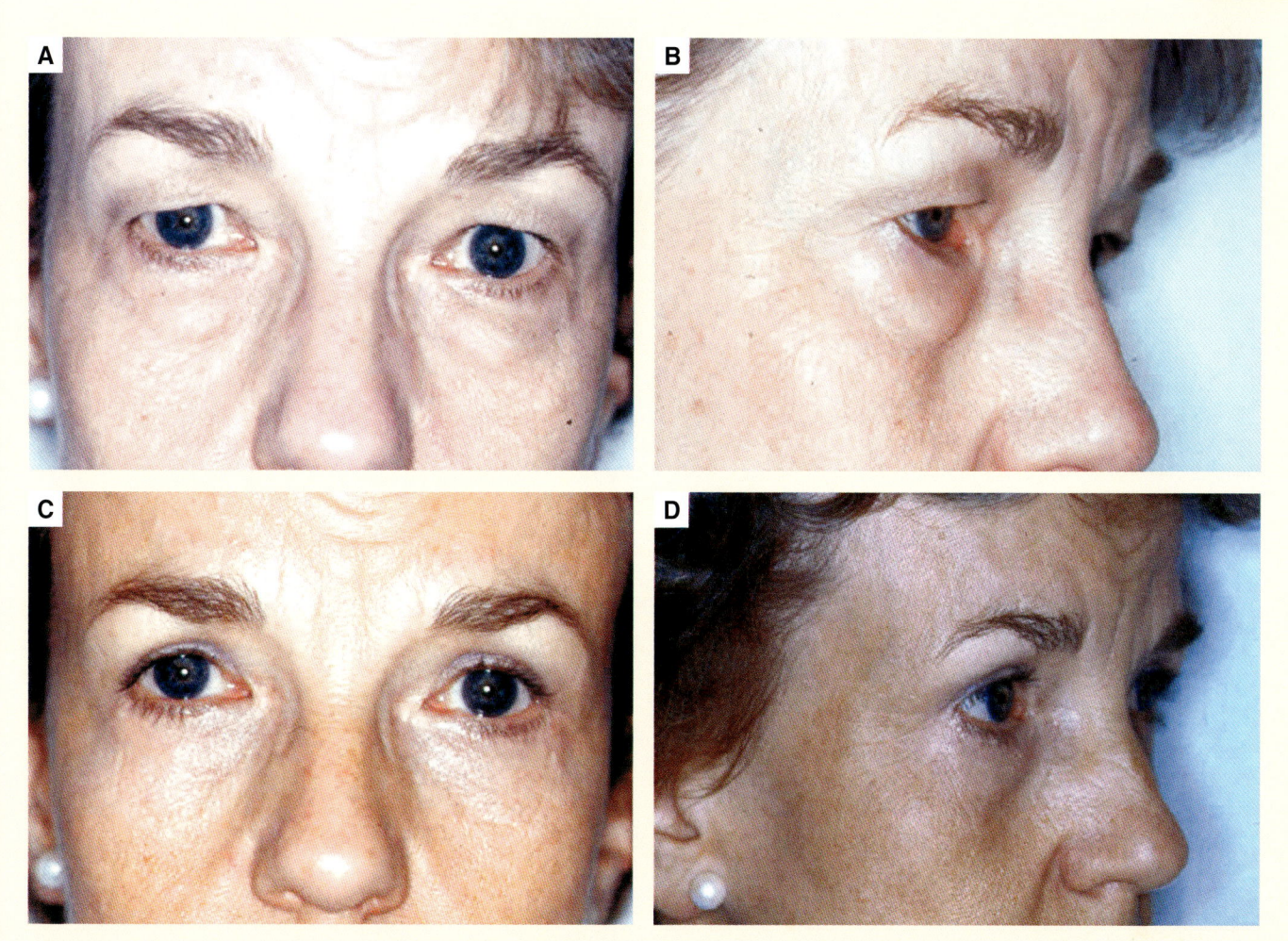

Fig. 8-10. (A, B) Blefaroplastia inferior pré-operatória; note-se o tratamento dos festões/guirlandas. **(C, D)** Blefaroplastia inferior pós-operatória, segundo Furnas.

Em outras palavras: remoção reduzida do músculo orbicular com vetor oposto ao tarso e ampla ressecção cutânea que, deste modo, é sustentada por um músculo mais tenso. Para maior segurança da resistência cicatricial do tarso inferior pode ser associada uma cantopexia com um Monocryl 5-0.

A propósito da incisão do músculo orbicular, repetidamente nos perguntamos qual dano poderia ocorrer às estruturas nervosas motoras que chegam ao próprio músculo. Alguns autores, de fato, relataram alguns casos de *scleral show* como consequência de uma paralisia do orbicular por desnervação cirúrgica. Recentemente Lowe *et al.* nos tranquilizaram. De fato, em um acurado estudo anatômico eles evidenciaram diversos ramos terminais nervosos motores, que alcançam em vários pontos o músculo orbicular e distam do canto lateral de 0,88 cm a 2,73 cm, mas são fibras, que não apresentam uma constante penetração anatômica. Não existe, portanto, um ramo dominante e, dado que a paralisia eventual do músculo orbicular após sua secção é um acontecimento raro, pode-se pensar que haja uma reenervação do músculo da parte das fibras que ficaram ilesas durante a cirurgia.

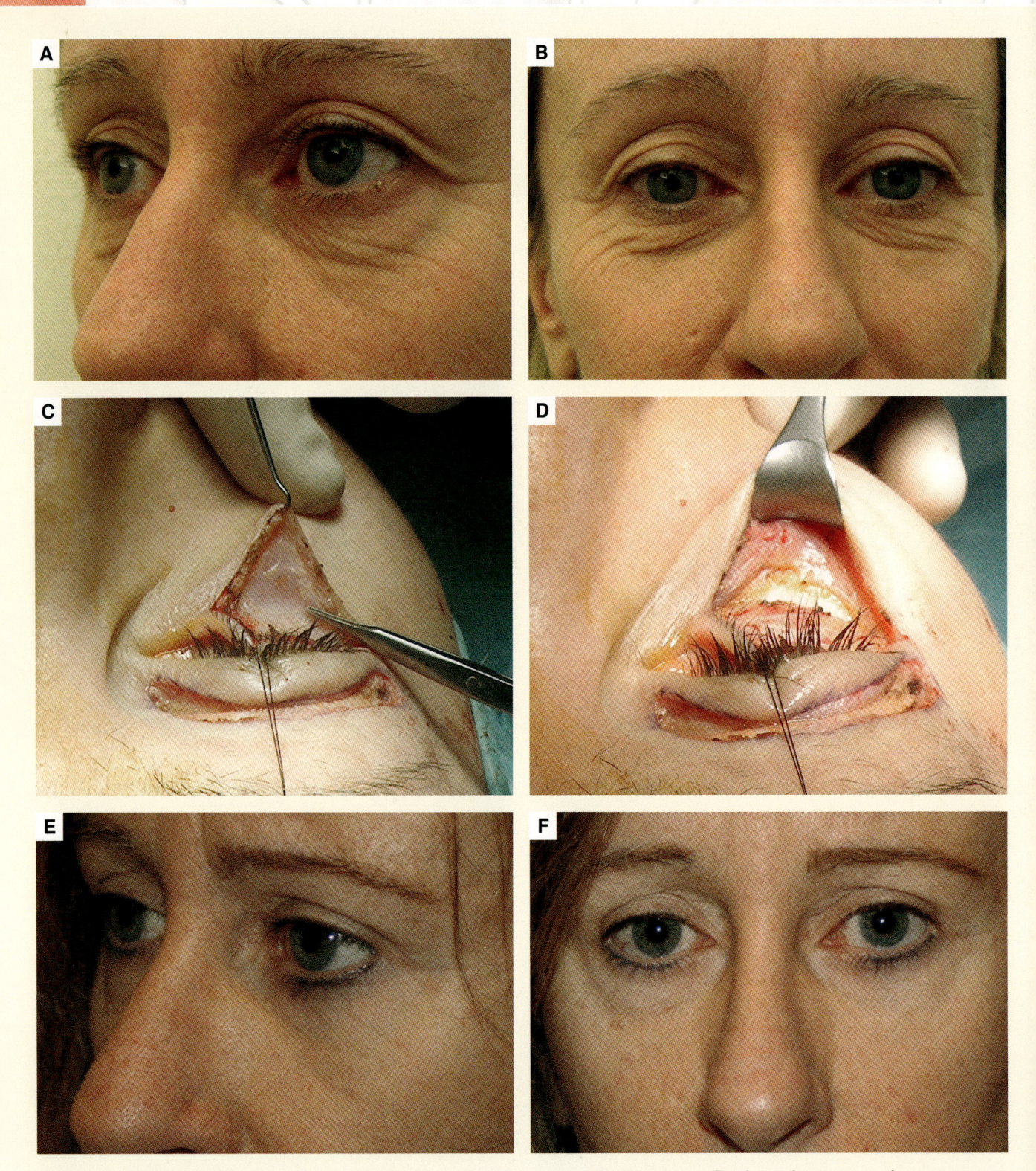

Fig. 8-11. Blefaroplastia superior e inferior, acompanhamento de 16 meses. Dada a elastose cutânea com consequente excesso de epiderme, inferiormente se realiza uma redistribuição da gordura segundo Hamra e uma moldagem das partes moles segundo Furnas. (**A**, **B**) Pré-operatório. (**C**) Identificação do arco marginal. (**D**) Liberação do arco marginal. (**E**, **F**) Pós-operatório.

BIBLIOGRAFIA

Botti G. *Chirurgia estetica dell'invecchiamento facciale.* Ed Piccin; 1995

Castanares S. *Blepharoplasy for herniated intra-orbital fat. Anatomical basis for a new approach.* Plast Reconstr Surg 8:46; 1951.

Castanares S. *Classification of baggy eyelids deformity.* Plast Reconstr Surg 59:629; 1977

De Castro CC. *A critical analysis of the current surgical concepts for lower blepharoplasty* Plast Reconstr Surg Sep 1;114(3): 785-93; discussion 794-6; 2004

Fogli AL. *Orbicularis muscleplasty and face lift: a better orbital contour.* Plast Reconstr Surg 96:1560; 1995

Furnas DW. *Festoon of orbicularis muscle as a cause of baggy eyelids.* Plast Reconstr Surg 88:215; 1991

Furnas DW *Festoons, mounds and bags of the eyelids and cheek.* Clin Plast Surg 20:367; 1993

Loeb R. *Scleral show.* Aesthetic Plast Surg 12:165; 1988

Lowe JB, Cohen M, et al. *Analysis of the nerve branches to the orbicularis oculi muscle of the lower eyelid in fresh cadavers.* Plast Reconst Surg 116:1743; 2005

Masiha H. *Combined skin and skin muscle flap technique in lower blepharoplasty: a 10 year experience.* Ann Plast Surg 25:467; 1990

Mladick RA. *Update muscle supension and lower blepharoplasty.* Clin Plast Surg 20:311; 1993

Mendelson BC. *Herniated fat and the orbital septum of the lower lid.* Clin Plast Surg 20:323; 1993

Rizk SS, Matarasso A. Lower eyelid blepharoplasty: analysis of indications and the treatment of 100 patients. Plast Reconstr Surg 111(3):1299-306; discussion 1307-8; Mar 2003

Rohrich RJ, Coberly DM, Fagien S, Stuzin JM. *Current concepts in Aesthetic upper blepharoplasty.* Plast Reconstr Surg 113:32e; 2004

Tebbetts JB. *Blepharoplasty. A refined technique emphasizing accuracy and control.* Clin Plast Surg 19:329: 1992

Zarem HA, Resnick JI. *Minimizing deformity in lower blepharoplasty: the transconjunctival approach.* Clin Plast Surg 20:317; 1993

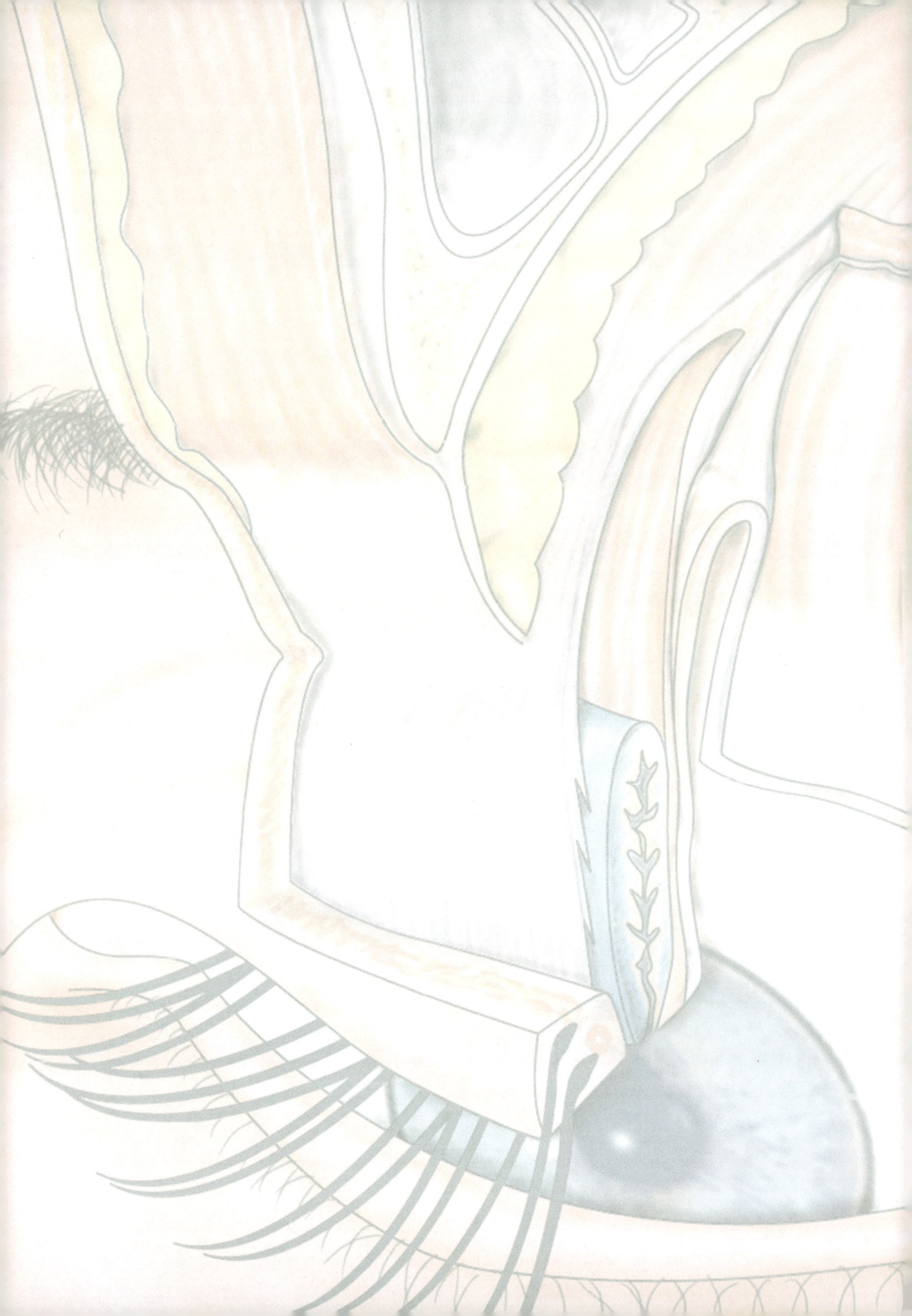

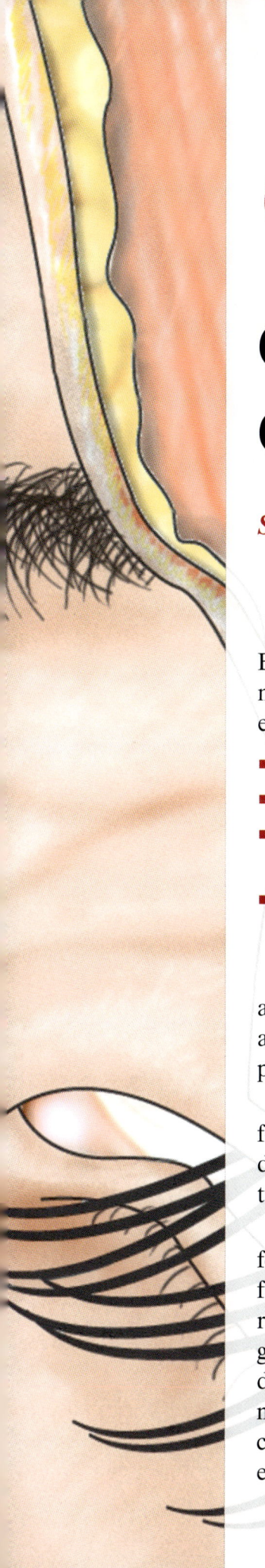

9
CANTOPEXIA E CANTOPLASTIA

Simone Grappolini

Entende-se por cantoplastia diversos procedimentos cirúrgicos que são realizados nas estruturas anatômicas que constituem o canto lateral. Tentaremos, portanto, esclarecer a terminologia:

- *Cantopexia:* suspensão do ligamento cantal sem sua interrupção.
- *Cantotomia:* secção total da comissura lateral.
- *Cantólise:* interrupção do ligamento cantal da sua inserção periosteal e/ou do retináculo lateral.
- *Cantoplastia*: modificação do ângulo cantal com a consequente alteração das margens palpebrais superiores e inferiores.

A estrutura anatômica a ser manuseada é o ligamento cantal lateral, estrutura aparentemente simples. Na realidade, ainda hoje são discutidos alguns aspectos anatômicos. Na tentativa de esquematizar o assunto, relembraremos alguns aspectos fundamentais de anatomia cirúrgica.

O canto lateral normalmente se situa mais acima do medial em 2-3 mm, e é formado por dois ligamentos; um mais superficial, que nasce da fusão das fibras do músculo orbicular que se vão fixar no periósteo da margem orbital. Esta estrutura (negada por muitos) tem pouca tensão.

Aquilo que mais nos interessa, porém, é o ligamento cantal profundo, que é formado por fibras do músculo orbicular pré-tarsal e pelos próprios tarsos, que se fundem para formar uma estrutura fibrosa resistente e compacta, que se vai inserir no periósteo do tubérculo de Whitnall situado alguns milímetros atrás da margem orbital. Superiormente este se continua com a aponeurose do músculo elevador, enquanto abaixo pode ter continuidade com o ligamento de Lockwood (ligamento suspensor inferior do globo) e, enfim, posteriormente, está em contato com a inserção do ligamento lateral do músculo reto lateral. O conjunto destas estruturas também é chamado por Jelks de *retináculo lateral.*

Recentemente Flowers *et al.* identificaram uma estrutura adicional, situada também no *retináculo* e também separada pelo próprio ligamento. É uma digitação fibrosa, que se origina do tarso lateral e se dirige inferolateralmente para se inserir na periórbita inferiormente ao ligamento cantal e ao tubérculo de Whitnall. Certamente também esta estrutura, que os autores chamam de *Tarsal strap*, deve ser incluída quando se realiza uma cantoplastia, mas em nossa opinião não é fácil distinguir estruturas tão sutis durante a dissecção cirúrgica. A consequência disto é que quando se isola o todo do retináculo e se movimenta facilmente com uma pinça, temos a certeza de termos liberado o canto lateral. Esta consideração certamente não é fruto de um estudo cuidadoso anatômico, mas de um bom senso prático de cirurgia.

Chegamos, então, à **cantopexia**: esta metodologia permite a suspensão do canto lateral sem efetuar interrupções do ligamento (cantotomia), nem cantólise. Esta técnica é usada frequentemente na cirurgia estética por diversos autores, como forma de prevenção do "olho redondo", ou como dizem os ingleses, do *scleral show*, durante uma blefaroplastia inferior e/ou um *lifting* do terço médio nos pacientes com determinada frouxidão tarsal, ou então, como sugere Hamra, como complemento da liberação *(release)* do *arco marginal*. Este autor sugere a técnica muito simples da cantopexia: um fio 4-0 de monocryl é passado através do eixo longitudinal do ligamento cantal e suturado ao periósteo da margem interna da órbita sem modificar a inserção anatômica do ligamento. Esta manobra, portanto, não altera a anatomia do paciente (Figura 9-1).

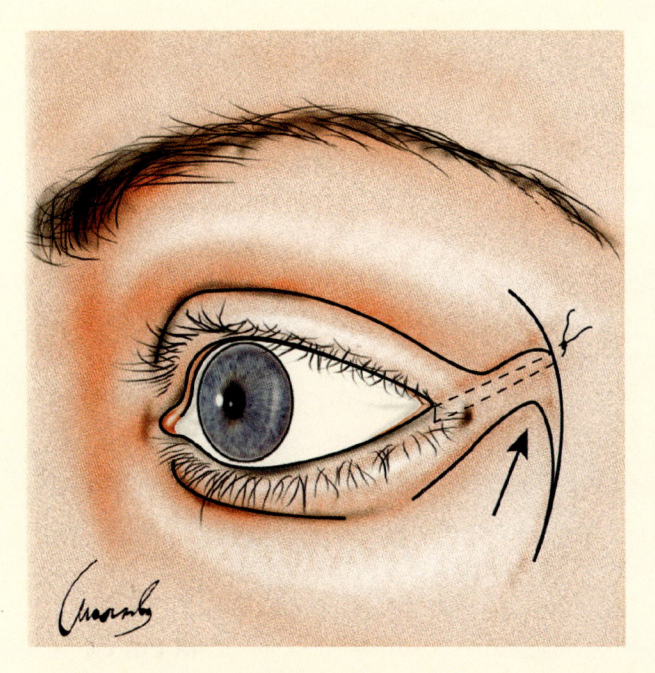

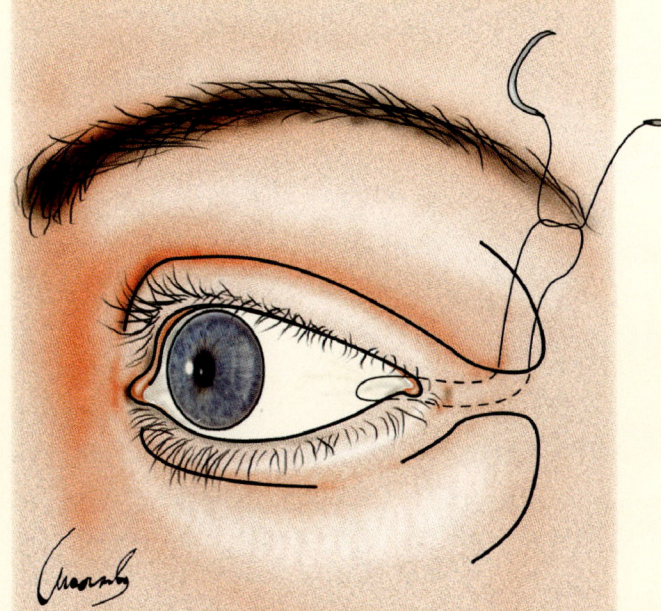

Fig. 9-1. Cantopexia segundo Hamra: a sutura passa através do eixo longitudinal do ligamento cantal, suturado ao periósteo da margem interna da órbita sem modificar a inserção anatômica do ligamento.

A simples cantopexia pode ser mais agressiva, a ponto de levar a um alongamento horizontal da pálpebra inferior. Fagien realiza esta técnica muito semelhante à anterior, trazendo algumas modificações: usando um fio 5-0 de polipropileno com uma agulha dupla atraumática, ele sutura o retináculo lateral de modo quase idêntico ao modo proposto por Hamra, para depois se fixar ao periósteo da borda interna da órbita, seguindo um vetor superolateral próximo ao tubérculo de Whitnall, modulando a tensão que se deseja dar através do nó. Desta maneira se dá uma verdadeira tensão ao canto lateral bastante duradoura no tempo, modificando, ainda que só um pouco, a anatomia desta zona. Praticamente igual à cantopexia proposta alguns anos atrás por Flowers, que já naquela época aconselhava **engatar** o ligamento cantal também na sua parte inferior, que é ocupada pelo *Tarsal Strip*, para depois o fixar, passando abaixo do orbicular, superolateralmente ao periósteo. Seja da maneira que for realizada, a cantopexia dificilmente poderá levar a assimetrias permanentes do canto lateral, que podem aparecer, porém, no período imediatamente subsequente à intervenção, ou ligadas ao edema ou a um erro eventual na posição ou na tensão no ponto de suspensão. Com o tempo, a tração exercida no ponto leva a um relaxamento deste. A cantopexia, não seccionando o ligamento cantal, não leva, contudo, a modificações importantes do ângulo. A cantopexia tem, em nossa opinião, uma indicação muito útil como complemento nas blefaroplastias inferiores em pacientes idosos ou em pacientes que têm uma frouxidão e/ou perda do tônus tarsal. Em nossa opinião esta é praticamente indispensável quando se realiza um *lifting* do terço médio através de uma incisão subciliar da pálpebra inferior.

A **cantoplastia** verdadeira prevê a interrupção da margem palpebral ou a secção do ligamento cantal. São descritas numerosas técnicas, mais ou menos agressivas, muitas das quais são aplicadas à cirurgia reconstrutiva ou aos danos iatrogênicos de blefaroplastias pregressas.

Vale a pena lembrar a técnica de Kunt-Szymanowski, modificada por Reese, à qual daremos maior atenção no capítulo reservado à correção do ectrópio. Executa-se o retalho miocutâneo habitual na pálpebra inferior (Figura 9-2), depois se remove uma cunha em toda a espessura (incluindo tarso e conjuntiva) nas proximidades do canto lateral em alguns milímetros (geralmente são suficientes 4-5 mm) reduzindo o comprimento da rima palpebral. Sutura-se com Vycril 6-0 a parte interna, por aproximação dos segmentos perpendiculares, prestando atenção para evitar colocar o nó na superfície conjuntival, e depois se reposiciona o retalho miocutâneo, adaptando-o à nova situação.

Esta técnica é indicada especialmente nos casos de ectrópio senil ou nas situações de grave hipotonia palpebral. Deve-se evitá-la em pacientes com exoftalmia, mesmo que em pequeno grau, pelo fato que, ao reduzir o comprimento da pálpebra, esta seria empurrada para baixo pela protrusão do bulbo, criando um *scleral show*.

Na interrupção da margem palpebral, é necessário relembrar a técnica da tarsal *strip* de Anderson (1979), retomada posteriormente por muitos autores (Figu-

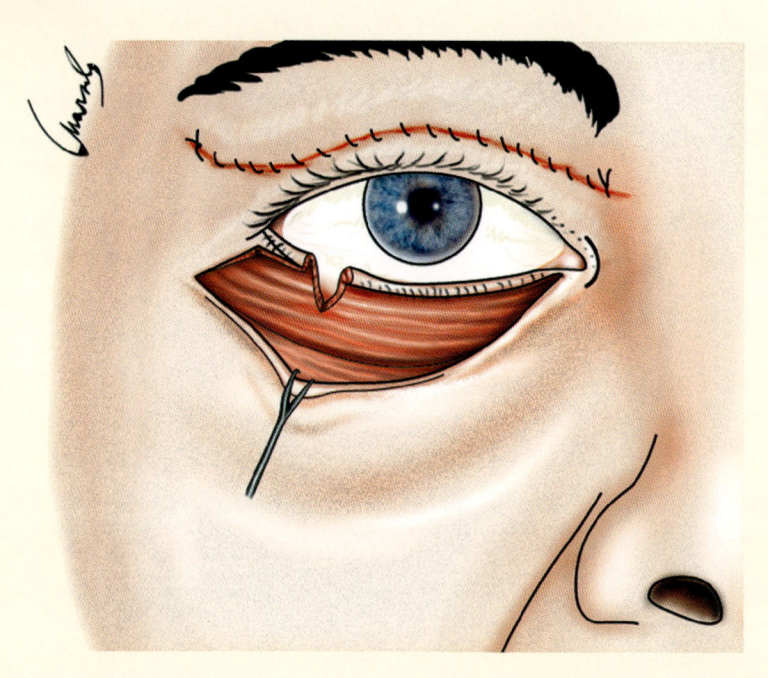

Fig. 9-2. Técnica de Kunt-Szymanowski: remove-se uma cunha em toda a espessura a 4-5 mm do canto lateral. Sutura-se com Vycril 6-0 a parte interna, por aproximação dos segmentos perpendiculares, prestando atenção em evitar colocar o nó na superfície conjuntival, e depois se reposiciona o retalho miocutâneo adaptando-o à nova situação.

ra 9-3). A intervenção prevê o retalho cutâneo habitual, que é realizado no decorrer da blefaroplastia inferior, uma subsequente cantólise do ligamento cantal e o isolamento da parte lateroterminal da lâmina tarsal em alguns milímetros. O tarso deve ser completamente exposto tanto na sua parte conjuntival como na ciliar e no músculo orbicular. Teremos, então, uma faixa composta pelo ligamento cantal e pela parte lateral do tarso, este retalho será fixado ao periósteo orbital um pouco mais acima com relação à inserção natural, de modo a criar a tensão desejada e a forma que queremos obter.

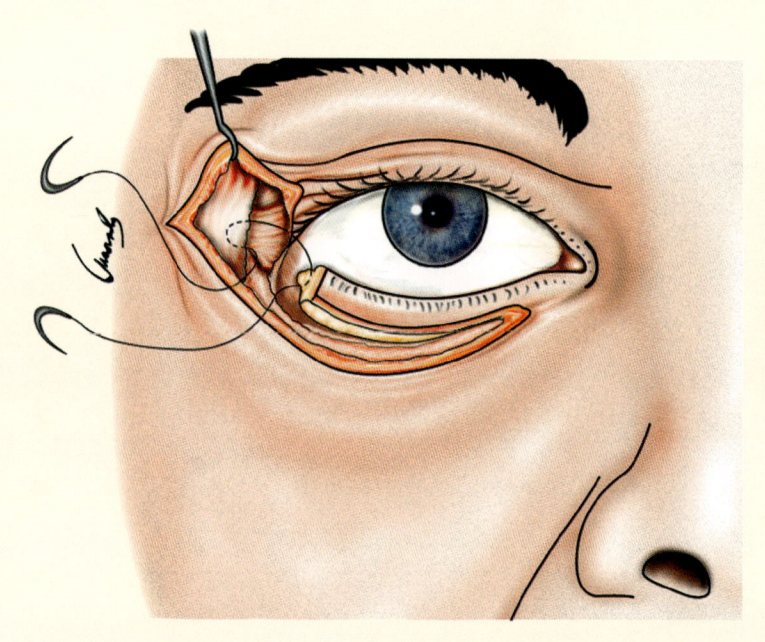

Fig. 9-3. Cantólise do ligamento cantal segundo Anderson, e isolamento da parte lateroterminal da lâmina tarsal em alguns milímetros. O tarso deve ser completamente exposto tanto na sua parte conjuntival quanto na ciliar e no músculo orbicular. Teremos, então, uma faixa composta pelo ligamento cantal e pela parte lateral do tarso, este retalho será fixado ao periósteo orbital um pouco mais acima com relação à inserção natural. De modo a criar a tensão desejada e a forma que queremos obter.

São utilizados pontos em polipropileno 5-0, às vezes é necessário reduzir o comprimento do tarsal *strip* para obter o resultado desejado. Com esta técnica pode-se modificar realmente a forma do olho, alongando-o lateralmente. Todavia, é uma técnica que em mãos não especializadas pode resultar em muitas complicações: assimetria da posição do novo ligamento tanto na altura quanto no comprimento, tornando assimétrico o comprimento da margem palpebral inferior. Também é necessário lembrar que, às vezes, o resultado cicatricial no âmbito do ângulo cantal pode resultar, com o tempo, em uma forma um pouco arredondada e decididamente inestética.

McCord (1998) utiliza esta técnica em muitas situações variando o ponto de inserção no periósteo orbital. O ponto em polipropileno compreende tanto a tarsal *strip* quanto a parte superior do ligamento cantal. Quando se realiza um *lifting* do terço médio ou quando se quer simplesmente dar tonicidade à pálpebra superior, não se modifica a posição do canto, fixando-se a tarsal *strip* no mesmo ponto da cantólise, o ponto de referência será a margem inferior da pupila. Mais coerente é a escolha da nova posição conforme a forma e a situação anatômica do olho. Nos casos em que se tem um olho encovado, uma enoftalmia, a fixação no periósteo orbital é feita mais abaixo e mais posteriormente à margem orbital, para evitar um retraimento adicional do olho. Se, ao contrário, existe uma exoftalmia, a fixação deverá ocorrer mais acima para conter o olho e evitar um *scleral show*.

Interrompendo o ligamento cantal com uma cantólise parcial, realiza-se a *inferior retinacular lateral canthoplasty*, proposta por Jelks (1997).

Fig. 9-4. (**A**) Identificar o ligamento cantal pelo acesso da blefaroplastia superior para efetuar a cantólise parcial: a *"inferior retinacular lateral canthoplasty"*, proposta por Jelks (1997). *(Continua.)*

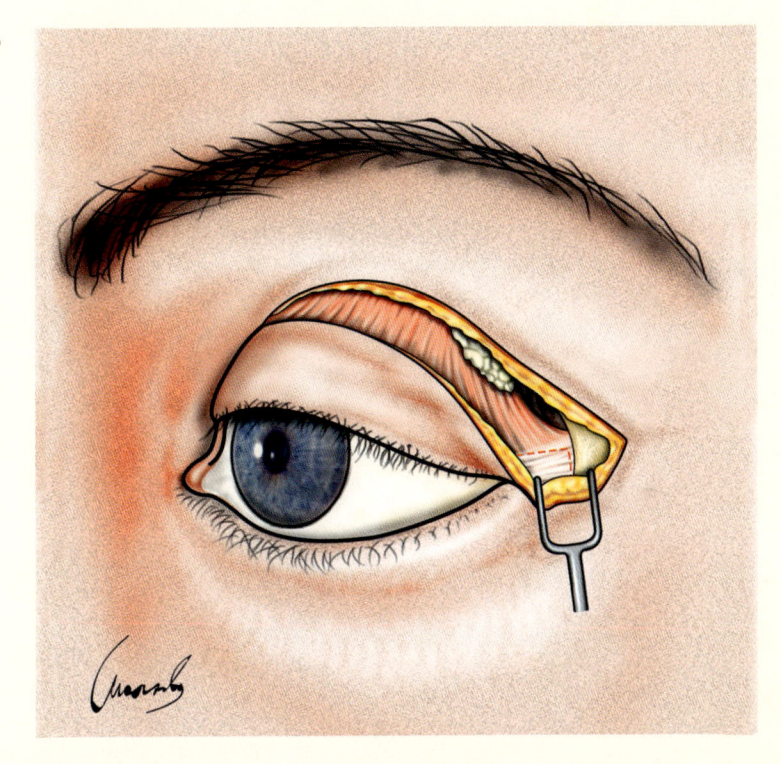

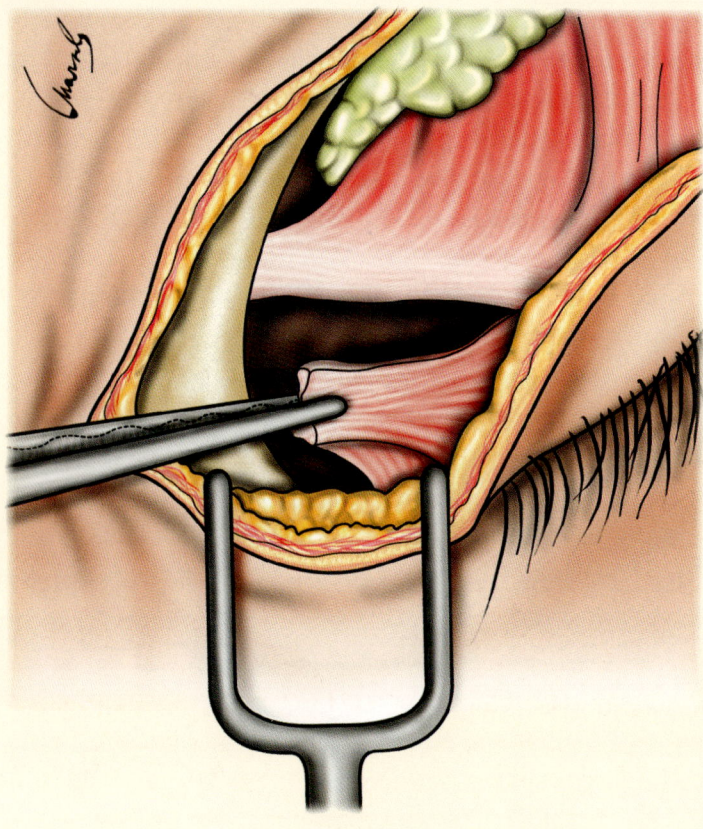

Fig. 9-4. *(Continuação)* (**B**) Identificado e isolado o ligamento cantal, este é separado longitudinalmente da sua parte superior e realiza-se uma cantólise parcial somente do segmento inferior.

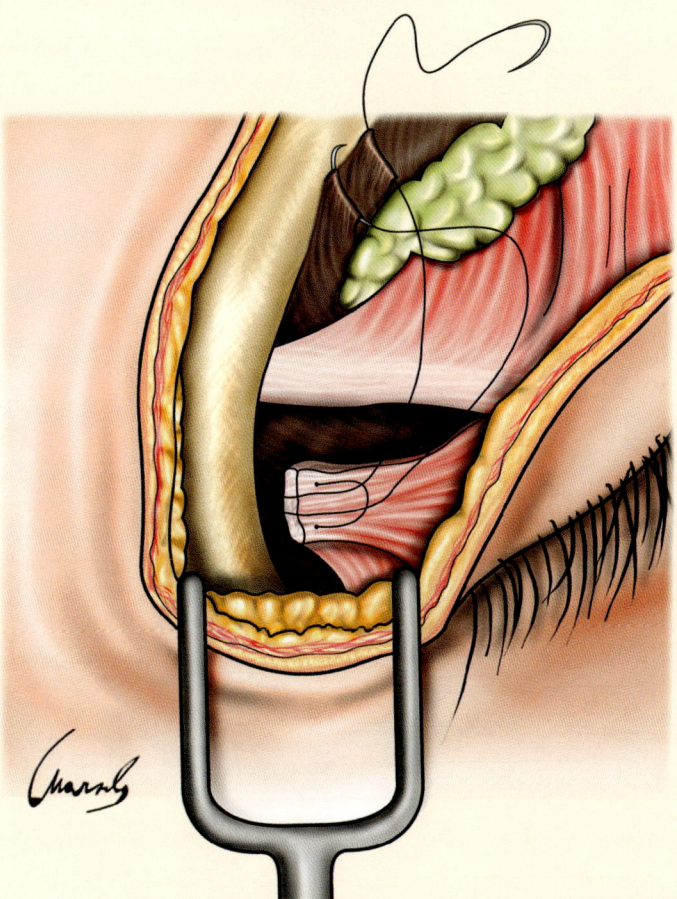

Fig. 9-4. *(Continuação)* (**C**) Suspensão do canto lateral tracionando para cima.

Esta técnica é especialmente útil e eficaz em diversas situações em cirurgia estética, nos casos em que se quer obter uma redução da pálpebra inferior ou dar um bom suporte a uma pálpebra fortemente hipotônica, quando é prevista a remoção de muita epiderme palpebral. Ela também é útil principalmente nos casos de cirurgia secundária para corrigir *scleral show* iatrogênicos. Neste caso também (Figura 9-4A) se realiza o clássico retalho miocutâneo da pálpebra inferior estendido lateralmente levemente fora da margem orbital. Utiliza-se superiormente a incisão da blefaroplastia superior quando esta tiver sido efetuada, caso contrário incide-se sobre o prolongamento da prega cutânea supratarsal, estendendo-se ao lado da margem orbital em cerca de 1 cm. Inferiormente se expõe o septo orbital e, lateralmente, a pseudo-hérnia adiposa inferior lateral; imediatamente acima do acúmulo adiposo, encontra-se a parte inferior do retináculo lateral, e tracionando-o (Figura 9-4B) com a pinça põe-se em evidência a conexão com o tarso inferior (Figura 9-4C). Uma vez que tenha sido pego o ligamento cantal, separa-se longitudinalmente da parte superior do mesmo e realiza-se uma cantólise somente do segmento inferior. Utiliza-se um fio 4-0 de polipropileno passando-o duas vezes pela parte do ligamento seccionado. Traciona-se para cima e fixa-se como nas outras técnicas, sobre a superfície interna da margem orbital. O ponto de inserção aconselhado é a margem superior da pupila, seguindo este vetor superolateral hipercorrigindo o defeito (Figura 9-4D). Ao final da intervenção a pálpebra superior na sua parte lateral deve ser apoiada na suspensão obtida, somente após 30-40 dias se terá o resultado definitivo. É necessário, portanto, preparar bem o paciente e avisá-lo que por um determinado período haverá um resultado inestético.

Fig. 9-4. *(Continuação)* (**D**) Fixa-se o ponto em náilon 4-0 ao periósteo da superfície interna da borda orbital. Traciona-se seguindo um vetor vertical superolateral hipercorrigindo o defeito.

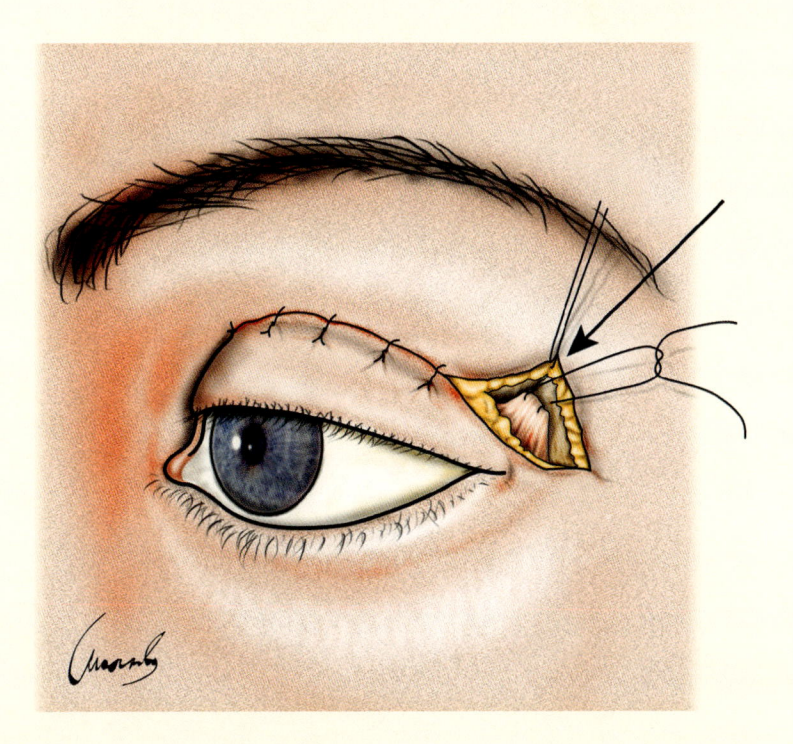

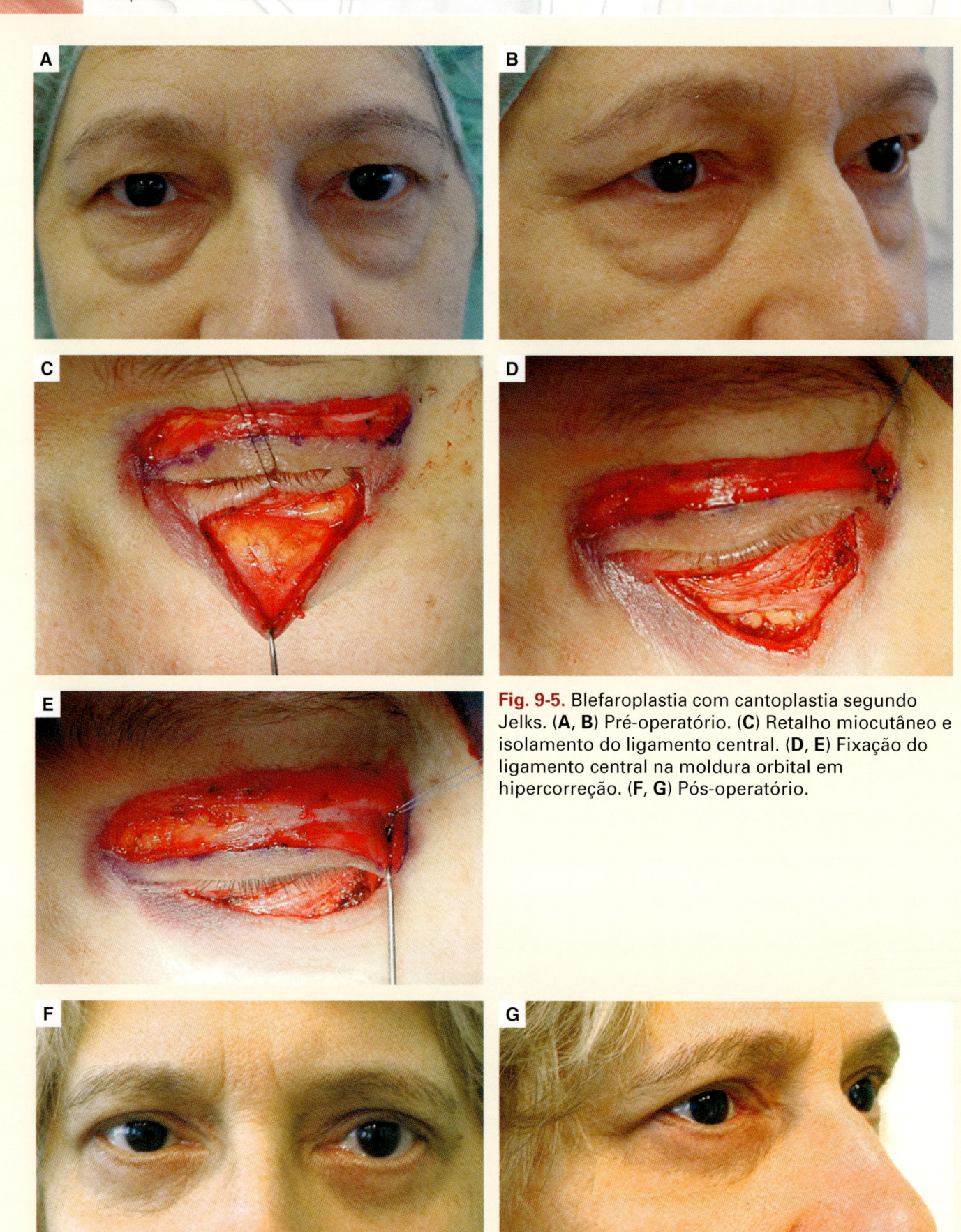

Fig. 9-5. Blefaroplastia com cantoplastia segundo Jelks. (**A, B**) Pré-operatório. (**C**) Retalho miocutâneo e isolamento do ligamento central. (**D, E**) Fixação do ligamento central na moldura orbital em hipercorreção. (**F, G**) Pós-operatório.

Como em todas estas intervenções de suspensão com fixação no periósteo, pode-se ter um pouco de incômodo na região da moldura orbital, reportado pelo paciente. Geralmente tudo regride após 3-4 meses. Assinala-se também uma presença elevada de quemose conjuntival nos primeiros dias após a intervenção, que regride espontaneamente ou com a ajuda de colírios anti-inflamatórios (Figuras 9-5 e 9-6).

A técnica proposta por Ortiz-Monastério foi criada especialmente com objetivos estéticos, ou melhor, para criar ou enfatizar a orientação da inclinação lateral do canto. Todavia, também é útil para resolver problemas funcionais, tanto iatrogênicos quanto de envelhecimento. O autor tem como referência a reta horizontal que une os dois cantos mediais que, estendida lateralmente, permite avaliar a posição dos cantos laterais, que deveriam ser posicionados levemente acima, para que se obtenha uma forma de olho levemente mongólica e, portanto, mais cativante. Um canto lateral abaixado também determina uma exposição da esclera lateral. A técnica prevê a incisão habitual para blefaroplastia superior ou, no caso em que se queira realizar somente a cantoplastia, uma incisão de 1,5 cm situada nas pregas cutâneas naturais sobre o arco zigomático. Separam-se as fibras da rafe do orbicular para, assim, expor o periósteo da margem orbital, que é inciso verticalmente e descolado por 0,5 cm superiormente e na margem interna da parede da órbita, criando-se, assim, um pequeno retalho de periósteo.

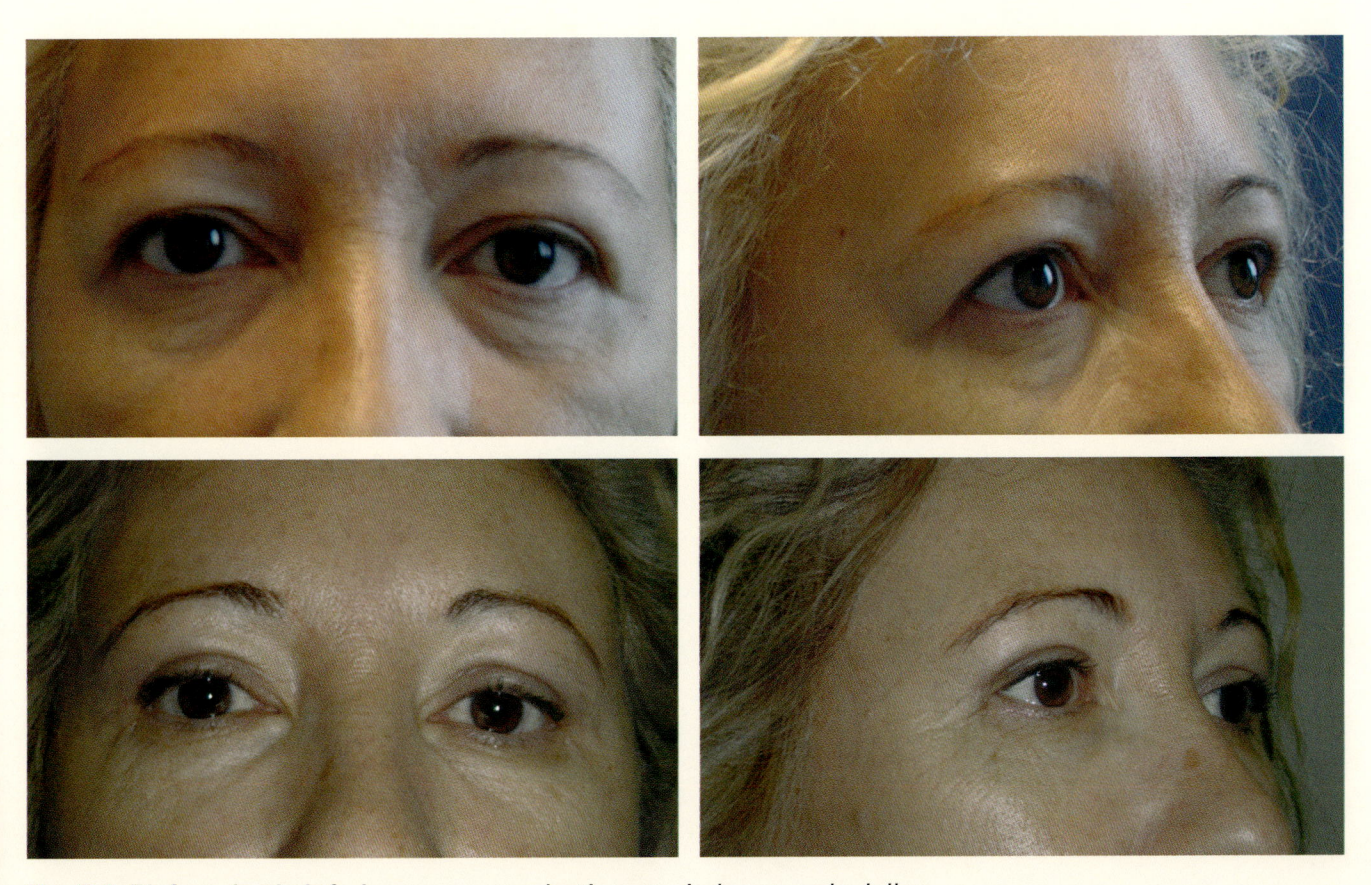

Fig. 9-6. Blefaroplastia inferior com cantoplastia associada segundo Jelks.

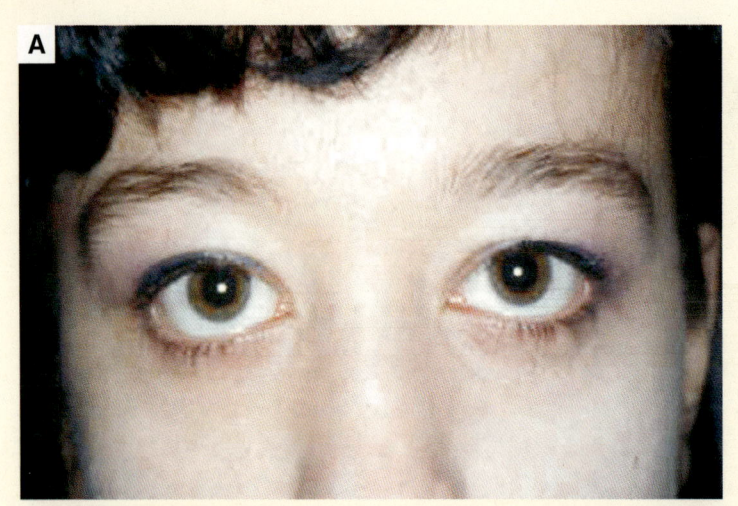

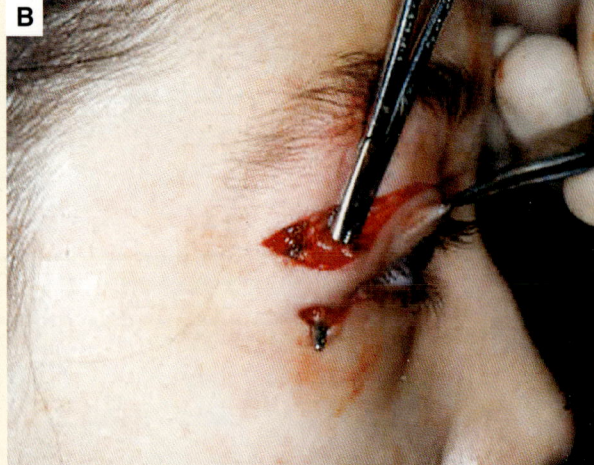

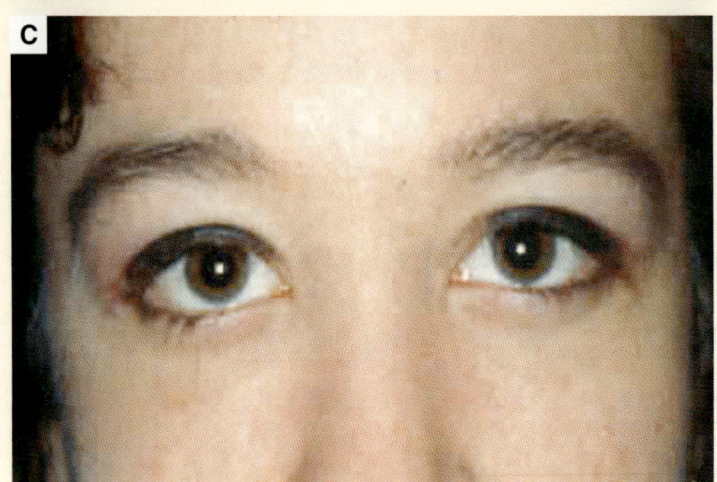

Fig. 9-7. Técnica de Ortiz-Monasterio para a correção do olho redondo. (**A**) Pré-operatório. (**B**) Cantólise. (**C**) Pós-operatório. (Cedido gentilmente do arquivo do Prof. P. Candiani).

Efetua-se uma cantólise e o ligamento cantal é fixado no periósteo previamente preparado 4-7 mm superiormente. Em geral, procura-se hipercorrigir, também neste caso. A sutura é realizada com um par de pontos 4-0 de material não reabsorvível. Antes de realizar a fixação é conveniente seccionar o septo orbital da pálpebra inferior de modo a permitir uma movimentação adequada do ligamento (Figuras 9-7 e 9-8).

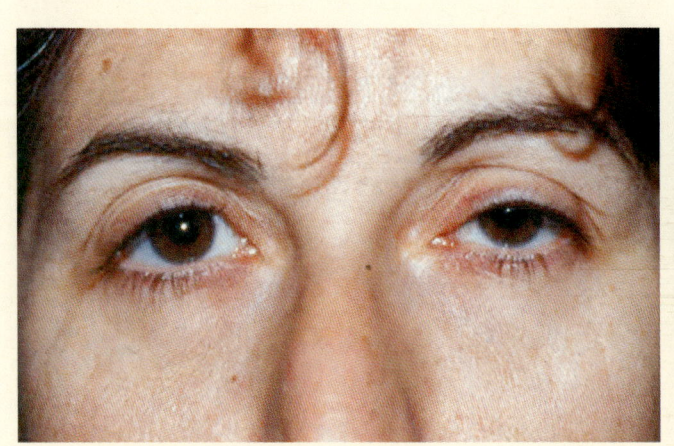

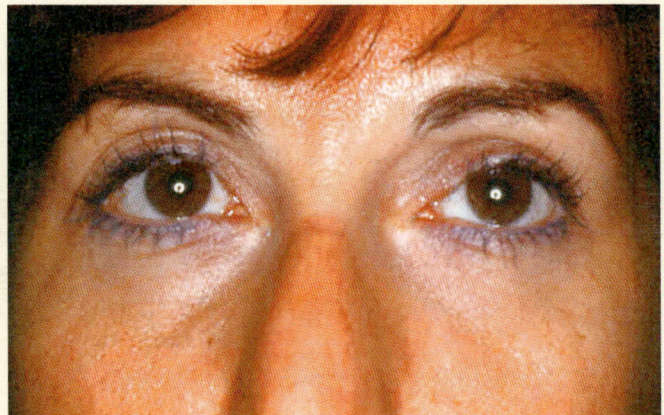

Fig. 9-8. Técnica de Ortiz-Monasterio empregada para modificar a orientação do eixo intercantal.

Esta técnica de fácil execução e de inegável eficácia pode ter o seu tendão do calcâneo no risco de assimetrias, se não se prestar atenção especial às medidas pré-operatórias com o paciente sentado.

BIBLIOGRAFIA

Anderson RL, Gordy DD. *The tarsal strip procedure*. Arch Ophthalmol 97:2192; 1979

Fagien S. *Algorithm for canthoplasy: The lateral retinacular suspension: Simplified suture canthopexy*. Plast Reconstr Surg 103:2042; 1999

Flowers RS. *Canthopexy as a routine blepharoplasty component*. Clin Plast Surg 20:351; 1993

Flowers RS, Nassif JM, et al. *A key to cantopexy: the tarsal strap. A fresh cadaveric study*. Plast Reconstr Surg 116:1752; 2005

Hamra ST. *Surgical anatomy of the ligamentous attachments of the lower lid and canthus (Discussion)*. Plast Reconstr Surg 110:905; 2002

Hamra ST. *The role of septal reset in creating a youthful eyelid-cheek complex in facial rejuvenation*. Plast Reconstr Surg 113:2124; 2004

Hamra ST. *Repositioning of the orbicolaris oculi in composite rhytidectomy*. Plast Reconst Surg 90:14; 1992

Hester TR Jr. *Evolution of lower lid support following lower lid/midface rejuvenation: The pretarsal orbicularis lateral canthopexy*. Clin Plast Surg 28:639; 2001

Jelks GW, Glat PM, et al. *The inferior retinacular lateral canthoplasy: a new technique*. Plast Reconstr Surg 100:1262; 1997

Knize DM. *The superficial lateral canthal tendon: Anatomic study and clinical application to lateral canthopexy*. Plast Reconstr Surg 109:1149; 2002

Lisman RD, Rees TD, et al. *Experience with tarsal suspension as a factor in lower lid blepharoplasty*. Plast Reconstr Surg 79:897; 1987

McCord CD, Codner MA, Hester TR. *Redraping the inferior orbicularis arc*. Plast Reconstr Surg 102:2471; 1998

McCord CD Jr, and Ellis DS. *The correction of lower lid malposition following lower lid blepharoplasty*. Plast Reconstr Surg 92:1068; 1993

McCord CD, Boswell CBMD, Hester TR. *Lateral Canthal Anchoring*. Plast Reconstr Surgery 112:222-237; 2003

Muzaffar AR, Mendelson BC, and Adams WP Jr. *Surgical anatomy of the ligamentous attachments of the lower lid and lateral canthus*. Plast Reconstr Surg 110:873; 2002

Ortiz-Monasterio F, Rodriguez A. *Lateral canhoplasty to change the eye slant*. Plast Reconstr Surg 75 (1):1-9; 1985

Rees TD. *Prevention ectropion by horizontal shortening of the lower lidduring blepharoplasty*. Ann Plast Surg 11:17; 1983

Shorr N, Glodberg RA, et al. *Lateral cantoplasy*. Ophthalmic Plastic Reconstr Surg 19:345; 2003

Stuzin JM, Fagien S, and Lambros VS. *Surgical anatomy of the ligamentous attachments of the lower lid and lateral canthus (Discussion)*. Plast Reconstr Surg 110:897; 2002

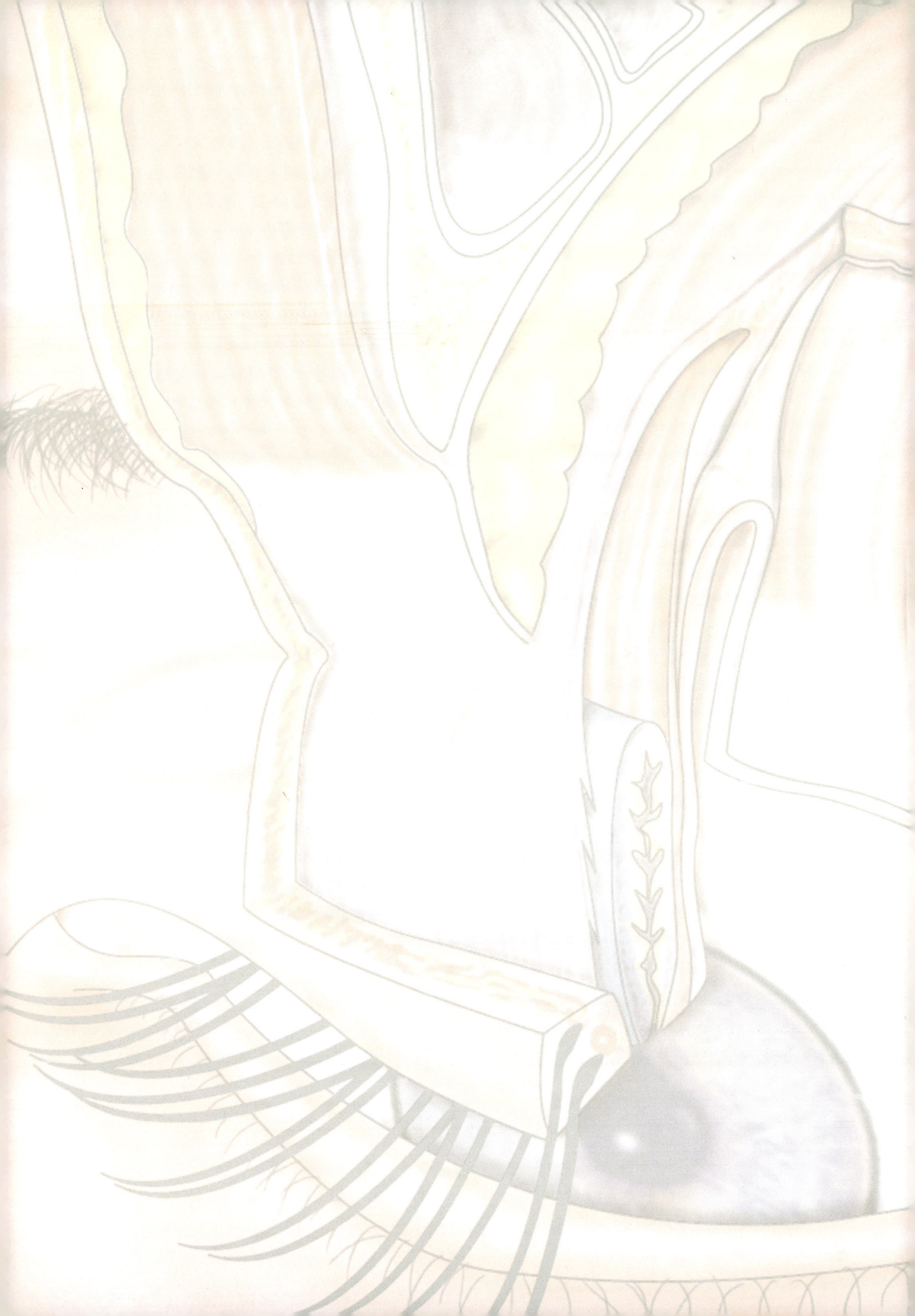

10
BLEFAROPLASTIA TRANSCONJUNTIVAL

Daniele Blandini

INTRODUÇÃO

O acesso aos tecidos palpebrais e periorbitais através da via transconjuntival é conhecido e praticado há quase um século, apesar de que, em cirurgia estética, esta metodologia não tenha obtido muito sucesso até os anos 1990, quando houve uma redescoberta seguida de uma notável difusão.

Inicialmente utilizada para blefaroplastia inferior, a via de acesso transconjuntival foi descrita e utilizada também para a pálpebra superior, apesar da estrutura anatômica desta limitar grandemente o acesso.

Bourguet, em 1928, foi quem primeiramente descreveu o método transconjuntival inferior, que depois foi ignorado, até que Tessier padronizou a utilização deste método (praticada por ele há cerca de 20 anos) em 1973. Tessier utilizava a via transconjuntival principalmente para o tratamento reconstrutivo de deformidades congênitas ou pós-traumáticas do pavimento orbital e do maxilar, além de usá-la para remover a gordura das bolsas adiposas. Outros autores aplicaram esta técnica durante os anos 1970, porém sem ter obtido consenso até que Baylis *et al.* lhe deram uma larga difusão na literatura oftalmológica e plástica. Mais recentemente (a partir de 1991) foi publicada várias vezes a experiência de Zarem e Resnick, que descreveram melhor e padronizaram a técnica, definindo as suas indicações.

Estas últimas, inicialmente limitadas à retirada das bolsas adiposas, ampliaram-se graças à introdução de metodologias associadas, como os *peelings* químicos e o *laser resurfacing* para o tratamento da epiderme em excesso, além da utilização desta via como acesso ao terço médio do rosto.

Em 1995 foi então descrito o acesso transconjuntival à bolsa adiposa medial da pálpebra superior, apesar de, neste caso, as indicações logo se terem tornado muito limitadas.

Principalmente na Europa, atualmente, o acesso transcutâneo com a criação do clássico retalho miocutâneo é a metodologia cirúrgica mais comumente utilizada, seja por um maior e habitual conhecimento da anatomia através da "visão de fora", seja pela menor dificuldade de lesão do bulbo ocular e/ou da córnea, além do menor risco de alcançar diretamente estruturas orbitais mais profundas. Além disso, por esta via, a cicatriz externa aparece imperceptível na grandíssima maioria dos casos. Contudo, a retração da pálpebra resulta, a longo prazo, na complicação mais frequente decorrente da abordagem transcutânea. A forma mais leve de retração se expressa na forma de uma pequena depressão na parte mais lateral da pálpebra, de modo a conferir a esta um aspecto arredondado. Além do mais, este aspecto arredondado pode ser acentuado pela cicatriz presente no nível do canto externo, que às vezes pode distorcer o aspecto alongado e pontiagudo da junção natural entre a pálpebra superior e a pálpebra inferior. Formas mais graves são representadas pelo *scleral show*, responsável pela sintomatologia ligada ao olho seco secundário até uma evaporação maior do líquido lacrimal. Nos casos extremos, a retração palpebral pode resultar no ectrópio manifesto no qual os sintomas ligados ao olho seco e à exposição córnea são ainda mais importantes.

A incidência destes problemas é variável segundo as estatísticas mas, de qualquer maneira, é significativa (estudos dos anos 1990 falam de retrações em torno de 15% dos casos operados). A retração é, na maioria dos casos, relacionada com uma retirada excessiva de epiderme como tentativa de reduzir as rugas palpebrais mais finas, além da epiderme realmente em excesso. Como consequência disso, nestes casos, a pálpebra deve suportar parte do peso dos tecidos moles da porção superior da face com consequente retração. Todavia, pequenas retrações são possíveis também nos casos em que não seja realizada a ressecção cutânea. De fato, a desnervação do orbicular em sua porção pré-tarsal, associada à distorção cicatricial das estruturas violadas cirurgicamente pode levar a um mau posicionamento da pálpebra. Os partidários do acesso transconjuntival afirmam que por esta via as retrações são quase nulas, justo porque o septo orbital permanece íntegro e a inervação do orbicular conserva-se intacta.

A reticência de muitos em utilizar esta metodologia resulta, principalmente, de dois tipos de fatores. Em primeiro lugar o temor, por parte do cirurgião, de abordar os tecidos palpebrais por uma via pouco conhecida, baseando-se nas mudanças das relações topográficas e da perspectiva anatômica através de uma pálpebra esticada por um retrator.

Em segundo lugar, mas certamente esta é a razão mais importante, a dificuldade em tratar a epiderme eventualmente em excesso. De fato, inicialmente, a indicação para a blefaroplastia inferior transconjuntival era reservada a pacientes jovens com uma herniação da gordura periorbitária prematura ou congênita, nos quais o excesso de pele era muito reduzido ou ausente. Atualmente foram introduzidos alguns procedimentos para prevenir este problema. De fato, é possível a retirada cutânea, deixando a musculatura situada abaixo íntegra através da *pinch technique* ou através da criação de um retalho exclusivamente cutâneo; ambos os métodos, porém, possuem o problema de criar uma cicatriz potencialmente visível. A introdução dos *peelings* químicos com ácido tricloroacético ou fenol, ou então a utilização do *resurfacing* a *laser* associado à blefaroplastia, ampliaram sensivelmente a extensão de pacientes que se podem beneficiar do tratamento transconjuntival.

O raciocínio é diferente no que diz respeito à blefaroplastia transconjuntival superior principalmente porque as sequelas cicatriciais indesejadas, secundárias ao acesso cutâneo, são muito reduzidas. Além disso, a bolsa adiposa medial secundária pode ser atingida através da via transconjuntival. Como consequência disso, hoje em dia as indicações são reservadas a pacientes jovens com um excesso de epiderme reduzido ou ausente, ou então a pacientes que tenham um resíduo de bolsa adiposa medial secundária de uma intervenção pregressa de blefaroplastia tradicional. Também para a pálpebra superior, a associação de outros procedimentos como o *brow-lift* endoscópico e o *resurfacing* a *laser*, pode ampliar o número de pacientes tratáveis por via transconjuntival superior, já que deste modo pode ser resolvido, de forma parcial, o excesso cutâneo de localização palpebral.

ANATOMIA

Para uma compreensão correta do acesso cirúrgico e para uma execução segura da intervenção, são indispensáveis algumas referências anatômicas.

Pálpebra inferior

A superfície posterior do tarso, côncava, é coberta pela conjuntiva, enquanto a sua margem inferior tem uma conexão aponeurótica dupla com a fáscia capsulopalpebral e com o septo orbital.

A fáscia capsulopalpebral é uma expansão do músculo capsulopalpebral, parte do músculo reto inferior, que se divide nas proximidades do músculo oblíquo inferior, antes de se reunir, e mais cranialmente, de inserir-se, no tarso. Esta fáscia é coberta profundamente pelas fibras do músculo retrator e pela conjuntiva até o *fundo-de-saco*.

O septo orbital origina-se inferiormente do arco marginal para depois se posicionar sobre a face posterior do músculo orbicular inferior, também coberto pela subepiderme e pela epiderme. Superiormente este se funde com a fáscia capsulopalpebral em um percurso de cerca de 2-6 mm antes de se inserir na margem inferior do tarso. Portanto, a pálpebra pode ser subdivida em uma lamela externa constituída pela epiderme e pelo músculo orbicular; por uma lamela mediana constituída pelo septo orbital e, inferiormente, pela gordura periorbital e por uma lamela interna, posterior à própria gordura, constituída pela fáscia capsulopalpebral e pela conjuntiva.

A gordura periorbital é subdividida em três compartimentos: medial, central e lateral e apoia-se no pavimento orbital próximo à margem. Estes compartimentos são delimitados pelo músculo oblíquo inferior.

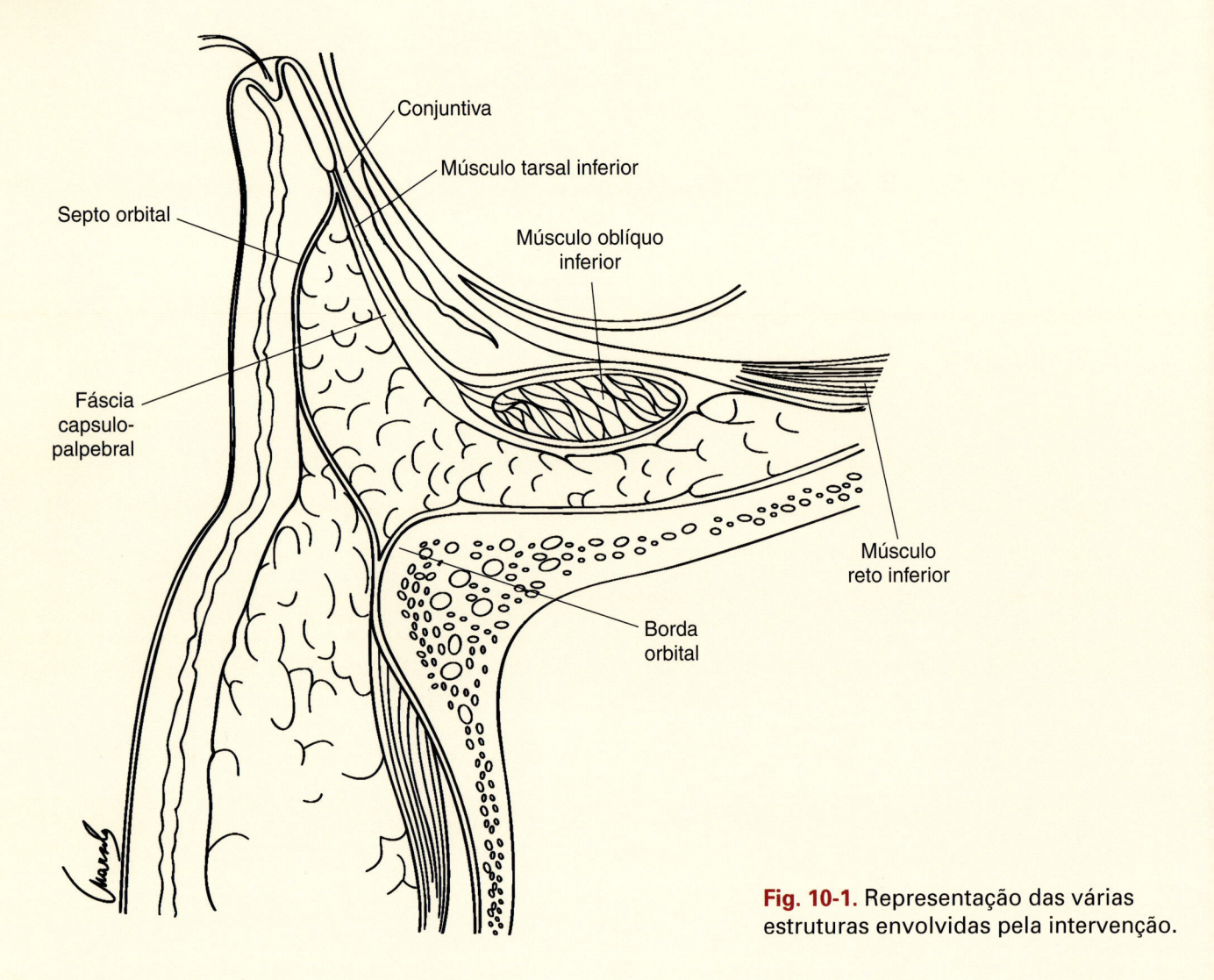

Fig. 10-1. Representação das várias estruturas envolvidas pela intervenção.

Este músculo se insere próximo ao orifício do canal nasolacrimal, próximo à porção anteromedial do pavimento orbital, para depois se dirigir posterolateralmente cruzando abaixo o músculo reto orbital.

O ventre do próprio músculo divide o compartimento medial do compartimento central, enquanto uma expansão arqueada deste vai inserir-se na porção anterolateral da rima orbital, separando, deste modo, o compartimento central do lateral.

Yousif publicou um estudo anatômico sobre as dimensões das estruturas anatômicas envolvidas no acesso transpalpebral inferior: a altura média do tarso é de 4,4 mm, da sua margem inferior ao septo orbital e a fáscia capsulopalpebral são fundidas por um trecho de no máximo 6 mm; a distância média do fórnice à margem orbital é de 14,2 mm.

Em decorrência disso, não se pode localizar diretamente a gordura a uma distância de ao menos 9 mm da margem orbital com a pálpebra tracionada.

Sob o ponto de vista da anatomia topográfica, a abordagem transconjuntival permite alcançar as bolsas adiposas através de dois planos de descolamento:

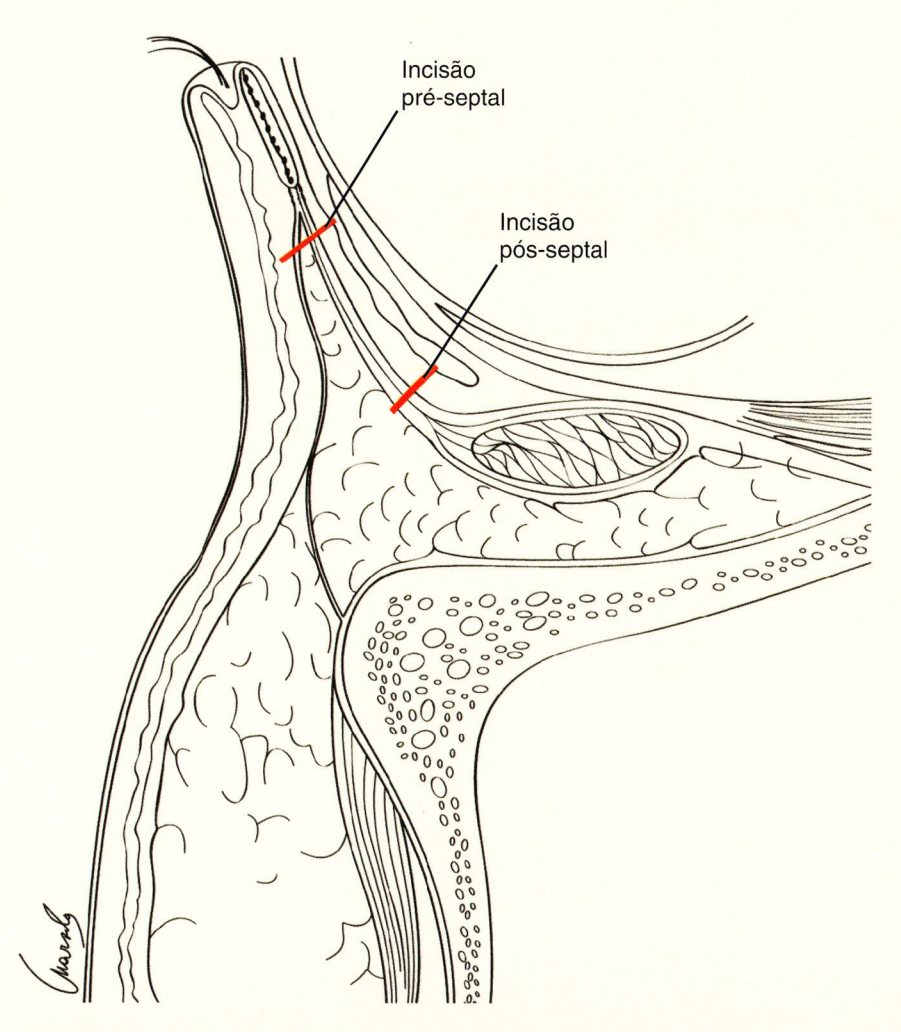

Capítulo 10 ♦ BLEFAROPLASTIA TRANSCONJUNTIVAL   **101**

Incisão pré-septal

Incisão pós-septal

Figs. 10-2, 10-3. Representação dos acessos pré- e pós-septais.

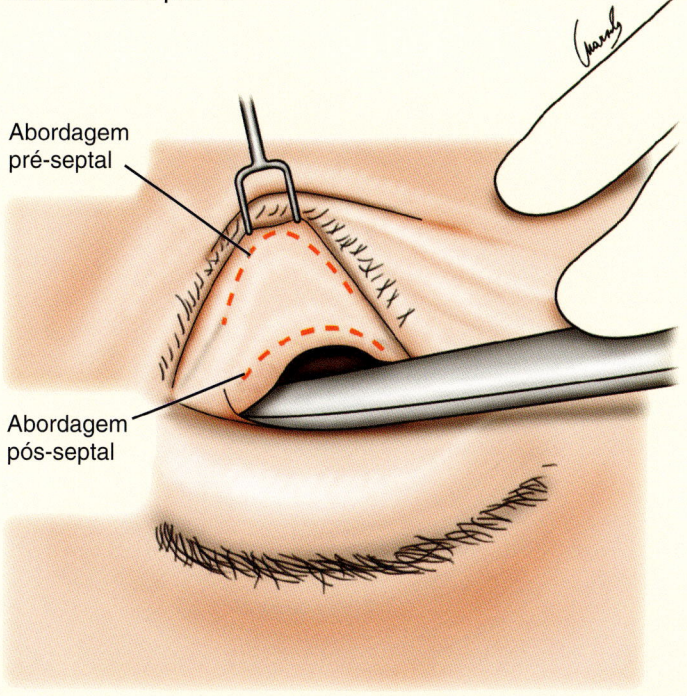

Abordagem pré-septal

Abordagem pós-septal

1) *Plano pré-septal*. Neste caso a conjuntiva e a estrutura aponeurótica são cortadas a cerca de 2 mm da margem tarsal inferior e o descolamento é efetuado entre o septo e a superfície superior do orbicular. É um plano de descolamento quase exangue e a gordura, estando contida pelo septo orbital, não se protrai no campo operatório.
2) *Plano retrosseptal*. A conjuntiva é incisada mais abaixo com relação ao plano anterior, a cerca de 5 mm da margem tarsal inferior. Junto a esta é incisada a fáscia capsulopalpebral, poupando, portanto, a integridade do septo orbital. Neste caso as bolsas adiposas são alcançadas diretamente e, portanto, protraem-se no campo cirúrgico.

Pálpebra superior

A pálpebra superior pode ser dividida anatomicamente, na região do sulco supratarsal, em uma porção tarsal e uma porção orbital. Este sulco dista cerca de 3-5 mm da margem superior do tarso e é constituído pela fusão da aponeurose do

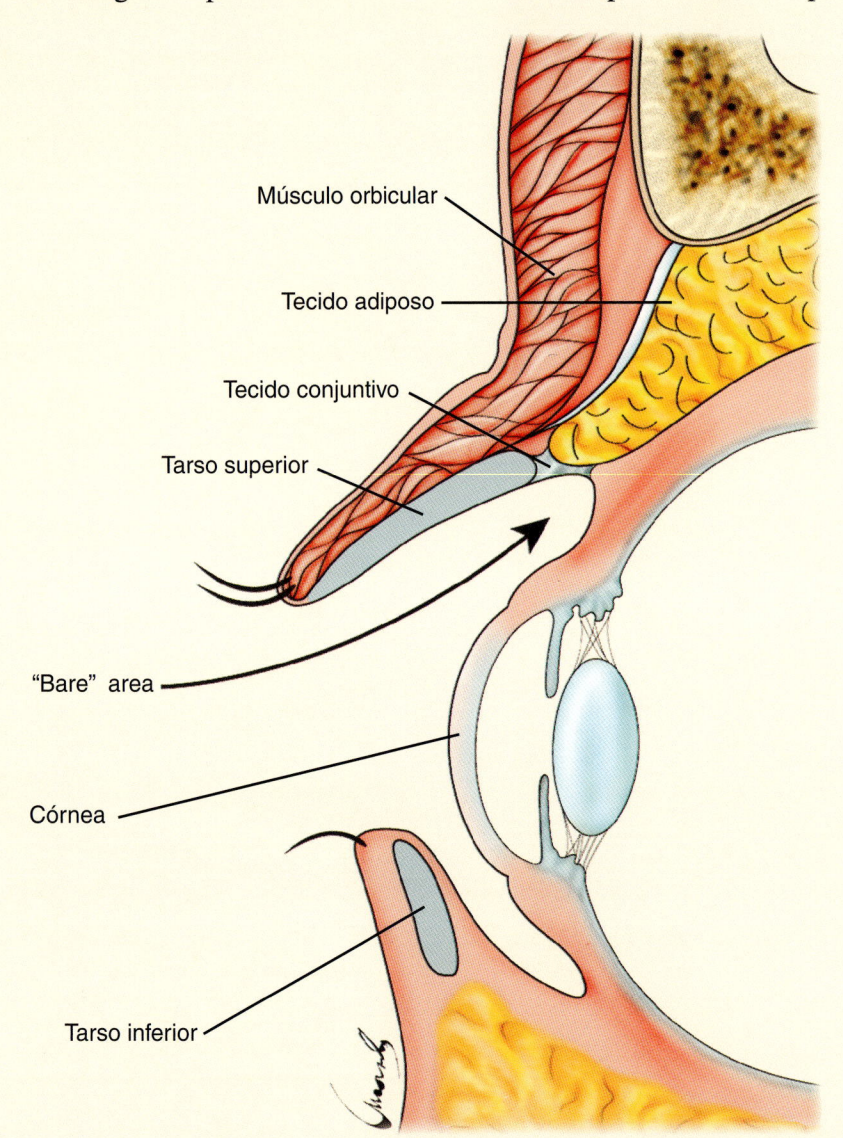

Fig. 10-4. Pálpebra superior: representação da via de acesso.

músculo elevador, pelo septo orbitário e pela fáscia sobre a superfície posterior do orbicular.

Esta fusão funciona como contenção da gordura periorbitária, que então pode herniar para a frente e não para baixo. Porém, esta linha de fusão é mais baixa lateralmente e mais alta medialmente. Além disso, o **corneto lateral do músculo elevador** é mais baixo do que o **corneto** medial e, portanto, a gordura medial situa-se mais abaixo com relação ao próprio **corneto**. Esta constituição anatômica possibilita a herniação do compartimento medial em direção à conjuntiva (enquanto o outro compartimento é inacessível por esta via, já que é coberto pelo músculo elevador) e pode-se extirpá-lo sem o risco de lesionar o músculo elevador. Deste modo, a conjuntiva se encontra medialmente a cerca de 4 mm da margem superior do tarso, coberta exclusivamente por um fino extrato de tecido conjuntivo.

Esta localização, definida por Guerra como *bare area* da conjuntiva, representa a via direta ao compartimento adiposo medial.

INDICAÇÕES

Blefaroplastia inferior transconjuntival

A blefaroplastia inferior transconjuntival por via retrosseptal é indicada basicamente para dois grupos de pacientes:

1) Pacientes jovens com herniação da gordura orbital e um sistema músculo aponeurótico com boa sustentação.
2) Pacientes mais idosos com excesso de tecido adiposo com epiderme com rugas finas e sistema musculoaponeurótico frouxo. Em caso de leve excesso de epiderme é necessário associar um *peeling* químico ou um *resurfacing* a *laser*. Ao contrário, no caso em que a epiderme seja decididamente excessiva é necessário associar a retirada desta através de um retalho exclusivamente cutâneo ou através da *pinch blefaroplasty*, ou então se voltar para a blefaroplastia transcutânea tradicional.

A via pré-septal pode ser indicada nos casos em que se torne necessária uma redistribuição da gordura periorbital alternativa à sua retirada. Este acesso pode ser indicado, inclusive, a pacientes com alto risco de cicatrizes discrômicas, hipertróficas ou queloides.

Blefaroplastia superior transconjuntival

A blefaroplastia superior transconjuntival tem indicações precisas e limitadas. O candidato ideal é o paciente que apresenta exclusivamente uma bolsa adiposa medial com pouquíssimo ou nenhum excesso de epiderme. É também indicada nas blefaroplastias secundárias nas quais tenha restado exclusivamente um excesso adiposo medial.

Pode ser indicada também para pacientes com ptose do supercílio que foram submetidos a um *lifting* frontal e que apresentem uma pseudo-herniação medial sem excesso de epiderme residual.

Para esta metodologia devem ser rejeitados os pacientes com excesso cutâneo e os que possuam uma prega tarsal muito baixa, o que indica uma deiscência da fáscia pré-tarsal ou da inserção aponeurótica. Tampouco devem ser aceitos os pacientes que necessitam de retirada de tecido adiposo na porção centrolateral.

AVALIAÇÃO PRÉ-OPERATÓRIA

Como em todos os tratamentos cirúrgicos, é necessária uma coleta dos dados de anamnese. Também é importante uma anamnese oftalmológica cuidadosa; em caso de dúvida é indicado um checape oftalmológico (Capítulo 17).

O exame local objetivo deve compreender:

- Avaliação e localização das bolsas adiposas com o olhar para cima. Deve ser considerado, também, o volume de cada acúmulo adiposo.
- Avaliação da frouxidão do septo músculo ligamentoso com o *pinching test* (em caso de risco de ectrópio deve ser considerada a possibilidade de se associar uma cantopexia ou uma suspensão do tarso).
- Avaliação de quantidade, qualidade e cor da pele.
- Avaliação de junção entre a pálpebra e a face (reposicionamento/retirada da gordura).

TÉCNICA CIRÚRGICA

Blefaroplastia inferior

Em linhas gerais, a intervenção é realizada com anestesia local. No caso de serem programados procedimentos cirúrgicos associados, poderiam ser mais apropriadas uma sedação profunda ou uma anestesia geral.

São utilizadas algumas gotas de anestésico local tópico para anestesiar a córnea e a conjuntiva. Além disso, é necessário associar uma anestesia local para a infiltração dos tecidos, por exemplo, lidocaína a 0,5% com adrenalina. A infiltra-

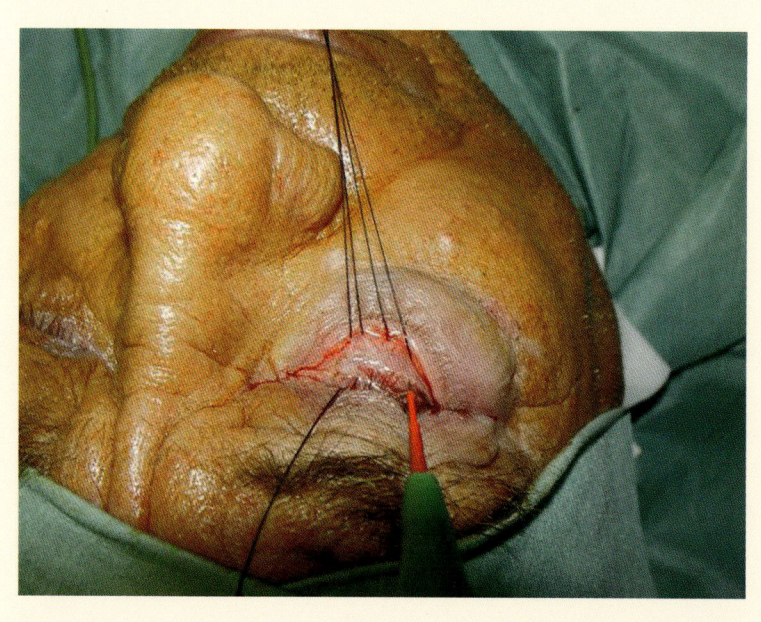

Fig. 10-5. Dois pontos de sutura em seda 2-0 são colocados através da conjuntiva um pouco acima do fórnice. Dois outros pontos de seda são colocados nas proximidades da margem orbital e servem para tracionar para baixo.

ção com agulha de 30G é primeiramente efetuada por via transcutânea, na região do contorno orbital inferior e depois por via transconjuntival do canto medial ao canto lateral, para uma quantidade total de anestésico de cerca de 3 cc por lado.

O cirurgião se posiciona posteriormente à cabeça do paciente e insere os protetores oculares de tamanho adequado. Dois pontos de sutura em seda 2-0 são posicionados medialmente e lateralmente através da conjuntiva pouco acima do fórnice. Depois de colocados em leve tração, estes dão uma proteção adicional ao globo ocular, além de tornar mais fácil a dissecção. Outros dois pontos em seda são posicionados em proximidade da margem orbital e atuam tracionando para baixo. Como alternativa a estes dois últimos pontos podem ser colocados dois retratores de Blair.

Acesso pré-septal

Esta via possibilita o acesso às bolsas adiposas através do septo orbital, preservando a integridade do músculo orbicular e da epiderme. Através desta abordagem é possível alcançar também a margem orbital e a partir desta o terço médio do rosto. A incisão é realizada a cerca de 2 mm da margem inferior do plano tarsal, que pode ser facilmente visualizado através da conjuntiva com a pálpebra evertida. Habitualmente, realiza-se uma única incisão, que se estende por todo o comprimento da pálpebra. É importante que esta seja mantida, na sua porção medial, a uma distância de pelo menos 4 mm do ponto lacrimal. Pode ser efetuada com bisturi, diretamente com tesoura de ponta ou com o eletrobisturi com ponta Colorado, sendo este o preferido, pois possibilita uma hemostase imediata. O controle do sangramento deve ser meticuloso de modo a permitir uma visão correta dos planos anatômicos de descolamento. A incisão neste local atravessa a conjuntiva, a fáscia capsulopalpebral e o septo orbital no ponto exato onde estas estão aderidas e possibilita alcançar o espaço retromuscular. Realiza-se, então, com a ajuda de uma leve tração exercida nos fios de apoio, a dissecção no plano de clivagem entre o septo orbital e o músculo orbicular. Este plano se apresenta quase exangue, pequenos sangramentos eventuais são facilmente controlados. É útil posicionar neste momento um retrator de Desmarres, apoiado à margem orbital, que traciona para baixo. A dissecção continua até que se alcance a margem orbital. Nesta fase, as três bolsas adiposas tornam-se visíveis através do septo orbital, especialmente se for exercida uma leve pressão no globo ocular. Neste ponto, o septo orbital é aberto através de três pequenas incisões, na altura das três bolsas, e o tecido adiposo torna-se livre para protrair-se no plano de dissecção.

Acesso retrosseptal

Esta é a via mais direta para as bolsas adiposas e preserva a integridade tanto do músculo orbicular quanto do septo orbital. A incisão é realizada a cerca de 5 mm da margem inferior do tarso, ou, genericamente, na metade do trecho entre este último e o fórnice.

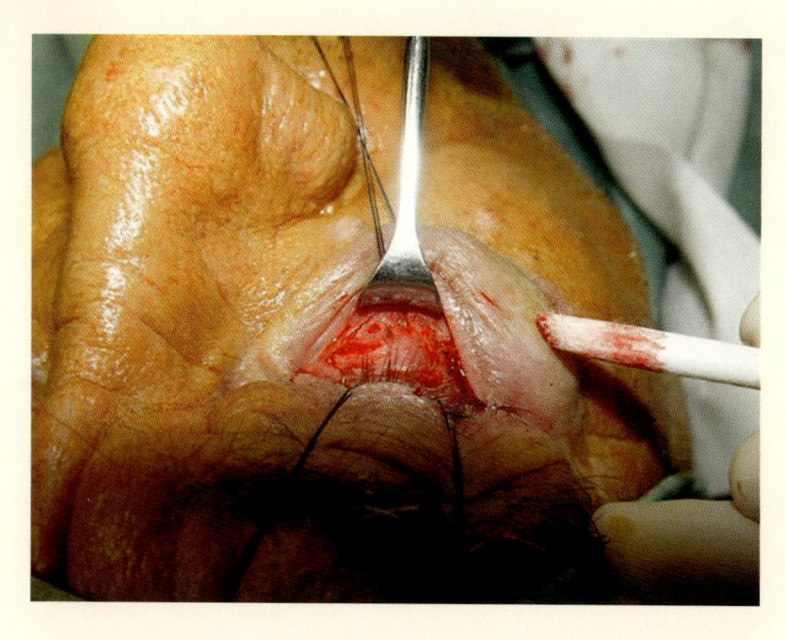

Fig. 10-6. Acesso retrosseptal.

Incisões muito baixas devem ser evitadas, por um lado pelo risco de sinéquia na região do fórnice, e por outro pela proximidade do músculo oblíquo inferior. Alguns autores preferem duas incisões: uma na altura do compartimento medial e uma na altura do compartimento mediano e lateral, deixando, portanto, uma ponte íntegra de conjuntiva, próxima ao músculo oblíquo inferior, com o objetivo de minimizar o risco de lesão deste.

A incisão pode dividir ao mesmo tempo a conjuntiva e a fáscia capsulopalpebral; em outros casos a fáscia é mais espessa e habitualmente precisa ser incisada com a ponta da tesoura.

O posicionamento de um retrator de Desmarres (melhor se for revestido) e uma leve pressão no globo ocular possibilitam a protrusão da gordura diretamente no campo operatório.

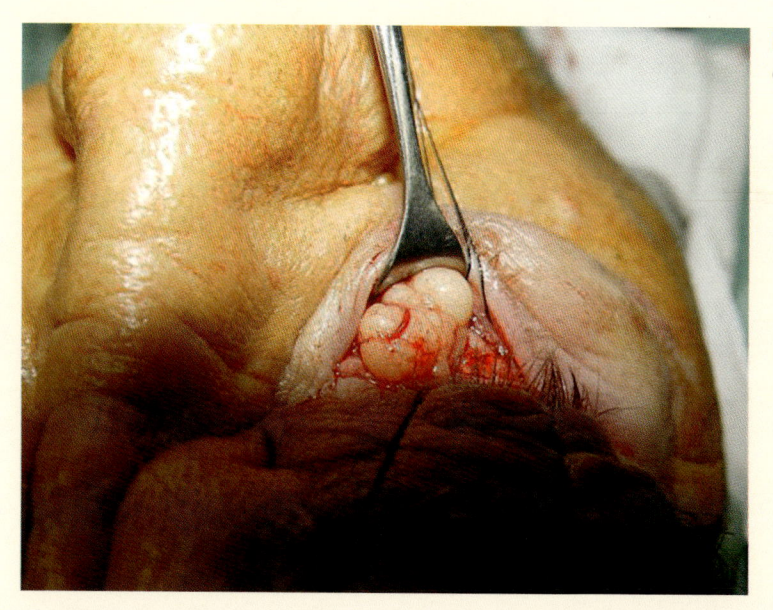

Fig. 10-7. Protrusão da bolsa medial no campo operatório.

Fig. 10-8. Visão da bolsa central depois da retirada da medial.

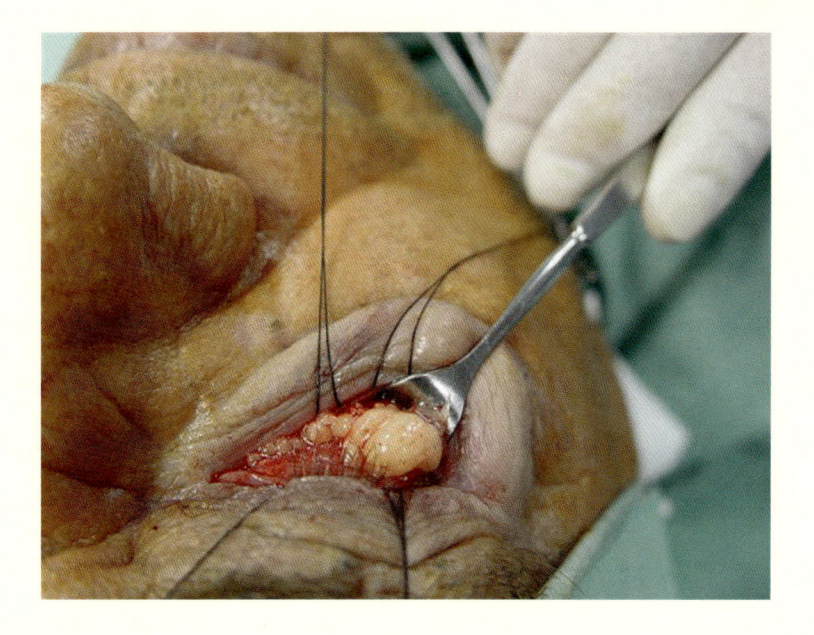

Depois de liberado, o tecido adiposo está pronto para ser retirado. Isto acontece com facilidade com o eletrobisturi com ponta Colorado apoiando o tecido adiposo sob tração no Desmarres revestido. É conveniente retirar antes a bolsa medial de modo a facilitar a exposição e a retirada da bolsa central. Deve-se prestar a máxima atenção a fim de não lesar o músculo oblíquo inferior. A tração do tecido adiposo além da margem orbital garante que o músculo não seja pinçado junto com a gordura, que está para ser retirada.

O compartimento lateral formado por tecido adiposo menos denso e em menor quantidade com relação aos outros é o que mais facilmente é retirado de maneira insuficiente. De fato, este é isolado da fáscia arqueada, expansão do oblíquo, que deve ser incisa para acessar a dissecção.

Fig. 10-9. Bolsa adiposa lateral e medial exposta.

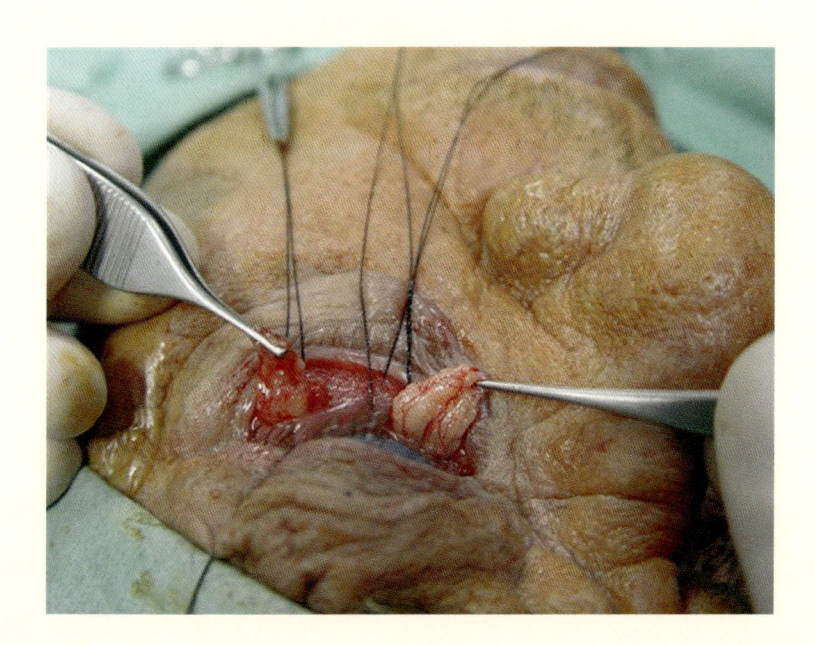

Em teoria, a quantidade de gordura a ser retirada é a que ultrapassa a margem orbital inferior quando o bulbo é sujeito a uma leve pressão.

Um controle atento da hemostase é indispensável antes da remoção do retrator, dos pontos de tração em seda e do protetor córneo. Prossegue-se com a irrigação do saco conjuntival com solução salina e com a utilização de pomada antibiótica. Geralmente não se realiza a sutura da incisão conjuntival ainda que esta seja aconselhada por diversos autores; neste caso é efetuada uma sutura contínua intraconjuntival ou, então, transcutânea. A sutura possibilita o reposicionamento da conjuntiva e dos músculos retratores, cuja descontinuidade pode levar, no pós-operatório, a uma pequena e momentânea disfunção, que se manifesta com a incapacidade da pálpebra inferior de descer durante o olhar para baixo.

É necessário lembrar que o acesso pré-septal permite, com relação às indicações, o reposicionamento da gordura mais à frente da margem orbital, de modo semelhante àquele realizado com a blefaroplastia tradicional.

Como foi lembrado na introdução, às vezes é necessário passar ao tratamento da epiderme eventualmente em excesso, que pode ser submetida a um *peeling* químico (p. ex., TCA a 35% associado à solução de Jessner) ou a um *resurfacing* a *laser*. Como alternativa, a epiderme pode ser retirada diretamente com a *pinch technique* ou, nos casos com maior frouxidão, pode-se esculpir e retirar um retalho exclusivamente cutâneo.

No pós-operatório, de modo análogo à blefaroplastia tradicional, recomenda-se a posição elevada da cabeça e a utilização de gelo nas primeiras 48 horas.

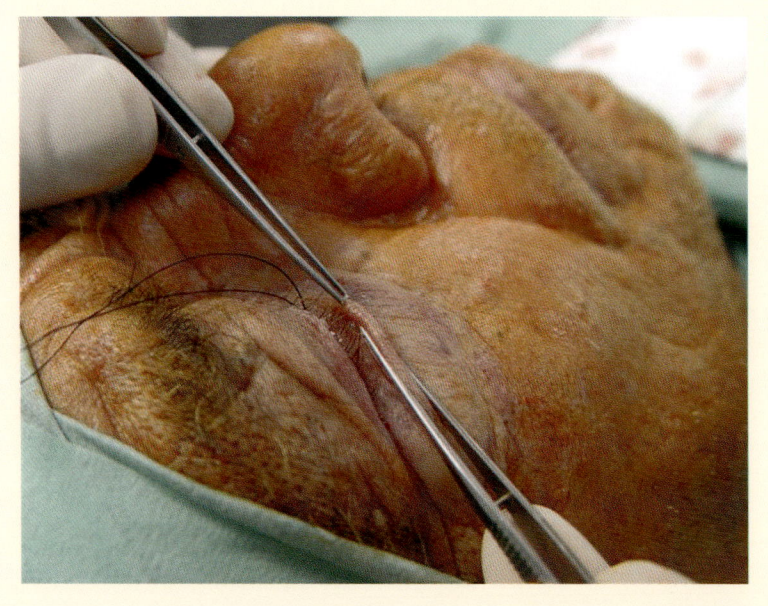

Fig. 10-10. Avaliação da epiderme com a *pinch technique*.

Blefaroplastia superior

A intervenção é comumente realizada com anestesia local. No caso de terem sido programados procedimentos adicionais, é preferível a realização com anestesia geral. Efetua-se uma anestesia tópica no bulbo ocular antes de posicionar o protetor córneo, para depois passar à anestesia local com **adrenalina**, tanto em nível cutâneo quanto em nível conjuntival.

Expõem-se, então, a *bare area* com o retrator de Desmarres de modo a incisar a conjuntiva a cerca de 4 mm da margem superior do tarso. Esta incisão pode ser realizada de diversas maneiras: com bisturi, com eletrobisturi com ponta Colorado, ou diretamente com a tesoura. A incisão deve estender-se, no máximo, por 8 mm e deve-se manter na posição mais medial da pálpebra superior. Prossegue-se então com a dissecção com tesoura em direção ao osso parietal contralateral. Esta dissecção possibilita que se transpasse facilmente o fino estrato de tecido conjuntivo e torna a bolsa adiposa medial facilmente acessível, e esta se protrai através da incisão conjuntival com facilidade. A incisão de pequenas dimensões e a direção de dissecção enunciadas acima são as duas condições principais para tornar seguro o procedimento cirúrgico. Desta maneira evita-se, por um lado, uma lesão eventual do corneto medial do elevador e, por outro evita-se danificar a tróclea situada na porção medial da órbita, súpero-posteriormente à área de dissecção descrita.

A gordura é então pinçada e extraída, prestando-se atenção à coagulação da base. Como alternativa é possível extrair a bolsa adiposa diretamente com o eletrocautério.

A quantidade de gordura a ser retirada está relacionada com aquilo que se protrai através da incisão e com aquilo que pode ser evidenciado quando se olha externamente a pálpebra com o bulbo ocular levemente comprimido.

Normalmente não se sutura a incisão conjuntival.

Fig. 10-11. Blefaroplastia transconjuntival superior: exposição da bolsa adiposa medial.

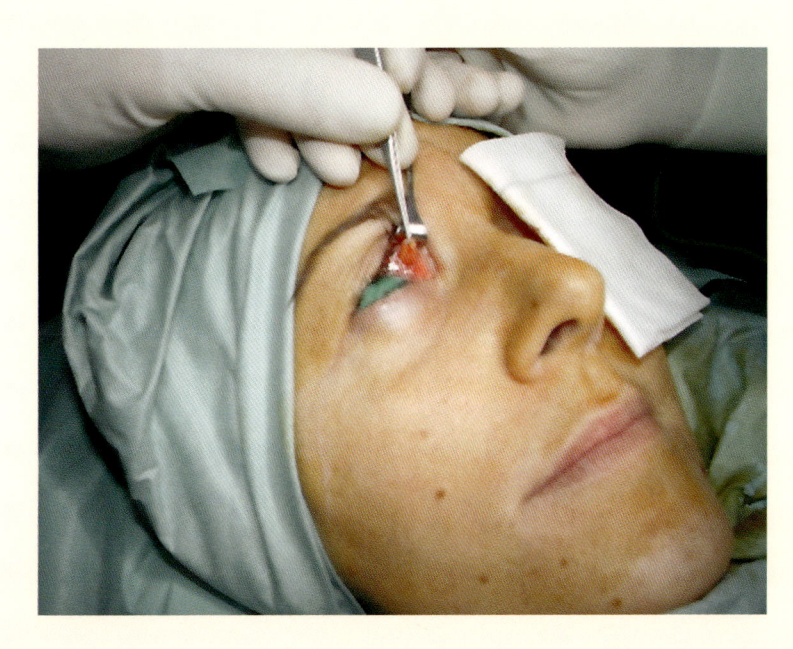

COMPLICAÇÕES

As complicações secundárias da blefaroplastia transconjuntival inferior descritas na literatura são bastante raras. A mais frequente, ainda que não possa ser considerada uma complicação verdadeira, mas mais como um erro de técnica e de avaliação, é a retirada insuficiente de tecido adiposo próximo ao compartimento lateral da pálpebra inferior. Como foi lembrado anteriormente, uma lâmina de tecido fibroso envolve a bolsa lateral. Esta fáscia deve ser cortada para se poder acessar a gordura.

A formação de granulomas piogênicos foi já descrita na literatura. Supõe-se que isto possa acontecer como consequência do fechamento da conjuntiva com pontos de sutura. Na realidade, isto aconteceu também nos casos em que a ferida foi deixada aberta. A hipótese mais provável é que o granuloma se origine como consequência de uma irritação crônica, que causa um crescimento anômalo de tecido de granulação. Portanto, a prevenção consiste principalmente em evitar que os resíduos de tecido adiposo possam protrair-se na ferida durante o período de restabelecimento, retardando este processo. Como alternativa é necessária a utilização de pomadas antibióticas, que, ao chegar à subepiderme através da ferida, causam reação de corpo estranho ou irritação crônica.

Em pacientes com tecidos palpebrais frouxos foi verificada uma momentânea retração palpebral com consequente ressecamento ocular. Esta reação parece estar ligada ao edema e, portanto, pode ser resolvida com o desaparecimento deste.

A equimose deve ser considerada uma sequela quase rotineira, enquanto a quemose conjuntival é uma possível reação a fármacos que foram utilizados localmente no pós-operatório. Foi descrita diplopia pós-operatória secundária à lesão da musculatura extraocular (oblíquo inferior e reto inferior em particular). Esta musculatura é separada da gordura da fáscia de Tenon, tecido conjuntival que circunda o globo e a musculatura até as inserções. Uma incisão adjacente ao bulbo pode ultrapassar a fáscia de Tenon e pode danificar diretamente o oblíquo e o reto inferior. Para evitar incorrer em uma lesão muscular, é prudente incidir a conjuntiva a pelo menos 10 mm do limbo corneoescleral. Também é extremamente útil tracionar e mover com delicadeza a gordura a ser retirada, de modo a evidenciar movimentos eventuais do bulbo, que indicam uma carga involuntária dos próprios tecidos musculares.

Enfim, no que diz respeito à blefaroplastia superior, existe a possibilidade potencial de lesar o corneto medial da aponeurose do músculo elevador. Isto pode acontecer por incisões muito amplas na região da glabra.

CONCLUSÕES

A blefaroplastia tradicional com abordagem transcutânea é, certamente, uma técnica cirúrgica segura capaz de fornecer bons resultados. A exigência de seguir a via transconjuntival inferior surgiu pela necessidade de minimizar os efeitos indesejados da metodologia tradicional, acima de tudo o risco de uma retração palpebral, que pode acarretar resultados que vão desde o *scleral show* até o ectrópio. Além disso, a retirada de epiderme, que é a causa principal da retração, frequentemente não é capaz de resolver as pequenas rugas presentes no âmbito da pálpebra inferior. Esta retração, em casos desfavoráveis, pode-se manifestar também em pacientes em que a quantidade de epiderme retirada tenha sido mínima. Porém, é necessário contextualizar a incidência real dos problemas descritos. A literatura relacionada não auxilia muito, por causa da presença de dados discordantes. Recentemente Nahai reportou 3,3% de retração palpebral nos seus casos, enquanto outros autores falam de 15-30%. A maior parte dos cirurgiões (principalmente nos Estados Unidos) que possuem capacidade técnica para realizar ambos os procedimentos, normalmente avalia a presença ou a ausência de epiderme a ser retirada como o fator decisivo na escolha. A via transconjuntival é reservada, exclusivamente, às formas em que não haja a presença de epiderme em excesso. Ao contrário, outros autores consideram o procedimento indicado cada vez que haja gordura a ser retirada. No caso de a epiderme também estar em excesso, eles a retiram esculpindo um retalho exclusivamente cutâneo ou com a *pinch technique*. Nestes casos é frequentemente recomendada uma cantoplastia ou uma cantopexia. Recentemente, a orientação é considerar cada vez mais o excesso de epiderme como relativo. De fato, uma certa quantidade de epiderme é necessária para recobrir a área residual após a retirada das bolsas adiposas. Como consequência, a tendência é realizar ressecções cutâneas cada vez mais conservativas.

É necessário também lembrar os benefícios que podem ser obtidos no âmbito cutâneo periocular com os *peelings* químicos ou com o *resurfacing* a *laser* efetuados contemporaneamente ao tratamento cirúrgico transconjuntival. Estas metodologias são capazes de reduzir de maneira eficaz as rugas finas perioculares e, ainda que em menor medida, a frouxidão cutânea. Também foi descrito recentemente o tratamento com *laser* CO_2 desfocado da superfície posterior do músculo orbicular, diretamente através da incisão transconjuntival. Os dados preliminares são encorajadores e as indicações são hipertrofia do orbicular e a correção dos festões malares.

Em conclusão, a blefaroplastia transconjuntival inferior pode ter as seguintes indicações:

- Pacientes jovens com bolsas adiposas e sem excesso cutâneo são os candidatos ideais. Nestas circunstâncias, a abordagem mais indicada é a pré-septal.
- Pacientes de pele escura ou com tendência à cicatrização hipertrófica ou formação de queloides.
- Pacientes já operados de blefaroplastia tradicional, nos quais seja necessário retirar uma bolsa residual.
- Pacientes mais velhos, com frouxidão palpebral e pequeno excesso cutâneo. Nestes casos existe alto risco de retração palpebral e, portanto, a via transconjuntival é preferida. O excesso de epiderme ou as rugas palpebrais serão tratados simultaneamente como foi citado acima. A via retrosseptal é a preferida.

A blefaroplastia transconjuntival superior pode ser indicada no tratamento exclusivo de herniação da bolsa adiposa medial. Ou seja, geralmente pacientes jovens sem excesso cutâneo nos quais se quer evitar uma cicatriz externa. Esta metodologia também pode ser útil se for combinada ao *lifting* do supercílio. E, enfim, um excesso adiposo medial, resíduo de uma blefaroplastia tradicional anterior, pode encontrar vantagem nesta abordagem.

BIBLIOGRAFIA

Adamson PA, Strecker HD. *Transcutaneous lower blepharoplasty*. Facial Plast Surg 12(2):171-83; Apr 1986

Camirand A, Doucet J. *Surgical advances. A comprehensive approach to surgical rejuvenation of the eyes*. Aesthetic Plast Surg 20(1):15-22; winter 1996

Carraway JH. *Transconjunctival blepharoplasy*. Plast Reconstr Surg 85(5):830; May 1990

De Castro CC. *A critical analysis of the current surgical concepts for lower blepharoplasy*. Plast Reconstr Surg 1;114(3):785-93; discussion 794-6; Sep 2004

De La Plaza R. *A new transconjunctival retractor*. Plast Reconstr Surg 100(7):1933-5; Dec 1997

De Riu G, Mommaerts M. *Prevention of eyelid retraction following lower blepharoplasty*. Ann Chir Plast Esthet 45(2):110-8; Apr 2000

Dobenhoff TG. *Transconjunctival blepharoplasy: further applications and adjuncts*. Aesthetic Plast Surg 19(6):511-7; Nov-Dec 1995

Ellenborgen R. *Transconjunctival blepharoplasy*. Plast Reconstr Surg 89(3):578; Mar 1992

Fedok FG, Perkins SW. *Transconjunctival blepharoplasty*. Facial Plast Surg 12(2):185-95; Apr 1996

Fryer RH, Reinke KR. *Pyogenic granuloma: a complication of tranconjunctival incisions*. Plast Reconstr Surg 105(4):1565-6; Apr 2000

Ghabrial R, Lisman Rd, Kane MA, Milite J, Richards R. *Diplopia following transconjuntival blepharoplasty*. Plast Reconstr Surg 102(4):1219-25; Sep 1998

Gilbert SE. *Transconjunctival blepharoplasy with chemoexfoliation*. Ann Plast Surg 37(1):24-9; Jul 1996

Goldberg RA. *Transconjunctival orbital fat repositioning: transposition of orbital fat pedicles into a subperiosteal pocket*. Plast Reconstr Surg 105(2):743-8; discussion 749-52; Feb 2000

Guardin MM. *Caution advised regarding transconjunctival lower lid blepharoplasty*. Plast Reconstr Surg 90(4):731-2; Oct 1992

Guerra AB, Berger A, Black EB 3rd, Nguyen AH, Metzinger RC, Metzinger SE. *The bare area of the upper conjunctiva: a closer look at the anatomy of transconjunctival upper blepharoplasty*. Plast Reconstr Surg 15;111(5):1717-22; Apr 2003

Guerra AB, Metzinger SE, Black EB 3rd. *Transconjunctival upper blepharoplasy: a safe and effective addition to facial rejuvenation techniques*. Ann Plast Surg 48(5):528-33; May 2002

Hester TR Jr, McCord CD, Nahai F, Sassoon EM, Codner Ma. *Expanded applications for transconjunctival lower lid blepharoplasy*. Plast reconstr Surg 108(1):271-2; Jul 2001

Januszkiewicz JS, Nahai F. *Transconjunctival upper blepharoplasty*. Plast Reconstr Surg 103(3):1015-8; discussion 1019; Mar 1999

Kavouni A, Stanek JJ. *Lower eyelid cysts following transconjunctival blepharoplasty*. Plast Reconstr Surg 109(1):400-1; Jan 2002

Lorenz HP, Longaker MT, Kawamoto HK Jr. *Primary and secondary orbit surgery: the transconjunctival approach*. Plast Reconstr Surg 103(4):1124-8; Apr 1999

Mahe E. *Lower lid blepharoplasy- The transconjunctival approach: extended indications*. Aesthetic Plast Surg 22(1):1-8; Jan-Feb 1998

Mahe E, Camblin J. *Lower lid blepharoplasy: "the transconjunctival" approach*. Ann Chir Plast 23(3):171-5; 1978

Martin-Granizo R, Rodriguez-Campo F. *Suturing transconjunctival incision: the transpalpebral intraconjunctival suture*. Plast Reconstr Surg 100(5):135; Oct 1997

Mowlavi A, Neumeister MW, Wilhelmi BJ. *Lower blepharoplasy using bony anatomical landmarks to identify and avoid injury to the inferior oblique muscle*. Plast Reconstr Surg 110(5):1318-22; discussion 1323-4; Oct 2002

Netscher DT, Patrinely JR, Peltier M, Polsen C, Thornby. *Transconjunctival versus transcutaneous lower eyelid blepharoplasy: a prospective study*. Plast Reconstr Surg 96(5):1053-60; Oct 1995

Ousterhout DK. *Transconjunctival lower eyelid blepharoplasy*. Plast Reconstr Surg 89(6):1176; Jun 1992

Patel BC, Anderson RL. *Transconjunctival blepharoplasty*. Plast Reconstr Surg 97(7):1514-5; Jun 1996

Rizk SS, Matarasso A. *Lower eyelid blepharoplasty: analysis of indications and the treatment of 100 patients*. Plast Reconstr Surg 111(3):1299-306; discussion 1307-8; Mar 2003

Seckel BR, Kovanda CJ, Cetrulo CL Jr, Passmore AK, Meneses PG, White T. *Laser blepharoplasy with transconjunctival orbicularis muscle/septum tightening and periocular skin resurfacing: a safe and advantageous techinique*. Plast Reconstr Surg 106(5):1127-41; discussion 1142-5; Oct 2000

Tipton JB. *Prioriy regarding transconjunctival blepharoplasy*. Plast Reconstr Surg 89(4):765; Apr 1992

Tomlinson FB, Hovey LM. *Transconjunctival lower lid blepharoplasy for removal of fat*. Plast Reconstr Surg 56(3):314-; Sep 1975

Trelles MA, Baker SS, Ting J, Toregard MB. *Carbon dioxide laser tranconjunctival lower lid blepharoplasty complications*. Ann Plast Surg 37(5):465-8; Nov 1996

Trelles MA, Garcia L. *Complications in laser transconjunctival lower blepharoplasy*. Ann Plast Surg 39(1):105-6; Jul 1997

Waldman SR. *Transconjunctival blepharoplasty: minimizing the risks of lower lid blepharoplasy*. Facial Plast Surg 10(1):27-41; Jan 1994

Weber PJ, Wulc AE, Foster J. *Transconjunctival upper blepharoplasty*. Plast Reconstr Surg 105(2):803; Feb 2000

Weber PJ, Wulc AE, Foster J. *Transconjunctival upper blepharoplasty*. Plast Reconstr Surg 104(7):2333-4; Dec 1999

Yousif NJ, Sondrman P, Dzwierzynski WW, Larson DL. *Anatomic consideration in transconjunctival blepharoplasty*. Plast Reconstr Surg 96(6):1271-6; discussion 1277-8; Nov 1995

Zarem HA, Resnick JI. *Expanded application for transconjunctival lower lid blepharoplasy*. Plast Reconstr Surg 88(2):215-20; discussion 221; Aug 1991

Zarem HA, Resnick Jl. *Expanded applications for transconjunctival lower lid blepharoplasy*. Plast Reconstr Surg 103(3):1041-3; discussion 1044-5; Mar 1999

Zarem HA, Resnick Jl. *Minimizing deformity in lower blepharoplasy: The transconjunctival approach*. Clin Plast Surg 20(2):317-21; Apr 1993

Zarem HA, Resnick Jl. *Operative technique for transconjunctival lower blepharoplasy*. Clin Plast Surg 19(2):351-6; Apr 1992

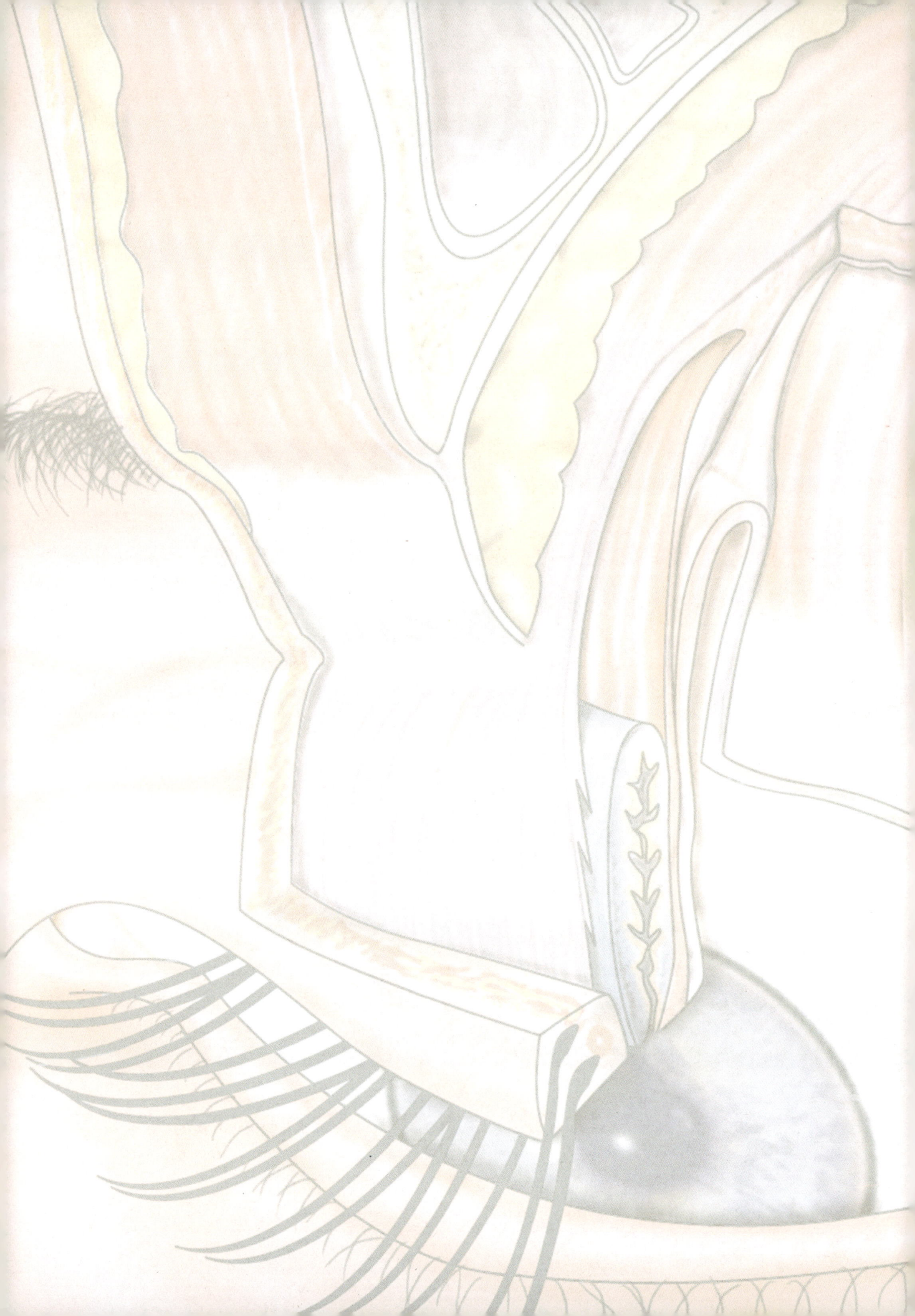

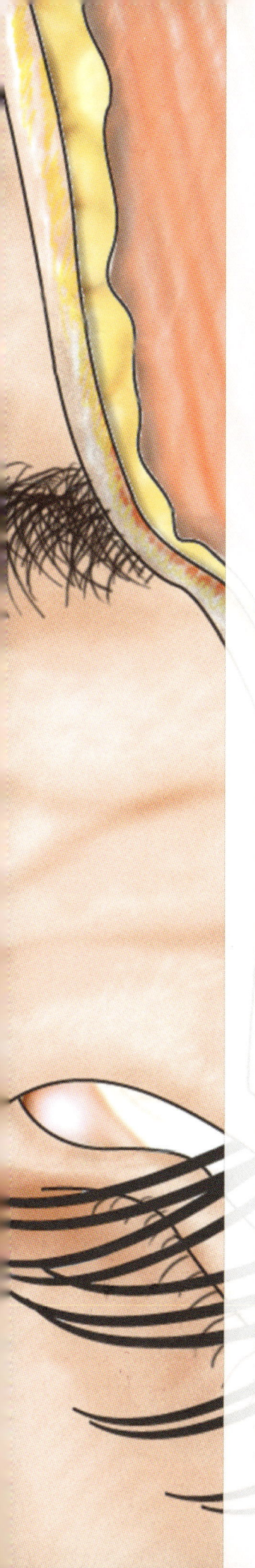

11
BLEFAROPLASTIA – REPOSICIONAMENTO DA GORDURA ORBITAL

Nicolò Scuderi, Stefano Chiummariello, Andrea Figus

A região orbitária é muito delicada para tratar porque cada intervenção cirúrgica externa os seus efeitos na expressão do temperamento e dos sentimentos, definidos por mudanças emocionais, que são visualizadas através das modificações feitas pelas pálpebras e pela região periorbital. Portanto, realmente não surpreende o fato de que a blefaroplastia seja o procedimento mais comum de rejuvenescimento do rosto.

A blefaroplastia superior é um dos procedimentos cirúrgicos do rejuvenescimento do rosto mais previsíveis. O efeito é quase sempre permanente e as cicatrizes, bem escondidas, são aceitas facilmente pelos pacientes. Quando realizada corretamente, o cirurgião e o paciente ficam satisfeitos com a simplicidade relativa da técnica, pela melhora no aspecto externo do rosto, pela convalescência rápida e descomplicada e pelo aparecimento raro de complicações. Ao contrário, a blefaroplastia inferior frequentemente é fonte de insatisfação, pois com o sorriso as linhas cutâneas podem parecer mais rígidas e a órbita mais encovada e funda. O olho juvenil não deve evidenciar a rima orbital e, portanto, o conteúdo da órbita deve permanecer fixo e o músculo orbicular em tensão.

São três os fatores do envelhecimento da região palpebral: modificações intrínsecas da epiderme e do músculo orbicular, da gordura periorbital e do septo orbital e das estruturas de suporte das pálpebras. Até a metade dos anos 1980 existia uma grande tendência à remoção de epiderme e gordura excedentes. A remoção da gordura, que produz um resultado decididamente atraente a curto prazo, pode contribuir na acentuação de uma enoftalmia e de uma pseudoptose palpebral senil, que se manifesta fisiologicamente com as modificações involutivas destas estruturas no processo de envelhecimento. Nos últimos tempos foi privilegiada uma abordagem mais conservadora da gordura orbital inclusive porque com o

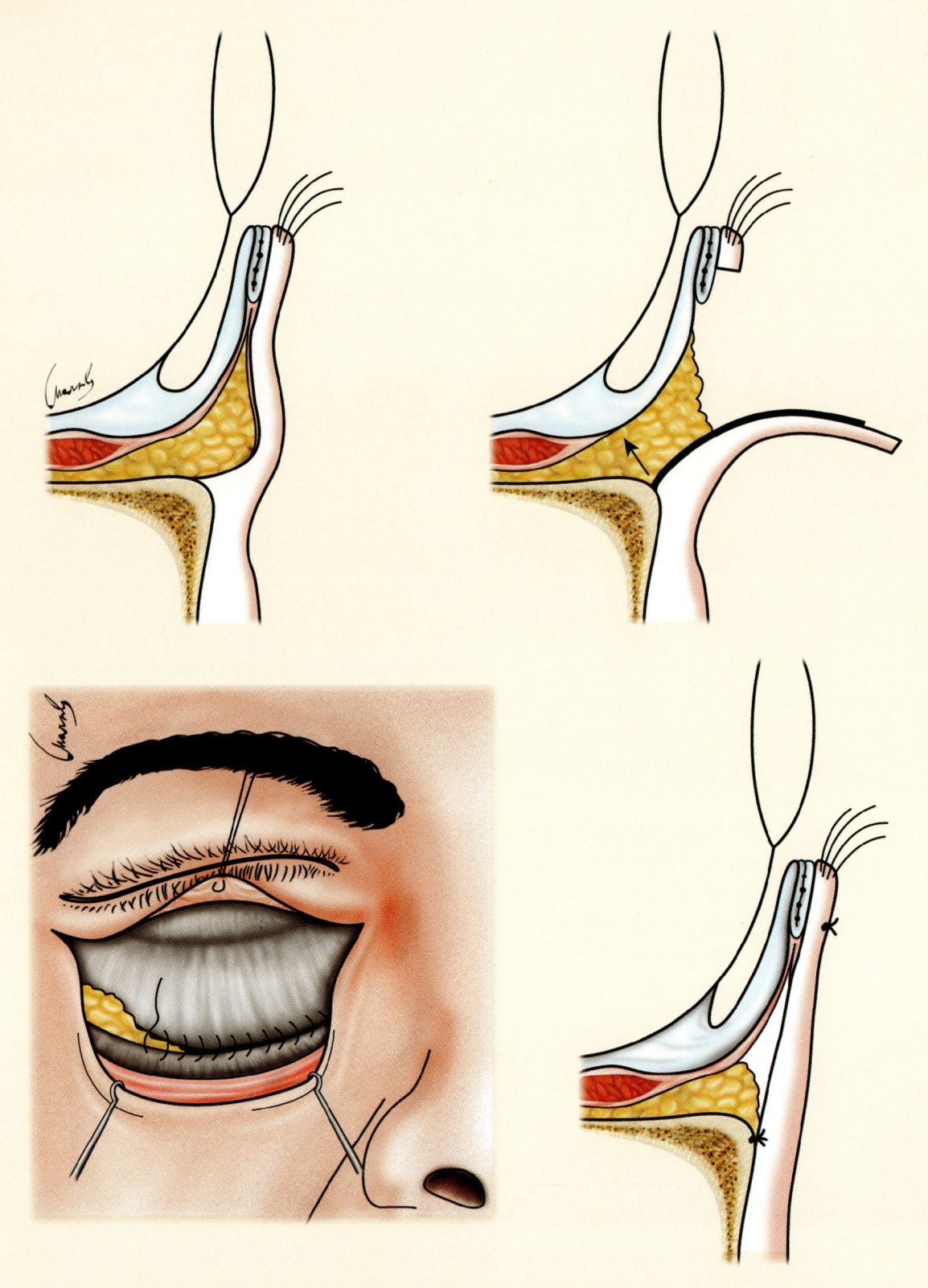

Fig. 11-1. Desenho demonstrativo da blefaroplastia inferior segundo a técnica de De la Plaza. O ligamento capsulopalpebral é ancorado com pontos ao periósteo orbital, reposicionando a gordura na órbita sem extirpá-la.

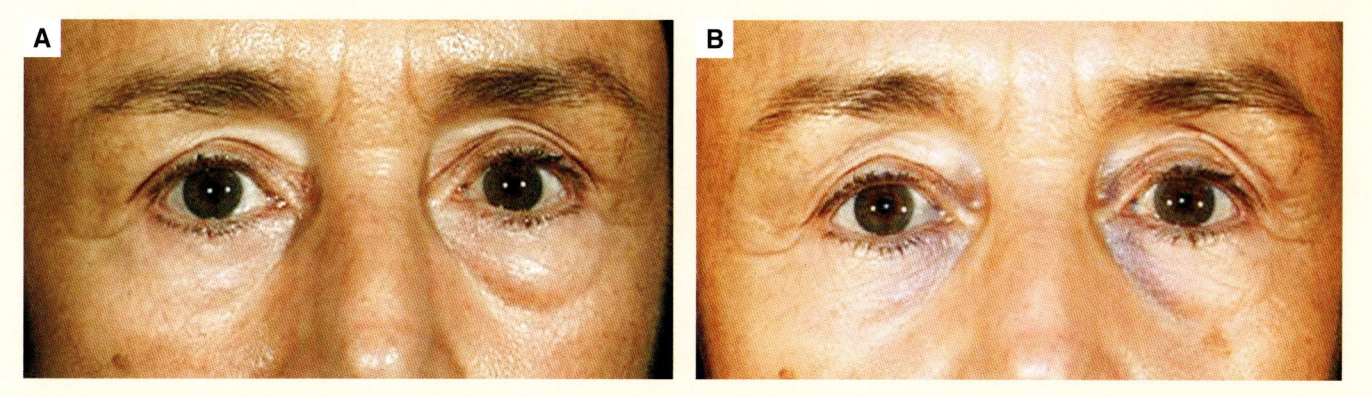

Fig. 11-2. Blefaroplastia inferior segundo a técnica de De la Plaza. (**A**) Aspecto pré-operatório. (**B**) Aspecto pós-operatório.

processo de envelhecimento ocorre uma lenta e progressiva atrofia desta, acompanhada por uma esqueletização da órbita provocada pela atonia cutânea, dos tecidos moles e do músculo orbicular.

Em 1981 Loeb foi o primeiro a movimentar a gordura herniada para preencher o sulco infraorbital, ao invés de extirpá-la. Em 1986 Sachs e Bosniak e, sucessivamente, De la Plaza e Arroyo em 1988, descreveram uma técnica na qual a herniação anterior da gordura na pálpebra inferior é reduzida e mantida no local utilizando a fáscia capsulopalpebral para evitar o deslocamento da gordura. A diferença entre os autores baseia-se nas estruturas anatômicas que são envolvidas pela sutura permanente, que permite o reposicionamento da gordura. No primeiro caso, a sutura é posicionada entre a fáscia capsulopalpebral e o septo orbital deiscente e no segundo, ainda entre a fáscia capsulopalpebral e o periósteo da rima infraorbital. Mendelson em 1993, retomou o conceito expresso por De la Plaza e Arroyo e confirmou a validade deste em uma série mais ampla de pacientes com um acesso transcutâneo. Ainda mais recentemente, Camirand descreveu uma técnica semelhante, mas com uma abordagem transconjuntival, identificando no ligamento de Lockwood a verdadeira estrutura anatômica que se enfraquecia e que determinava a protrusão da gordura periorbital, que não tinha diminuído de volume. Hamra, talvez um dos autores mais conhecidos neste campo, associou também a liberação do arco marginal ao reposicionamento da gordura herniada, e Sensoz falou até mesmo de uma orbitoperioplastia.

Em todas estas técnicas a diferença fundamental com relação à blefaroplastia tradicional consiste no fato de que a gordura periorbital é empurrada posteriormente ou, então, redistribuída no lugar da clássica ressecção. O raciocínio teórico oferecido pelos autores é que durante a blefaroplastia é difícil estimar a quantidade de tecido adiposo correta a ser removida e isto pode determinar irregularidades localizadas, de excesso ou de falta de gordura periorbital, que resultam em mau posicionamento e em recidivas. A ressecção da gordura poderia produzir também, a longo prazo, um aspecto encovado da pálpebra, que paradoxalmente exageraria o aspecto senescente ao invés de produzir um rejuvenescimento.

Parsa *et al.*, e um estudo comparativo, demonstraram que a dor e o desconforto associados à tração e coagulação do tecido adiposo, durante a blefaroplastia tradicional com anestesia local, são significativamente reduzidos durante a utilização desta técnica com reposicionamento da gordura herniada dentro da fáscia capsulopalpebral, possibilitando uma utilização menor de anestésico local e evitando o uso de sedação intravenosa. Do mesmo modo, o controle do sangramento durante a ressecção da gordura é completamente eliminado, prevenindo, ou melhor, reduzindo as complicações ligadas a este. De fato, o risco de sangramento é sempre presente e na literatura são relatados alguns casos de sangramento e hematomas mesmo que a gordura orbital não tenha sido manuseada ou removida. Estas técnicas evitam também os resultados ruins causados por excessiva ou reduzida remoção de gordura e as etapas operatórias permanecem absolutamente semelhantes.

Entre os riscos potenciais destas técnicas existe a possibilidade de limitar o movimento superior do olho como foi sugerido por Rees e confirmado pela experiência de Goldberg e Yuen. As dúvidas eram referentes à possibilidade da fáscia capsulopalpebral ser pouco elástica, principalmente nos idosos. Na realidade, esta estrutura é sempre muito elástica, e atinge até o dobro do seu comprimento, se for esticada. O problema poderia subsistir, então, na posição das suturas, que se forem aplicadas a menos de 1,2-1,5 cm da margem palpebral inferior, muito próximas ao tarso, poderiam produzir uma retração ou um ectrópio da pálpebra inferior. Goldberg e Yuen descreveram uma restrição no movimento vertical do globo ocular com diplopia em dois casos decorrentes da presença de bandas fibrosas e suturas mal posicionadas.

O reposicionamento da gordura periorbital mediante a reparação da hérnia certamente diminui o desconforto intraoperatório e o possível risco de sangramento e hematoma pós-operatórios, e parece evitar o possível efeito encovado ou

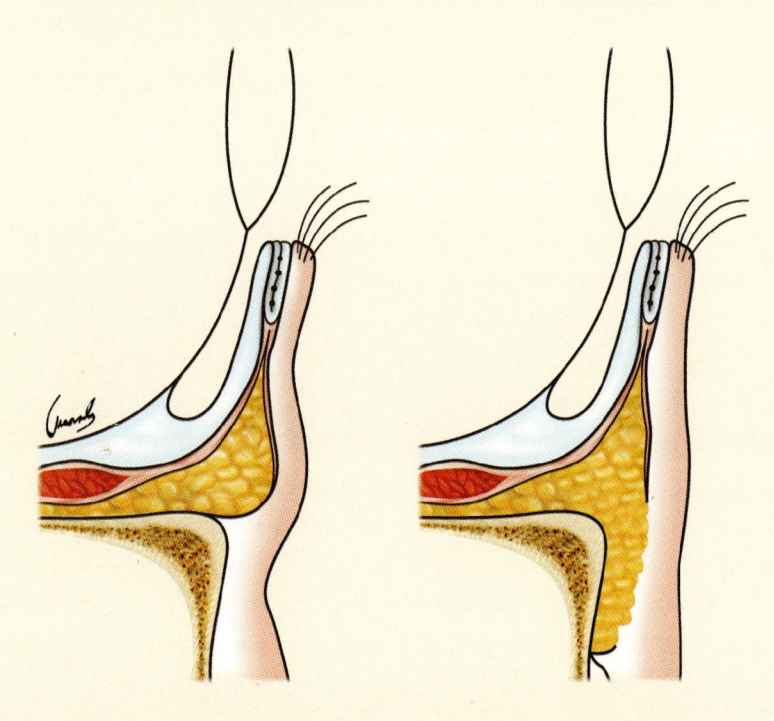

Fig. 11-3. Desenho demonstrativo de blefaroplastia inferior segundo a técnica de Hamra. A gordura herniada é reposicionada em frente à margem orbital inferior para reduzir o sulco.

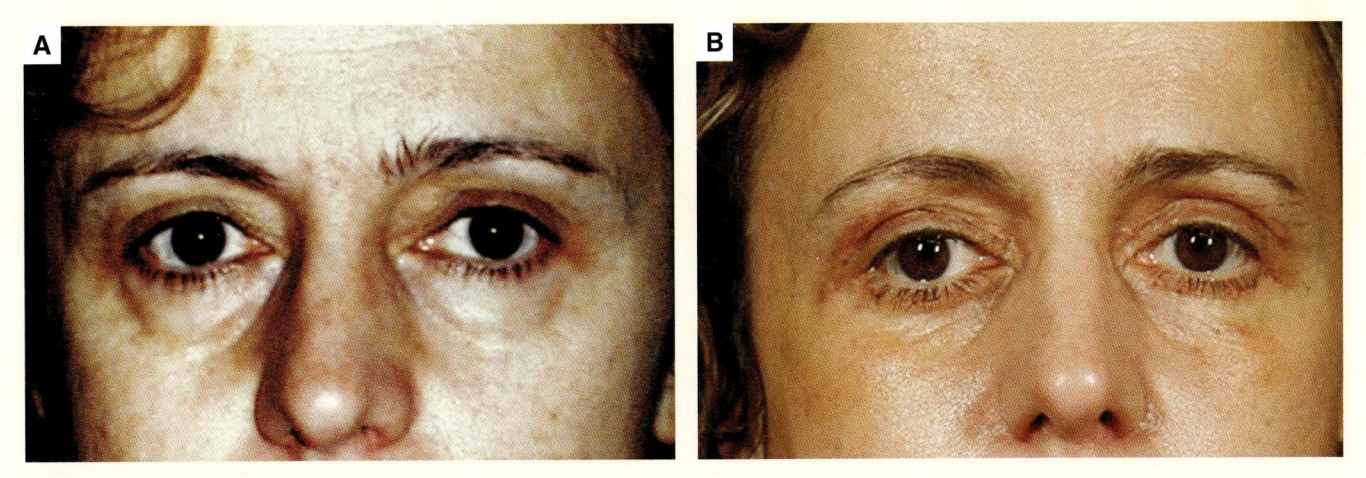

Fig. 11-4. Blefaroplastia inferior segundo a técnica de Hamra. (**A**) Aspecto pré-operatório. (**B**) Aspecto pós-operatório.

enterrado da pálpebra inferior, típico da blefaroplastia tradicional, que se verifica com o tempo e a longo prazo.

A gordura periorbital é avaliada atentamente no pré-operatório para decidir a quantidade desta a ser preservada. Os pacientes jovens com excesso de gordura orbitária seriam a melhor indicação para a blefaroplastia transconjuntival e a remoção da gordura pelo fato de o objetivo ser, analogamente à lipoaspiração, deixar o jovem sem cicatrizes e com uma quantidade correta de tecido adiposo. A porcentagem de pacientes com excesso de gordura periorbital congênita efetiva é, provavelmente, inferior a 10% da população. Com os primeiros sinais de envelhecimento, geralmente em torno dos 40 anos, a indicação ao reposicionamento da gordura e à liberação do arco marginal, como foi sugerido por Hamra, parece a mais correta. Os compartimentos medial e central podem ser removidos, mas o reposicionamento do compartimento lateral é fundamental para um contorno malar com aspecto juvenil.

No caso de pacientes mais idosos (a maior parte dos pacientes com mais de 50 anos quase sempre apresenta uma pequena herniação da gordura periorbital), que não têm excesso congênito de gordura, a indicação é, muitas vezes, conservar toda a gordura periorbital. À parte as condições patológicas como o hipertireoidismo, onde é frequente um aumento do volume da gordura periorbital, nos pacientes idosos, apesar da chamada "esqueletização" da órbita, não foi observada uma redução do volume da gordura periorbital. Ao contrário, a perda do suporte anterior causada por uma maior frouxidão das estruturas anatômicas como o septo orbital, parece ser a razão das pseudo-hérnias da gordura orbital e, neste sentido, uma plicatura do septo pode ser útil no restauro da anatomia funcional e do aspecto juvenil do oval orbital. A excisão do excesso ou da gordura herniada é, todavia, reconhecida como uma possível causa de equimose palpebral, quemoses, irregularidades do contorno palpebral, ectrópio e formação de hematoma retrobulbar. Segundo De la Plaza e Arroyo, um enfraquecimento do septo orbital, uma atrofia do músculo orbicular e uma frouxidão da epiderme da pálpebra são os elementos patológicos mais comuns presentes nos pacientes com "bolsas palpebrais". Eles atribuem estes problemas a uma dissociação das estruturas anatômicas, que fornecem o suporte anterior à órbita. Os mesmos autores relacionam uma distensão progressiva das estruturas que suportam o globo ao envelhecimento com deslocamento caudal do globo ocular e protrusão anterior da gordura periorbital.

Com base nestes estudos e nos estudos de Loeb, que sugeriu primeiramente que se preenchesse o sulco naso-orbital com o reposicionamento da gordura periorbital, a abordagem da manipulação dos compartimentos adiposos periorbitais foi modificada nos últimos anos. Estes conceitos se aplicam, logicamente, também ao rejuvenescimento completo do rosto, que deve ser sempre acompanhado de um aspecto juvenil do oval e, portanto, de um diâmetro e de uma profundidade reduzidos da órbita. As técnicas de reposicionamento da gordura periorbital têm uma indicação bem precisa na correção da órbita esquelética em consequência de uma intervenção de blefaroplastia. Segundo Hamra, de fato uma quantidade de gordura periorbital está sempre presente e esta pode ser movida e reposicionada de maneira a preencher a depressão acentuada pela remoção anterior de tecido adiposo na pálpebra. O reposicionamento da gordura no nível da rima orbital é permanente e dará ao paciente um aspecto juvenil mais duradouro. Uma das mais importantes indicações das técnicas de reposicionamento da gordura periorbital é exatamente a da intervenção corretiva como consequência de uma blefaroplastia tradicional. Este método de manipular o tecido adiposo adjacente à rima infraorbitária para completar uma falta no contorno, baseia o seu resultado previsível no fato de que, com relação, por exemplo, a um enxerto de tecido adiposo, o reposicionamento da gordura mantém um pedúnculo vascular, enquanto o enxerto, por convenção, o interrompe.

DISCUSSÃO

A habilidade de recriar um aspecto juvenil do oval orbital tentando esconder os sinais da cirurgia estética, representa, há muito, um dos pontos fundamentais de rejuvenescimento do rosto. Existe uma diferença fundamental entre um paciente com um rosto senescente devido à presença excessiva de gordura periorbital na pálpebra inferior e um paciente que apresenta um contorno com convexidade dupla em virtude de um processo de envelhecimento normal. No primeiro paciente, defrontamos-nos com um excesso de gordura congênito, muitas vezes hereditário, e o cirurgião deve decidir quanta gordura deverá ser preservada. Uma técnica tradicional com remoção da gordura periorbital é indicada nestes casos e tem previsão de ótimos resultados se o diagnóstico do paciente jovem com vetor lateral positivo ou excesso de gordura for correto. Uma abordagem transconjuntival ou transcutânea eventual deve ser avaliada conforme as características do paciente e especialmente da epiderme. Pode-se, em tais casos, manter uma postura conservadora, tentando evitar o efeito a longo prazo, de olho encovado, ressecando-se só os compartimentos medial e central, tentando preservar o compartimento lateral, que não deve nunca ser reduzido demais, visto que é um componente importante do contorno malar.

Portanto, com base nas últimas orientações e nas experiências mais recentes, os pacientes abaixo dos 35 anos com aspecto senescente da órbita precisam de uma abordagem tradicional, que será melhor se realizada com a técnica transconjuntival, naturalmente em ausência de excesso cutâneo. Nestes pacientes de pouca idade, com uma deformidade "em sela" do oval orbital, podemos afirmar com alguma certeza, que a remoção da gordura deve tender a deixar uma quantidade normal de tecido adiposo, que permitirá ao paciente ter um aspecto e um contorno juvenil adequados à sua idade.

No caso de pacientes mais idosos com aspecto senescente, a remoção da gordura com uma abordagem transconjuntival, tenderá a piorar o efeito de envelhecimento, pois a epiderme não terá capacidade suficiente de retração. Isto determinará em redundâncias cutânea e muscular acentuadas pela redução de volume dos tecidos situados abaixo, criando assim rugas, pregas e um efeito de esqueletização com uma rima infraorbital mais evidente. Uma abordagem mais conservativa tem indicações relativas e absolutas conforme o tipo de paciente. No paciente senescente sem excesso de gordura, a indicação cirúrgica é baseada na quantidade de gordura e na quantidade de epiderme em excesso. O reposicionamento da gordura parece ser mais indicado, mas é preciso sempre considerar as inclinações do cirurgião, mesmo que, no caso de uma blefaroplastia tradicional, o acesso transcutâneo associado ou não à excisão de um losango de epiderme pareça obrigatório e os reais ou, no mínimo, possíveis efeitos a longo prazo, devam ser bem considerados.

Ao contrário, as técnicas de reposicionamento da gordura periorbital (liberação do arco marginal, plicatura do septo orbital, sutura da fáscia capsulopalpebral etc.) representam uma indicação absoluta no caso de um aspecto encovado da órbita pós-blefaroplastica e dos mal posicionamentos da gordura, congênitos ou iatrogênicos. Nestes casos, e também nos mais graves, parece sempre ser possível achar uma quantidade suficiente de gordura para reposicionar sobre a rima infraorbital para remodelar o contorno malar. Se isso não for suficiente, a alternativa restante será o *resurfacing* a *laser* e o transplante de gordura *(lipofilling)*.

CONCLUSÕES

Ao final desta reflexão, se for melhor remover ou reposicionar a gordura da órbita, que atualmente observa os diversos autores penderem para uma ou para outra técnica sem um senso comum (é sempre difícil modificar comportamentos que caracterizaram um determinado tipo de cirurgia por mais de 50 anos), podemos afirmar que a tendência atual na blefaroplastia parece trilhar em direção a uma cirurgia orbitopalpebral de volumes, que tende a corrigir o defeito individual de cada paciente. No caso de excesso de volume de tecido adiposo: remoção com técnicas apropriadas. No caso de mal posicionamento do volume de tecido adiposo ou intervenções secundárias: reposicionamento; no caso de defeitos de volume do tecido adiposo: reposicionamento ou preenchimento.

BIBLIOGRAFIA

Atiyeh BS and Hayek SN. *Combined arcus marginalis release, preseptal orbicularis muscle sling and SOOF plication for midfacial rejuvenayion*. Aesth Plast Surg 28:197; 2004

Baker TM, Stuzin JM, Baker TJ and Gordon HL. *What's new in aesthetic surgery*. Clin Plast Surg 23:3; 1996

Camirand A, Doucet J and Harris J. *Eyelid aging: the historical evolution of its management*. Aesth Plast Surg 29:65; 2005

Castanares S. *Blepharoplasty for herniated intra-orbital fat. Anatomical basis for a new approach*. Plast Reconstr Surg 8:46; 1951

Castanares S. *Classification of baggy eyelids deformità*. Plast Reconstr Surg 59:629; 1977

De la Plaza R and Arroyo JM. *A new technique for the treatment of palpebral bags*. Plast Reconstr Surg 81:677; 1988

Goldberg RA, Yuen VH. *Restricted ocular movements following lower eyelid fat repositioning*. Plast Reconstr Surg 110:302; 2002

Hamra ST. *The role of orbital fat preservation in facial aesthetic surgey*. Clin Plast Surg 23:17; 1996

Hamra ST. *Frequent face lift sequelae:hollow eyes and the lateral sweep:cause and repair*. Plast Reconstr Surg 102:1658; 1998

Hamra ST. *Correcting the unfovorable outcomes following facelift surgery*. Clin Plast Surg 28:621; 2001

Hamra ST. *The role of the sepal reset in creating a youthful eyelid-cheek complex in facial rejuvenation*. Plast Reconstr Surg 113:2124; 2004

Huang T. *Reducton of lower palpebral bulge by plicating attenuated orbital septa: a technical modification in cosmetic blepharoplasty*. Plast Reconstr Surg 105:2552; 2000

Hugo NE, Stone E. *Anatomy for a blepharoplasty*. Plast Reconstr Surg 53;381; 1974

Korneef L. *New insights in the human orbital connective tissue*. Arch Ophthalmol 95:1269; 1977

Malcolm DP. *Lower eyelid blepharoplasy: analysis of indication and the treatment of 100 patients. Discussion*. Plast Reconstr Surg 111:1307; 2003

Mendelson BC. *Herniated fat and the orbital septum of the lower lid*. Clin Plast Surg 20:323; 1993

Parsa FD, Miyashiro MJ, Elahi E, Mirzai TM. *Lower eyelid hernia repair for palpebral bags: a comparative study*. Plast Reconstr Surg 102(7):2459-65; 1998

Persichetti P, Di Lella F, Delfino S, and Scuderi N. *Adipose compartments of the upper eyelid: anatomy applied to blepharoplasy*. Plast Reconstr Surg 113:373; 2004

Rizk SS and Matarasso A. *Lower eyelid blepharoplasy: analysis of indication and the treatment of 100 patients*. Past Reconstr Surg 111:1299; 2003

Sachs ME and Bosniak SL. *Correction of true periorbital fat herniation in cosmetic lower lid blepharoplasy*. Aesthetic Plast Surg 10:110; 1986

Sensoz 0, Unlu RE, Perciò A, Baran CN, Celebioglu S, Ortak T. *Septo-orbitoperioplasty for the treatment of palpebral bags: a 10 year experience*. Plast Reconstr Surg 101:1657; 1998

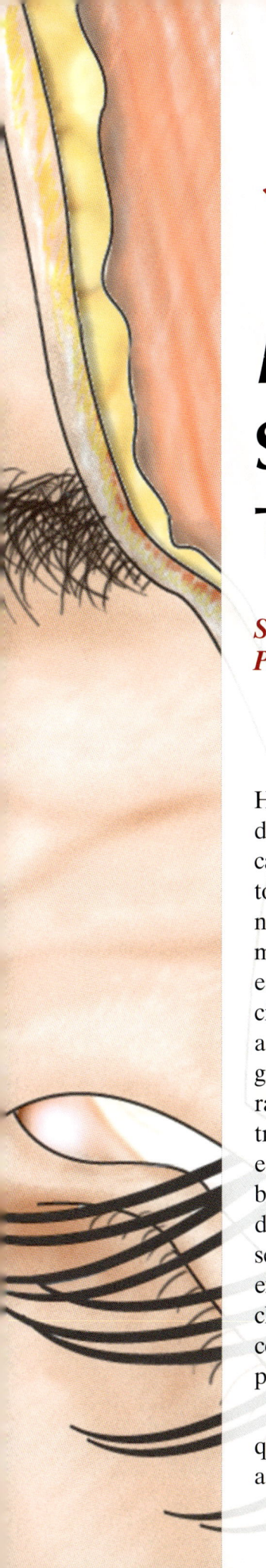

12
LIFTING SUBPALPEBRAL OU DO TERÇO MÉDIO

Simone Grappolini, Enrico Dondè, Alessandra Veronesi, Pierluca D'Addetta

Hoje se tende cada vez mais a considerar a pálpebra inferior não como uma unidade estética isolada, quase destituída de contiguidade com as estruturas anatômicas adjacentes, mas mais diretamente em contiguidade com o terço médio do rosto. Esta é uma área triangular, que tem sua base nos sulcos nasogenianos e o ápice na proeminência malar. Como vimos, a área superficial é composta pela gordura malar *(bola de Bichat),* que se localiza logo abaixo da epiderme e é bem aderida a esta. Nos jovens é inclinada, e assim o ápice do triângulo pode cobrir a proeminência zigomática e estende-se acima da margem inferior do músculo orbicular. Com a idade, geralmente a epiderme com a gordura malar tende a descer, por causa da gravidade, descobrindo a proeminência zigomática. Ao mesmo tempo, as estruturas situadas abaixo (SMAS e SOOF) também tendem a migrar para baixo. Em um trabalho interessante, Hester *et al.* esquematizaram e mediram um parâmetro de envelhecimento desta região: a distância entre a rima palpebral e a prega palpebrogeniana. Nos pacientes jovens, quando esta corresponde ao arco marginal, é de 8-12 mm para depois, no envelhecimento, ser de até 15-18 mm. Tudo isto pode ser acompanhado por uma protrusão da gordura orbital através do septo e de uma exposição do arco marginal. Portanto, somente a blefaroplastia inferior com a clássica remoção das pseudo-hérnias adiposas resulta insuficiente e, ao contrário, corre o risco de ser contraproducente no rejuvenescimento desta área do rosto por reduzir o componente adiposo orbital.

A partir destas considerações, torna-se a avaliar a situação que, de quando em quando, o cirurgião deve enfrentar e encontrar o procedimento cirúrgico mais adequado ao caso, graças às diversas técnicas à sua disposição.

OBJETIVOS DO *LIFTING* SUBORBITAL

O objetivo desta intervenção é o rejuvenescimento do terço médio do rosto através das seguintes metas:

- Reconduzir a junção palpebrogeniana à dimensão da idade jovem (8 a 12 mm).
- Corrigir a esqueletização da arcada orbital inferior (correção da *tear trough deformity*).
- Suspender para cima os tecidos moles ptóticos genianos, reduzindo a profundidade do sulco nasolabial e a ptose da comissura oral.

VETORES DE REPOSICIONAMENTO E PLANOS DE DESCOLAMENTO

Um dos aspectos fundamentais é aquele que diz respeito aos vetores de reposicionamento do terço médio. É necessário considerar que existem três linhas sobre as quais se pode exercer a tração ao reposicionar os componentes do terço médio, que, através da incisão da blefaroplastia inferior, podemos mover. Tudo isto independentemente da utilização de planos profundos ou superficiais, como veremos. Em outras palavras: qual diretriz seguir para rejuvenescer o terço médio?

Hamra sustenta que o vetor a ser suspenso em seu *lifting* composto é o superomediano na posição de 1 hora, se considerarmos o vertical em 12 horas, e o superolateral a 11 horas. Ele também lembra como os resultados podem mudar conforme o vetor que suspendemos ao reposicionar os tecidos. Owsley ressalta o fato de que no envelhecimento a gordura malar desce verticalmente, e o seu componente lateral migra para baixo seguindo um vetor inferomedial. Por esta razão, o autor propõe um reposicionamento que considera esta complexa migração para baixo, e utiliza uma sutura que, por compreender toda a gordura malar, sustenta-a totalmente seguindo assim um vetor vertical, mas também lateral. Certamente, a força a ser vencida deve ser a vertical, especialmente quando se utiliza a via subperióstea.

Nos casos em que (Hamra) (Sclafani) se quer enfatizar a área zigomática, o vetor de suspensão será, principalmente, o vetor superolateral.

Feitas estas considerações, é necessário estabelecer o modo de reposicionar o terço médio e, especialmente, o componente adiposo malar. Dada a anatomia desta região, pode-se esquematizar o conjunto de técnicas propostas em quatro categorias principais, conforme o plano de descolamento que é utilizado para depois suspender e reposicionar os tecidos do terço médio:

- Via subcutânea.
- Via subcutânea e movimentação do SMAS.
- Via profunda sobre os músculos zigomáticos.
- Via subperióstea.

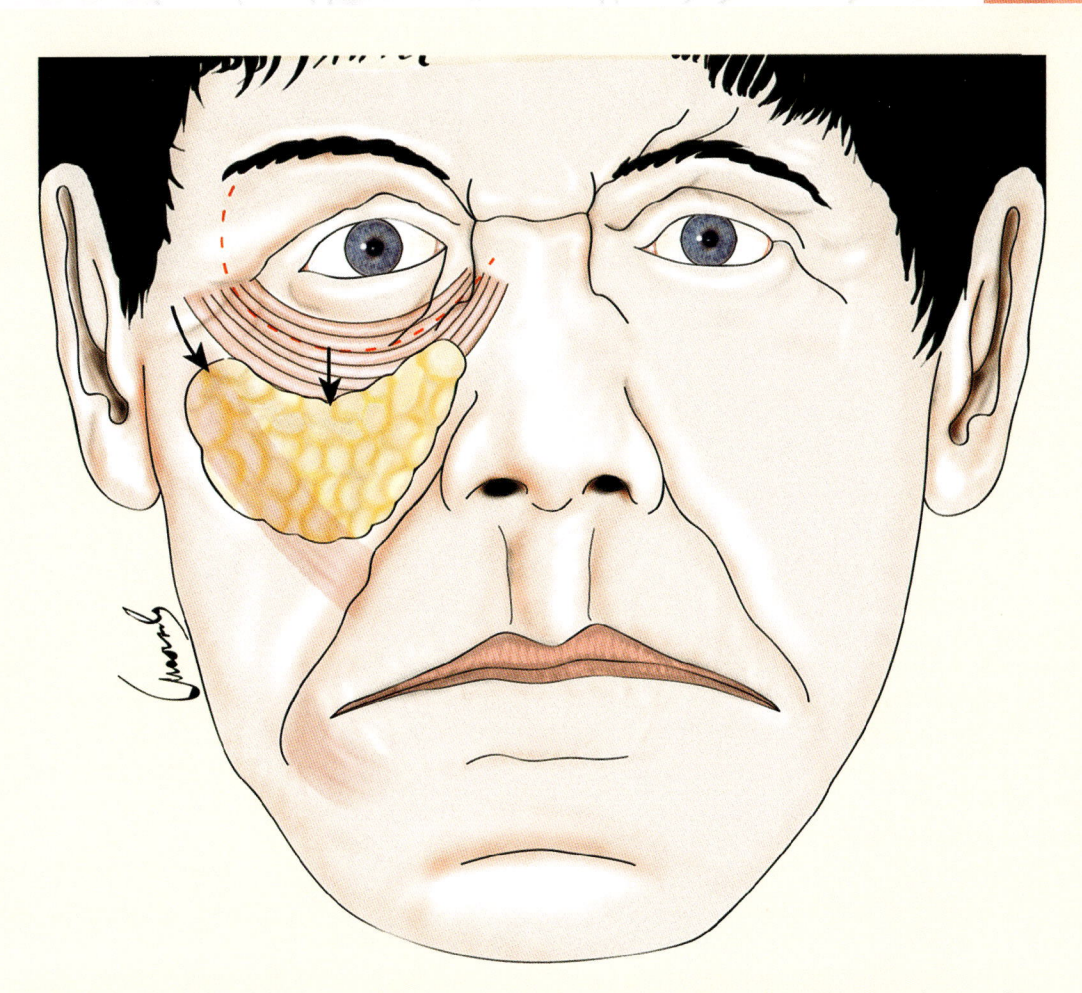

Fig. 12-1. Owsley ressalta o fato de que no envelhecimento a gordura malar tende a descer verticalmente, e o seu componente lateral migra, seguindo um vetor inferomedial.

Existem, portanto, muitas possibilidades para todos os gostos, e cada uma destas tem as suas vantagens e desvantagens. Tentaremos, agora, esclarecer estas várias possibilidades.

Descolamento subcutâneo

Na verdade, ainda não foi descrita uma via subcutânea apenas a partir do acesso palpebral, mas nos parece imprescindível lembrar que no decorrer de um *lifting* cervicofacial pode-se enfatizar o reposicionamento da gordura malar, como foi proposto por Barton. O autor ressalta que durante um *lifting*, depois de ter sido criado um retalho de SMAS da face e de ter realizado a sua fixação à fáscia temporal profunda, pode-se ter uma elevação insatisfatória da *pommette* zigomática (osso da face, em francês). Por esta razão, ele estende o descolamento da face sobre um plano rigidamente subcutâneo, preservando-se, assim, o aporte hemático à gordura malar, que vem dos planos profundos, e depois duplica e suspende o *Malar fat pad* ao ligamento zigomático, com pontos não reabsorvíveis, o que oferece uma adequada estabilização.

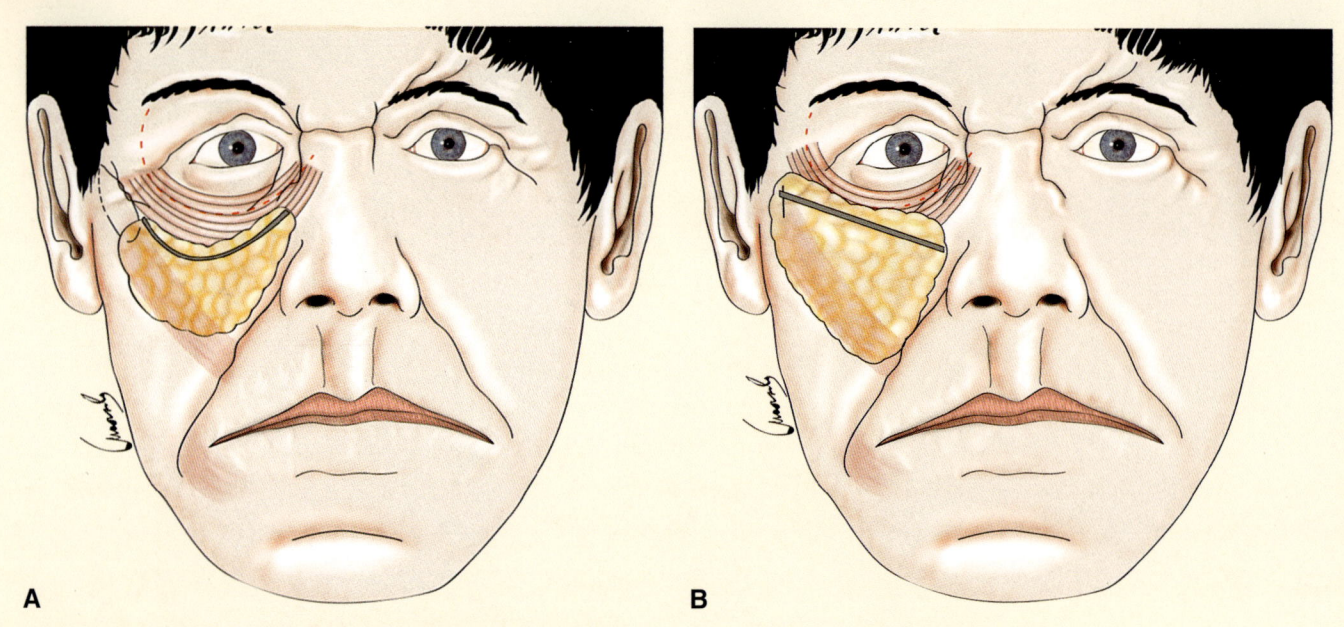

Fig. 12-2. (A) Representação do descolamento total sobre SMAS *"da bola de Bichat"*. Posicionamento do ponto em corrente de suspensão. **(B)** Tensão do ponto em corrente que compreende toda a *"bola de Bichat"*, segundo Owsley.

Descolamento em dois planos

Outra possibilidade é a proposta por Stuzin *et al.*, que sempre associado a um *lifting*, realiza a liberação da gordura malar, seja em um plano subcutâneo, seja no plano do SMAS e a consequente duplicação do mesmo. Esta metodologia, porém, corre o risco de comprometer o trofismo da gordura, desaferentando-a dos planos superficiais e profundos.

Descolamento profundo

Esta é a via que possui mais admiradores, seja quando associada a um *face lifting*, seja como apêndice a uma blefaroplastia. Hamra, depois do clássico retalho miocutâneo e a *liberação* do *arco marginal*, desloca-se sob o orbicular da face e continua sob os músculos zigomáticos (o zigomático menor deve estar no mesmo plano e unido às fibras mais baixas do orbicular), sobre o periósteo, prestando atenção ao feixe vasculonervoso infraorbital. Os tecidos do terço médio são então mobilizados neste plano e suspensos no periósteo orbital, seguindo os vetores verticais e mediais.

A via suborbicular, descrita primeiramente por Furnas, e depois utilizada por vários autores, entre os quais Hinderer e o próprio Hamra, é muito semelhante. Nesta, após se ter descolado o habitual retalho miocutâneo do orbicular da blefaroplastia inferior, separa-se o mesmo do músculo zigomático e vai-se acima dos músculos zigomáticos, mobilizando a gordura malar. Quando estes descolamentos são efetuados, sobre ou sob os músculos zigomáticos, é sempre necessário prestar atenção não só à emergência do nervo infraorbital, que com as suas terminações vai fixar-se à superfície posterior dos músculos elevadores do lábio, mas também aos ramos terminais do nervo facial. Por esta razão Owsley aconselha a realização do descolamento logo acima do SMAS, desinserindo a gordura malar distribuída acima e suspendendo-a inteiramente com um ponto em corrente, que compreende toda a bola de Bichat.

De qualquer modo, estas vias de descolamento preveem a ressecção do septo orbitomalar (só pode ser evitada se for utilizado um acesso por *lifting* e não por blefaroplastia), uma estrutura anatômica de identificação recente, que atravessa, pela parte superficial da epiderme, a gordura, o SMAS, os músculos, e vai-se fixar no periósteo da margem inferior da órbita. Esta estrutura parece separar os tecidos da face dos componentes anatômicos da órbita, atuando como barreira para a passagem de infecções, edemas, sangue e outros. Isto explicaria o edema pós-cirúrgico que frequentemente se observa nos pacientes que são submetidos a estes procedimentos.

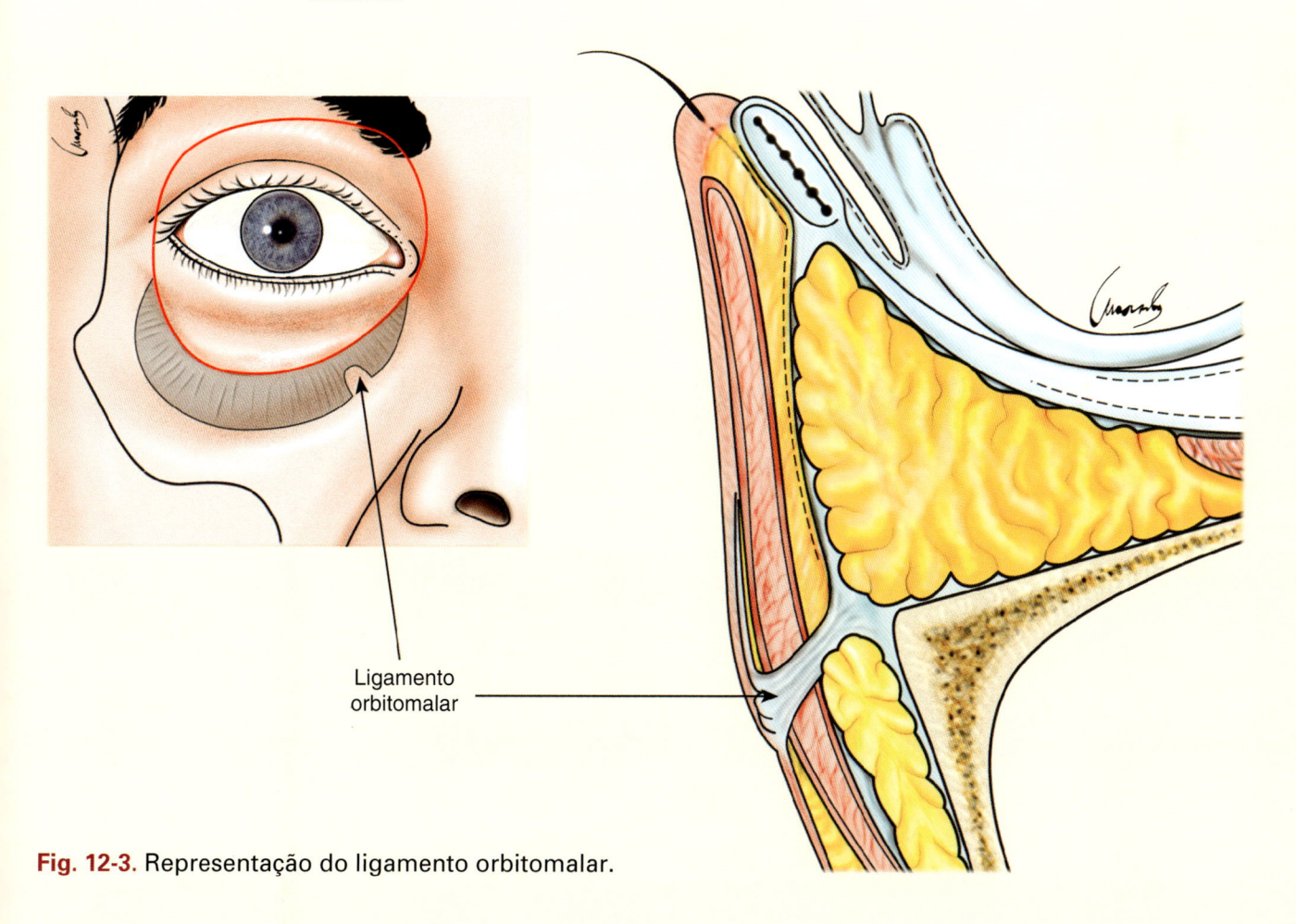

Fig. 12-3. Representação do ligamento orbitomalar.

Descolamento subperiosteal

Em nossa opinião é o acesso mais fácil e seguro e, também, permite mobilizar todas as estruturas do terço médio. O periósteo da área maxilofacial é particularmente aderido ao osso, especialmente nas áreas de sutura óssea. Nestas zonas criam-se espessamentos que tornam os tecidos subcutâneos bem aderidos ao maciço facial. Criam-se aderências, que pela derme chegam a ser tenazmente aderidas ao osso e formam um sistema ligamentar de sustento dos tecidos moles (Furnas). Nesta área nos interessam o ligamento zigomático e o bucomaxilar. O primeiro tem comprimento de cerca de 1 cm e estende-se no nível da junção zigomático-temporal ou de McGregor; o segundo se localiza na junção zigomático-maxilar, alcança a derme no nível dos sulcos nasolabiais. Mobilizando estas zonas, pode-se elevar em bloco o terço médio e reposicioná-lo na posição que preferirmos.

Esta abordagem teve um sucesso notável no final dos anos 1980 por mérito de Tessier, de Ramirez e de outros. Estes autores propunham esta abordagem no contexto de um *face lifting* completo, mas depois, por Hester, ela foi limitada somente à incisão para blefaroplastia. Esta via, como veremos mais detalhadamente, possibilita-nos mobilizar toda a área do terço médio somente usando a incisão palpebral (na nossa experiência acrescentamos também um acesso intraoral) desinserindo e depois reposicionando os ligamentos que formam o sistema ligamentoso de apoio dos tecidos moles. Pode-se, então, procurar alcançar os objetivos supracitados que este tratamento propõe. Os limites maiores, em nossa opinião, devem ser pesquisados nos pacientes que tiveram um grande emagrecimento e, portanto, a gordura malar é muito diminuída, ou nos casos em que se tem uma hipotrofia do osso zigomático. No primeiro caso é interessante a proposta de Little, que ainda, através de uma abordagem subperiosteal, realiza uma plicatura

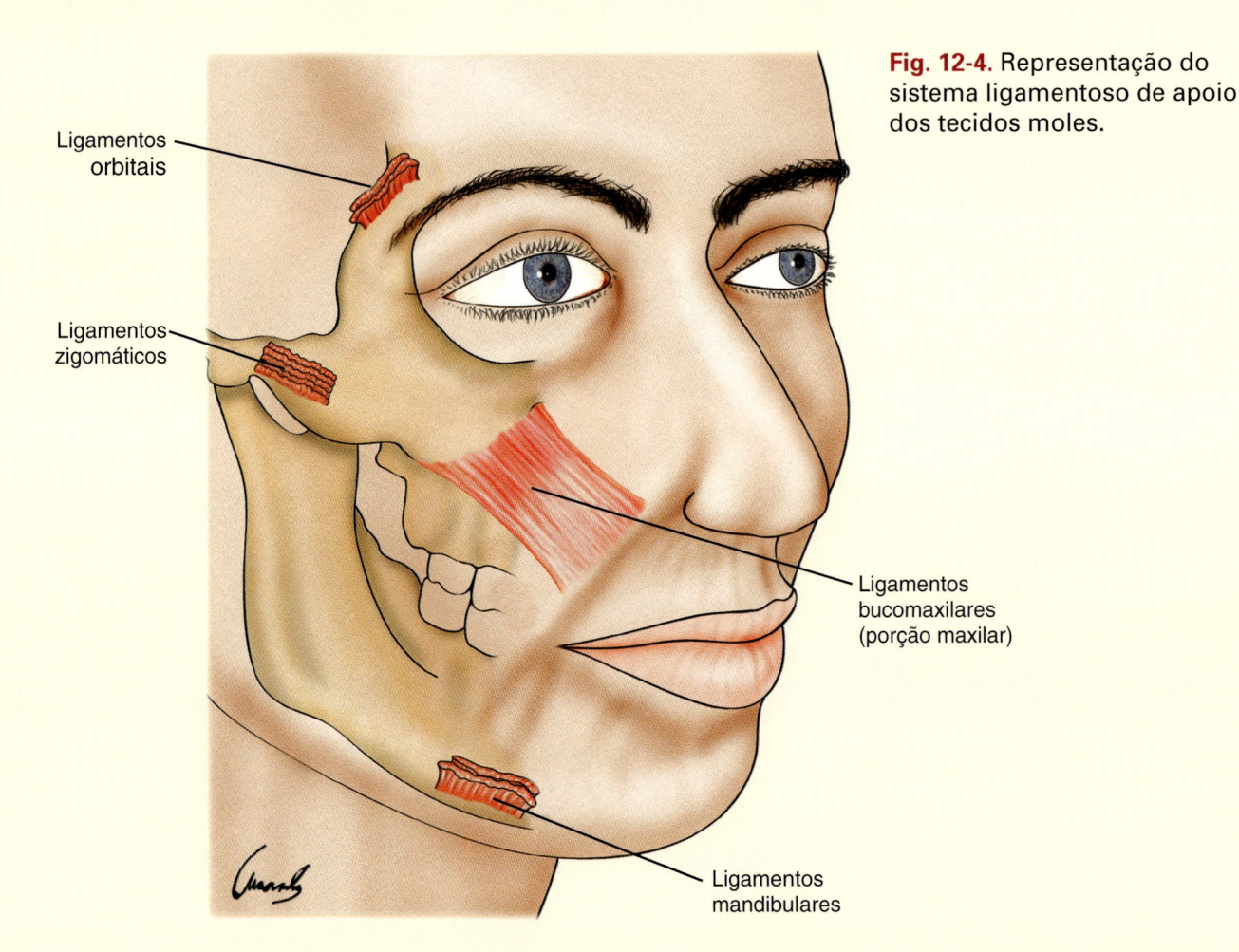

Fig. 12-4. Representação do sistema ligamentoso de apoio dos tecidos moles.

Fig. 12-5. Superfície de descolamento subperiosteal do terço médio.

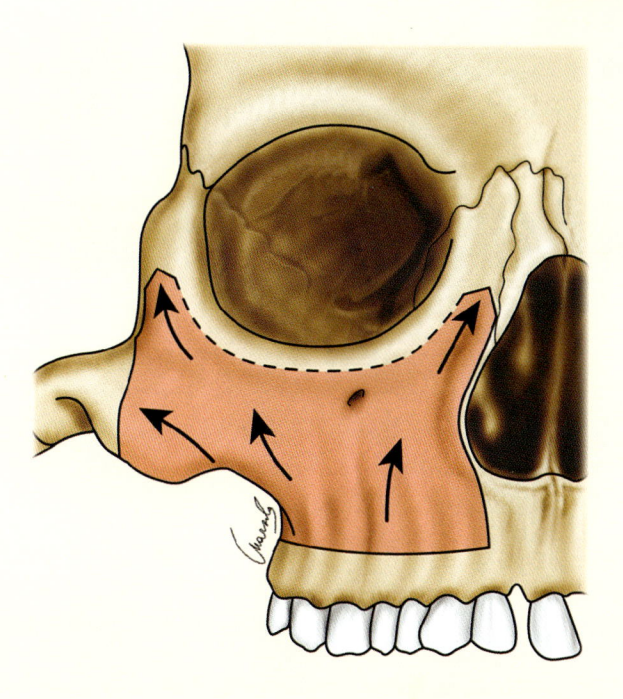

dos tecidos mediofaciais, aumentando assim o volume destes, reposicionando-os e ao mesmo tempo suspendendo-os na fáscia temporal profunda. No segundo caso é necessário considerar a complementação com uma prótese zigomática.

Fig. 12-6. Representação do ponto de suspensão da fáscia temporal segundo Little.

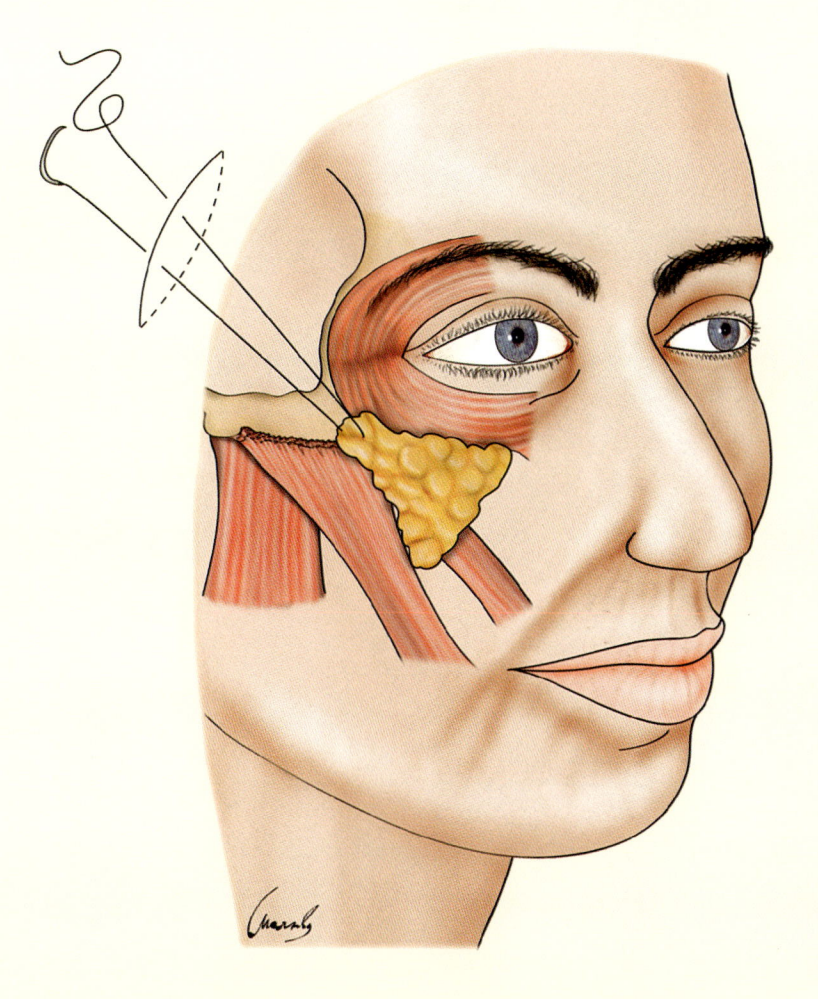

TÉCNICA CIRÚRGICA DE *LIFTING* SUBORBITAL SUBPERIOSTEAL

A intervenção pode ser realizada com anestesia geral ou, mais frequentemente, com sedação e anestesia locais, como para uma blefaroplastia comum, complementando com uma infiltração troncular no nível do infraorbital. Desta maneira pode-se efetuar a intervenção tranquilamente.

A incisão de acesso é a incisão clássica da blefaroplastia inferior com extensão extracantal lateral por cerca de 1 cm internamente em uma ruga periorbital. Realiza-se o clássico retalho miocutâneo do orbicular, seguindo-se um descolamento no plano pré-septal e chega-se ao arco marginal, onde a dissecção passa ao plano subperiosteal, deixando a parte mais cranial do periósteo da arcada orbital inferior intacta (geralmente uma faixa da altura de 5-6 mm), que servirá para prender as suturas de suspensão.

A pseudo-herniação adiposa não é tratada nesta fase como em uma blefaroplastia normal, pelo fato de que a decisão entre a ressecção conservativa e o reposicionamento caudal será tomada após a suspensão para cima do terço medial facial.

Sucessivamente, a dissecção subperiosteal maxilomalar prossegue em direção caudal, prestando-se atenção à emergência do nervo infraorbital, que se encontra ao longo da vertical que passa pela pupila de 4 a 7 mm da margem orbital.

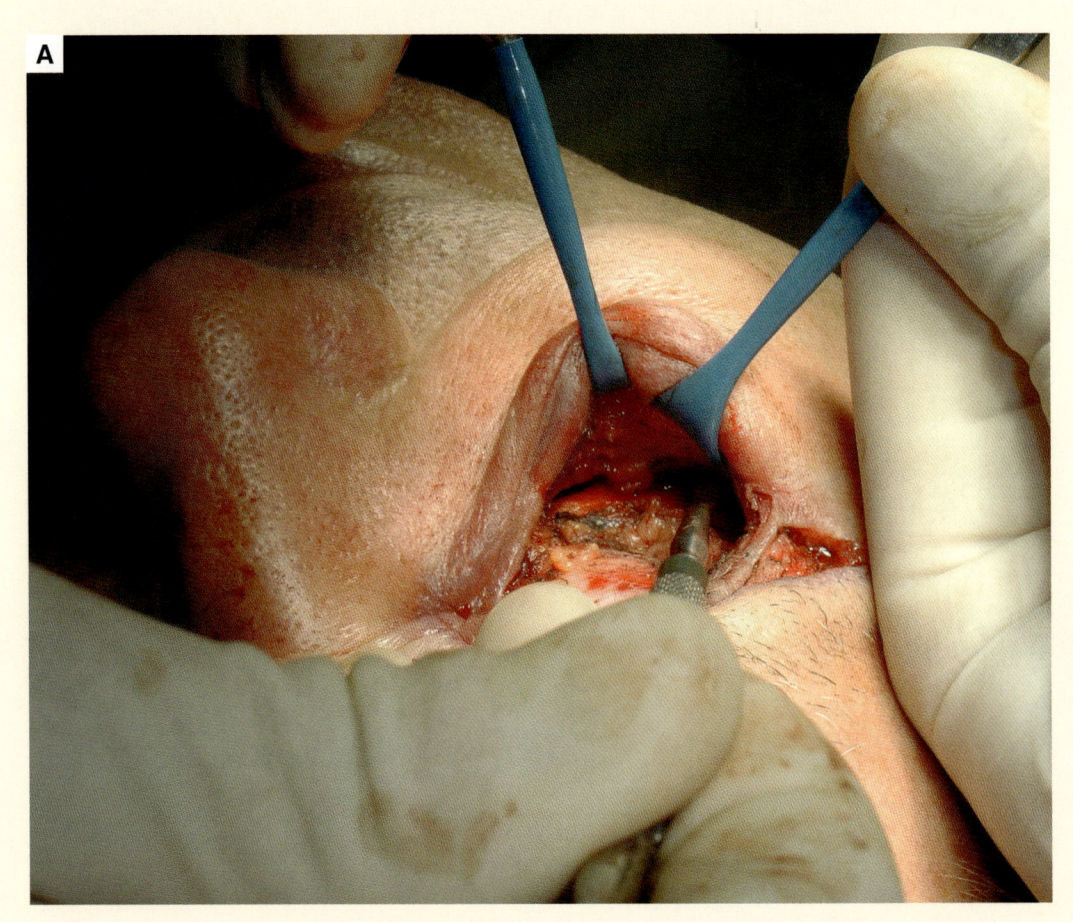

Fig. 12-7. Descolamento subperiosteal. Reportagem fotográfica dos procedimentos. (**A**) Descolamento subperiosteal. Isolamento da emergência do nervo infraorbital.

Capítulo 12 ♦ LIFTING SUBPALPEBRAL OU DO TERÇO MÉDIO

(B) Descolamento completo.

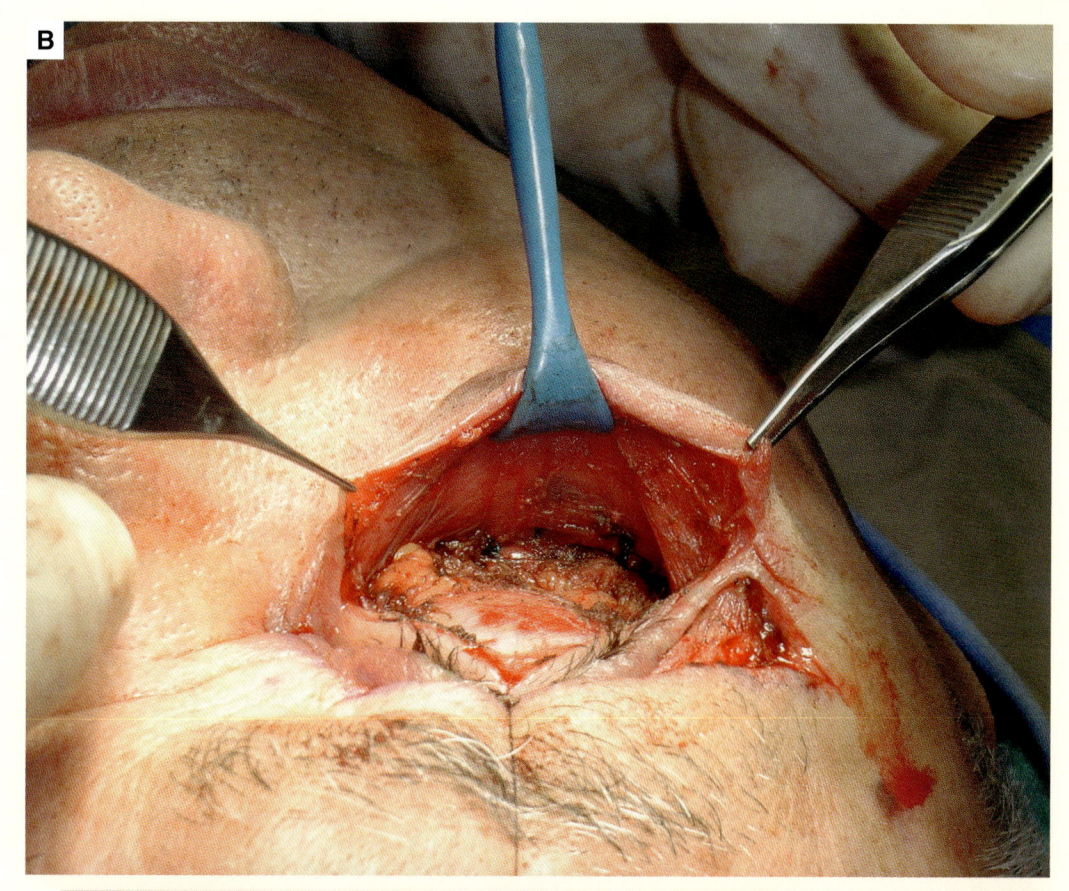

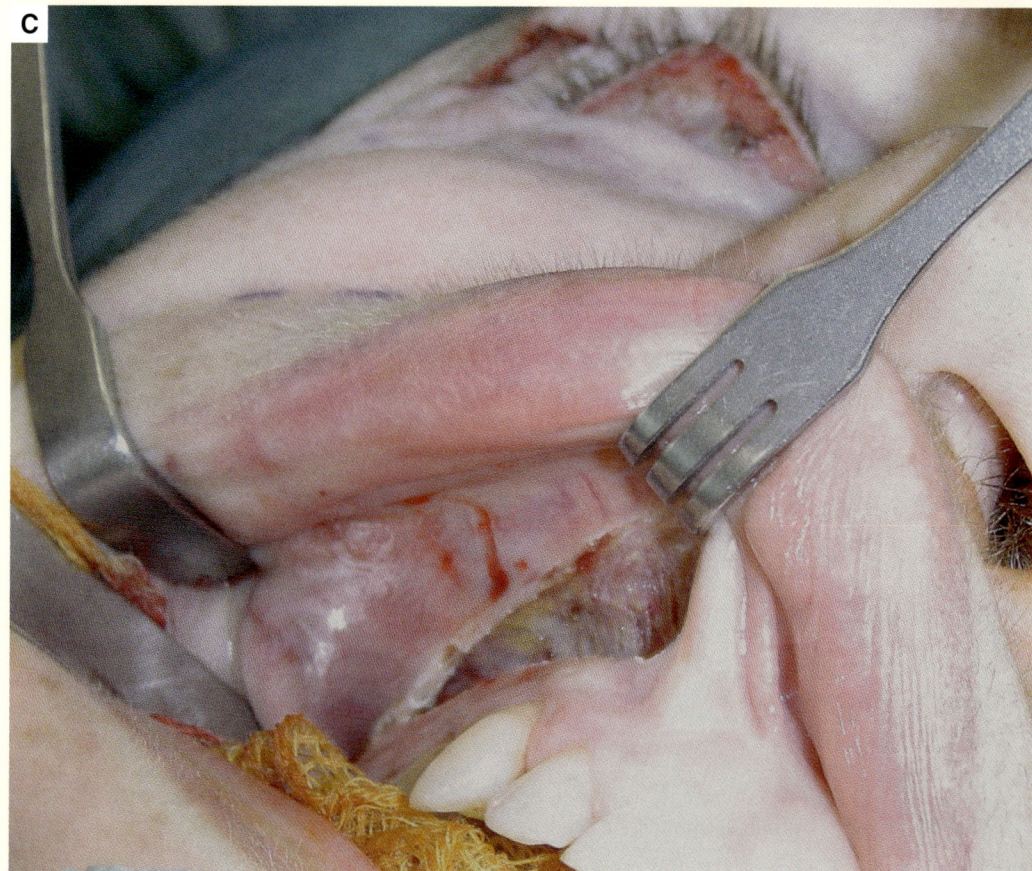

(C) Incisão oral situada no fórnice gengival superior, do canino ao primeiro molar. O acesso é direto na parede anterior do maxilar.

Completa-se a dissecção subperiosteal com uma incisão vestibular oral, que se estende do incisivo lateral ao primeiro molar superior e conectando os descolamentos pelo lado orbital e pelo lado oral. A dissecção subperiosteal, graças a este acesso duplo, pode ser facilmente estendida ao periósteo adjacente à abertura piriforme e lateralmente ao corpo zigomático até a junção temporal, liberando assim o ligamento zigomático de McGregor. A este nível pode-se observar a emergência de um pequeno feixe nervoso, o nervo zigomático facial, que pode ser tranquilamente sacrificado.

Recorremos a esta técnica em caso de ptose grave e de robustez acentuada dos tecidos a serem suspensos: em nossa experiência, a abordagem oral garantiu uma liberação maior do periósteo (libera-se evidentemente a inserção periosteal do ligamento bucomaxilar, que pode realizar uma tensão para baixo).

Pode-se, de qualquer maneira, obter o mesmo resultado apenas com a incisão palpebral, tendo cuidado, porém, de fazer a incisão do periósteo, da superfície inferior por toda a área mobilizada (Hobar). Obtém-se um retalho mais móvel e mais fácil de deslocar em sentido cranial, que cria uma tensão cicatricial menor (que acontece sempre em direção caudal e nesta região) e, portanto, reduz-se o risco de *scleral show* e de complicações em cascata que derivam deste.

O retalho, descolado deste modo, é composto pela epiderme, pelo tecido adiposo, pelos músculos elevadores do terço médio do rosto e por parte do músculo orbicular (lembramos que este último se funde látero-inferiormente com o músculo zigomático inferior). A parte posterior do retalho descolado é presa com uma sutura de Maxon 3-0 ou de PDS e, sucessivamente, presa ao periósteo da margem orbital inferior.

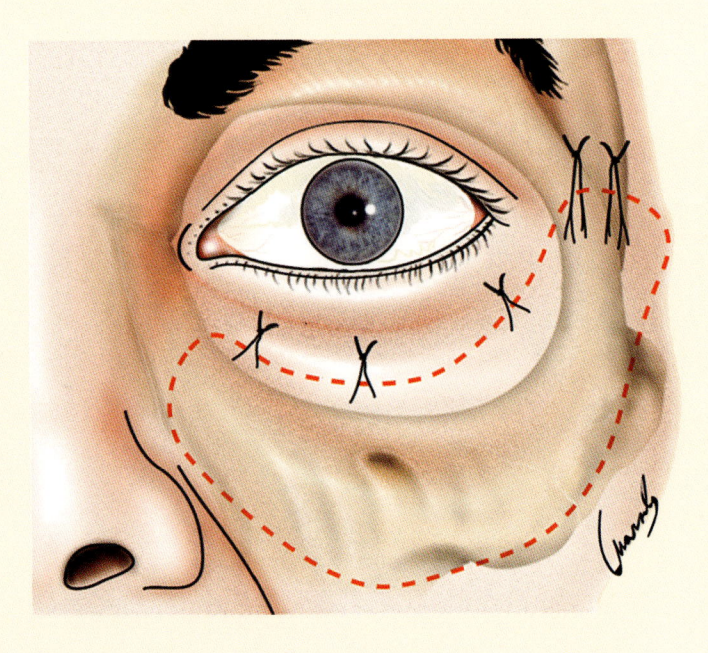

Fig. 12-8. Três pontos de suspensão: *medial,* na altura do ramo montante do maxilar; *central*, ao longo da vertical que passa através da pupila, e *lateral*, fixado ao periósteo da parede orbital lateral.

Capítulo 12 ◆ LIFTING SUBPALPEBRAL OU DO TERÇO MÉDIO

No total, são aplicados três pontos de suspensão: um *medial*, na altura do ramo montante do maxilar; um *central*, ao longo da vertical que passa através da pupila, e um *lateral*, fixado ao periósteo da parede orbital lateral.

Fig. 12-9. Pontos de suspensão fixados à margem de periósteo da órbita segundo três diretrizes: *medial, central e lateral*.

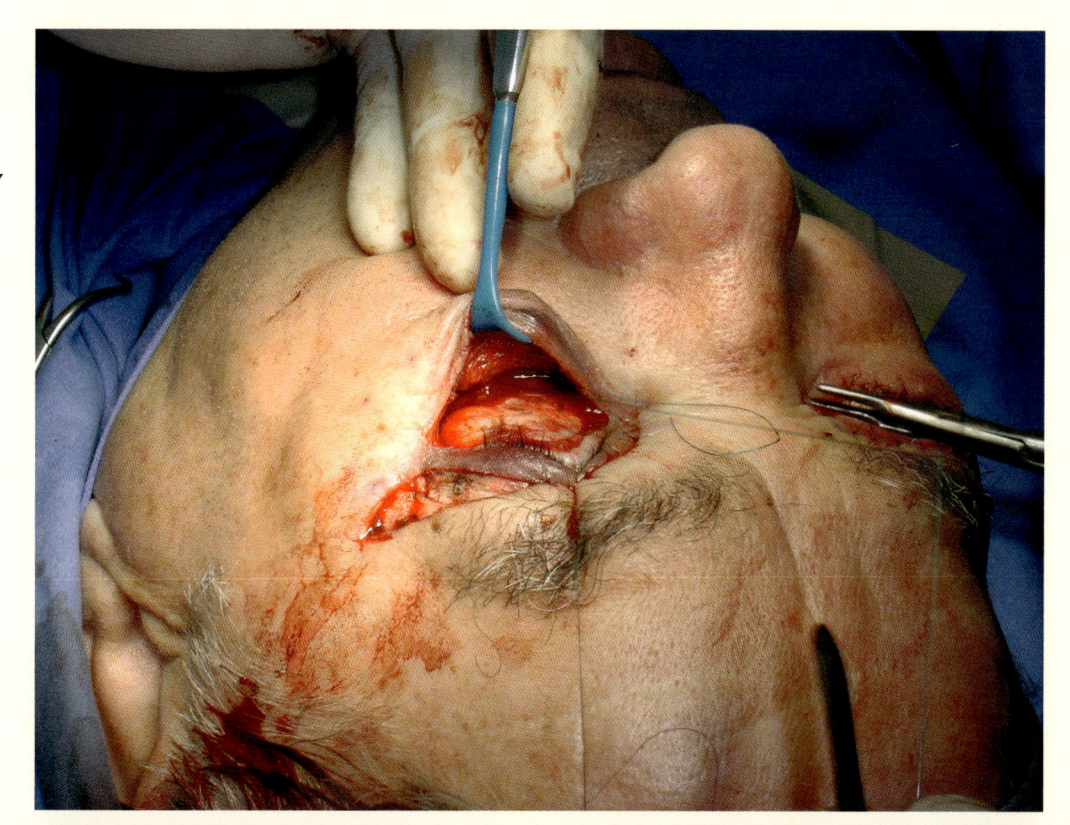

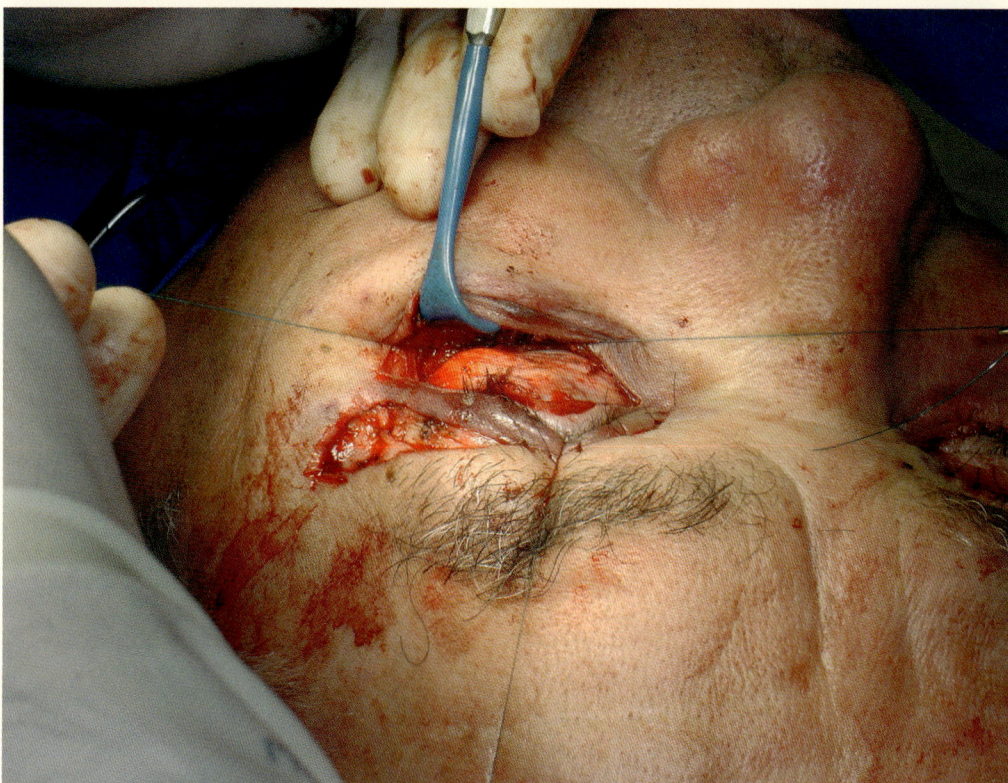

Quando é necessária uma suspensão mais acentuada lateralmente, como nos casos em que é necessária uma boa recuperação do volume da proeminência zigomática, a sutura lateral pode ser facilmente fixada ao periósteo orbital lateral em sentido mais cefálico, utilizando-se o acesso da blefaroplastia superior que ainda não foi fechado.

A direção da suspensão acontece na direção superior ao longo de um vetor vertical ou levemente superomedial.

Após o reposicionamento do retalho composto médio-facial prossegue-se à moldagem da pálpebra inferior, de modo a corrigir os **festões** malares ou, mais simplesmente, o excesso dos tecidos palpebrais e reconduzir a junção palpebrogeniana a uma distância da margem ciliar inferior em torno de 10 mm.

Devemos levar em consideração que depois de ter suspenso o terço médio teremos um excesso considerável de tecido palpebral. Não nos deixemos tomar pelo entusiasmo, mas sejamos mais conservadores na remoção do excesso de tecido.

Em primeiro lugar realizamos uma cantopexia completamente similar àquela proposta por Hamra com um Monocryl 4-0 fixado na margem interna lateral da

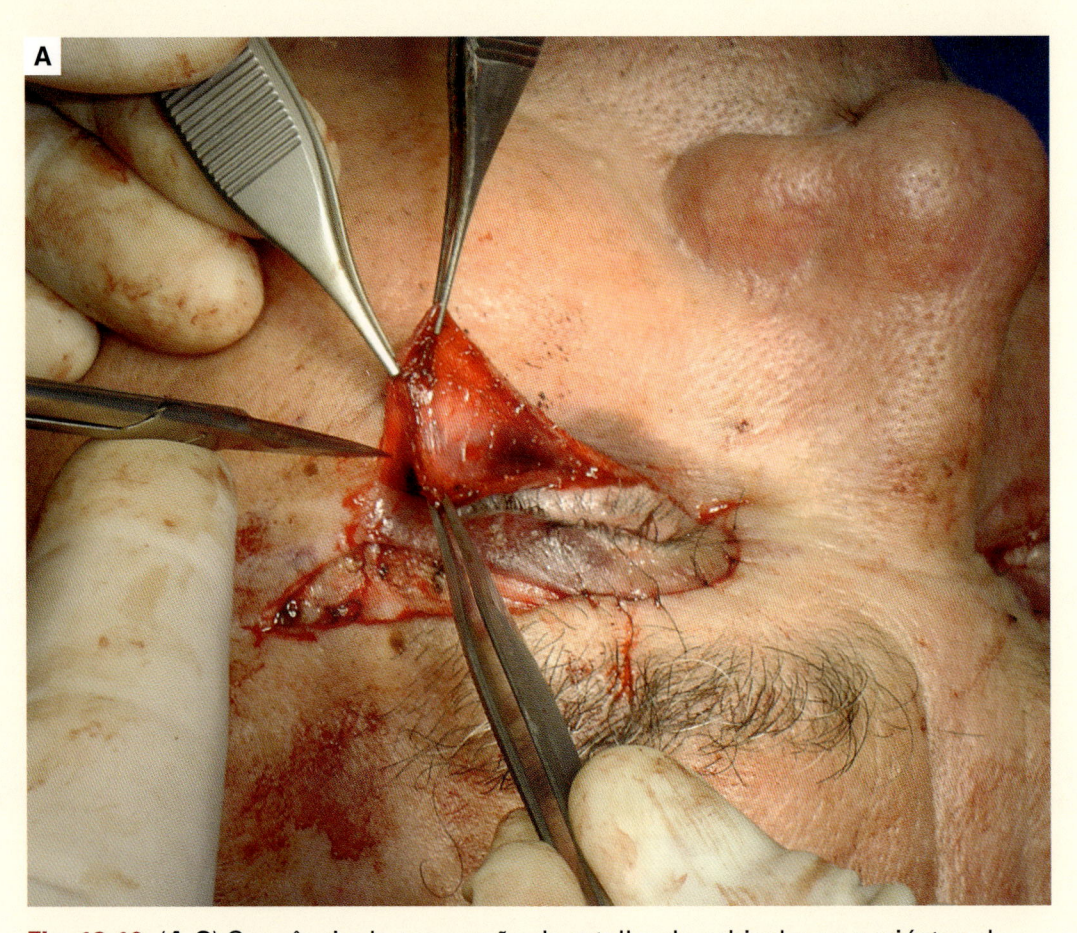

Fig. 12-10. (A-C) Sequência de suspensão do retalho do orbicular ao periósteo da moldura orbital, para aumentar a tensão tarsoligamentosa, de modo a diminuir o impacto das forças cicatriciais que têm um vetor caudal e que expõem as complicações funcionais da pálpebra inferior.

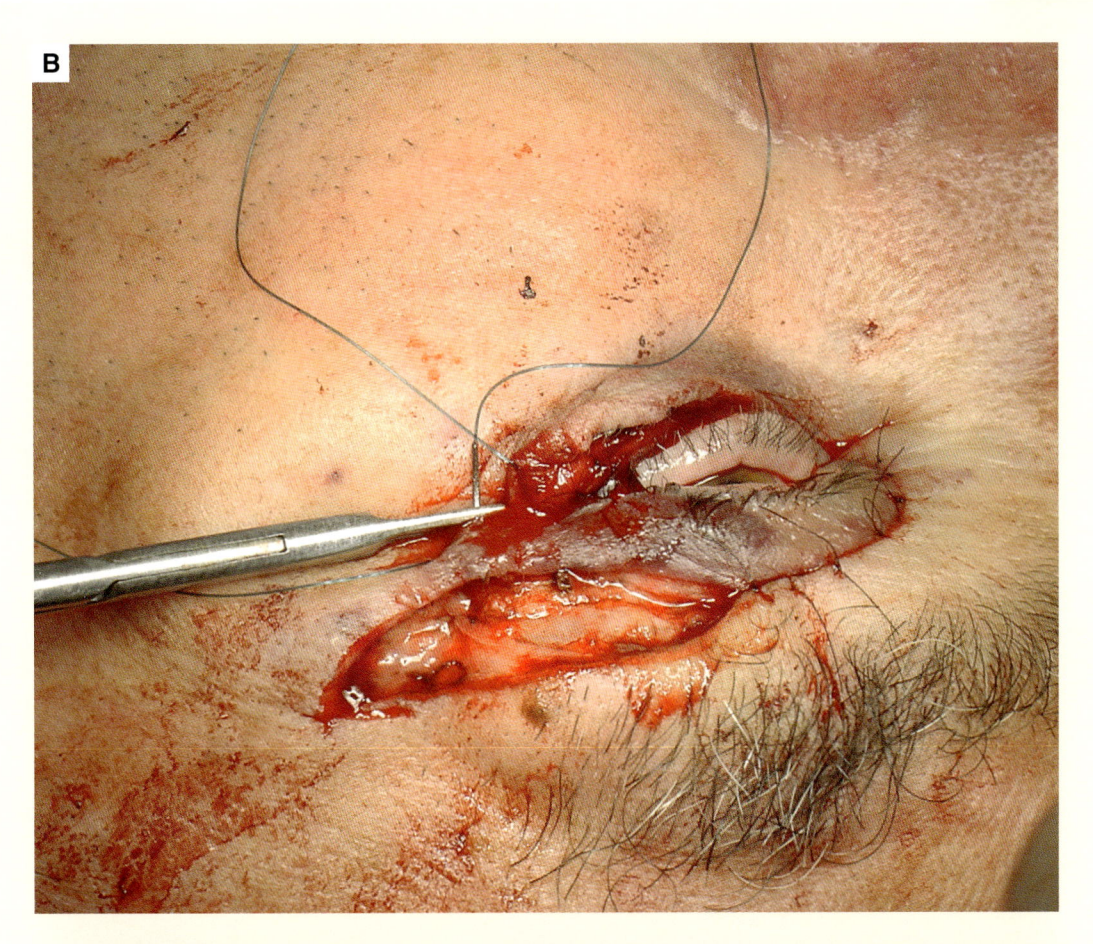

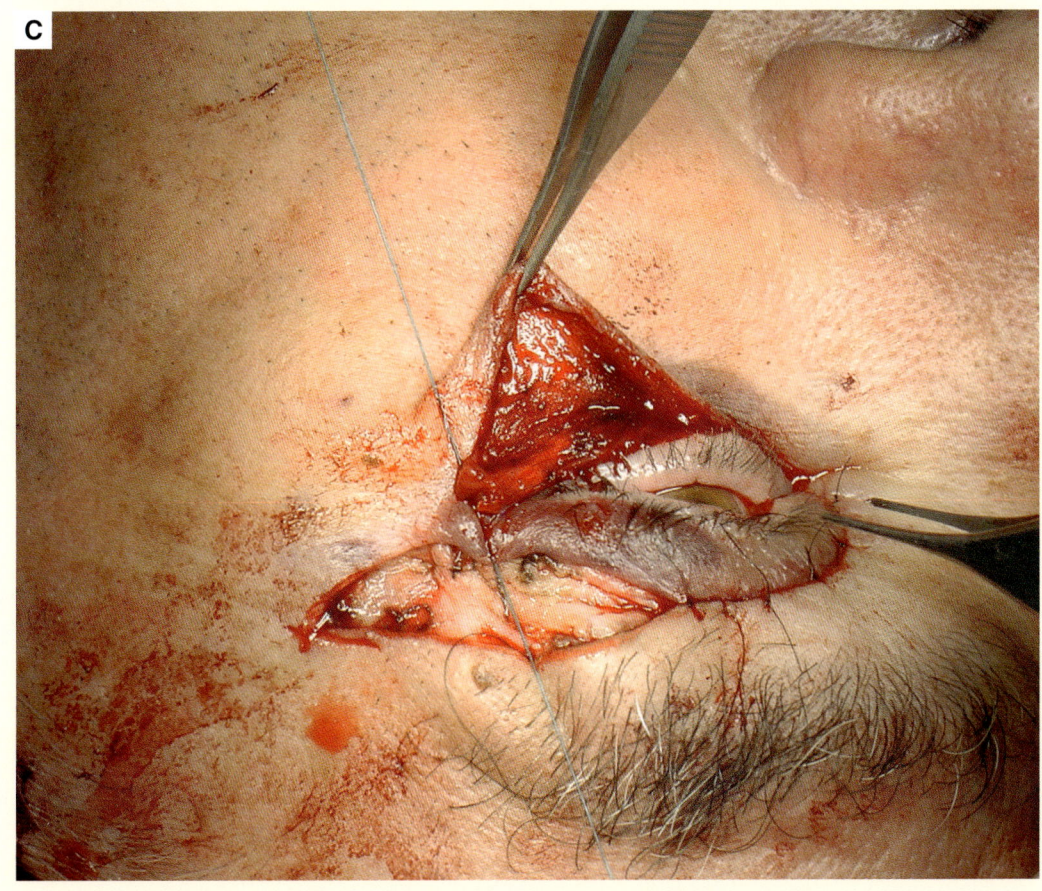

Capítulo 12 ◆ *LIFTING* SUBPALPEBRAL OU DO TERÇO MÉDIO

órbita com uma função de apoio ao tarso. Este procedimento produzirá uma prega da pálpebra superior que tende a readaptar-se sobre si mesma na parte lateral. Esta irregularidade, que "angustiará" muito os pacientes e o cirurgião, desaparecerá em cerca de 20-40 dias.

Continua-se, então, a remover o excesso palpebral, que deverá ser extremamente conservador. Após ter sido cortado o excesso do retalho miocutâneo, realiza-se, como na blefaroplastia inferior, a separação da epiderme palpebral do músculo orbicular em sua metade lateral. Serão assim obtidos dois retalhos, um muscular e um cutâneo. O primeiro é suspenso lateralmente ao periósteo orbitário com um ponto de Vycril 4-0, o segundo é moldado para um excesso adicional e suturado à epiderme do canto externo com um vetor vertical. Estes dois procedimentos terminais, a cantopexia e o retalho do orbicular, são extremamente importantes para evitar o *scleral show*, que nestas intervenções pode aparecer sucessivamente pela tração cicatricial para baixo e pela suspensão insuficiente dos tecidos do terço médio (Mc Cord).

Para os pacientes que mostram uma esqueletização excessiva dos sulcos palpebronasais e palpebrogenianos *(tear trough deformity* e *nasojugal fold)* só o reposicionamento do retalho composto pode não ser suficiente para a correção.

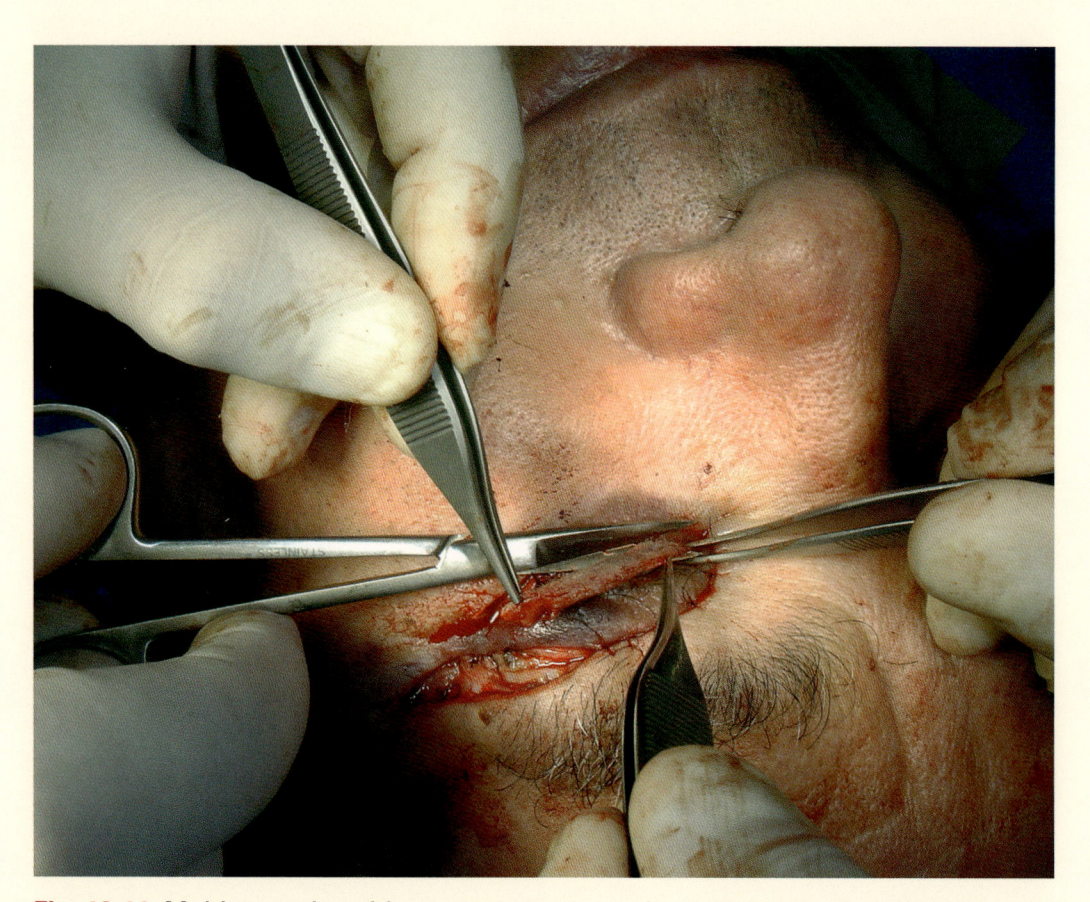

Fig. 12-11. Moldagem da epiderme em excesso após a suspensão do músculo orbicular.

Neste caso recorremos à transposição de tecido adiposo pseudo-herniado, que não foi propositadamente cortado na etapa cirúrgica de blefaroplastia inferior. Como sabemos, o reposicionamento de tecido adiposo orbital pode ser realizado de vários modos (Capítulo 11): resumidamente, a gordura orbital da pálpebra inferior pode ser reposicionada com a técnica original descrita por Loeb (sutura do retalho adiposo entre o músculo orbicular e o elevador do nariz e do lábio) e com a técnica de Hamra, que prevê a fixação da gordura ao periósteo da arcada.

No *lifting* subperiosteal, a arcada óssea apresenta-se já "engajada" pelos tecidos moles reposicionados com as suturas, portanto, é mais fácil uma sutura do tecido adiposo orbital acima do tecido maxilar suspenso, na prática, sobre a super-

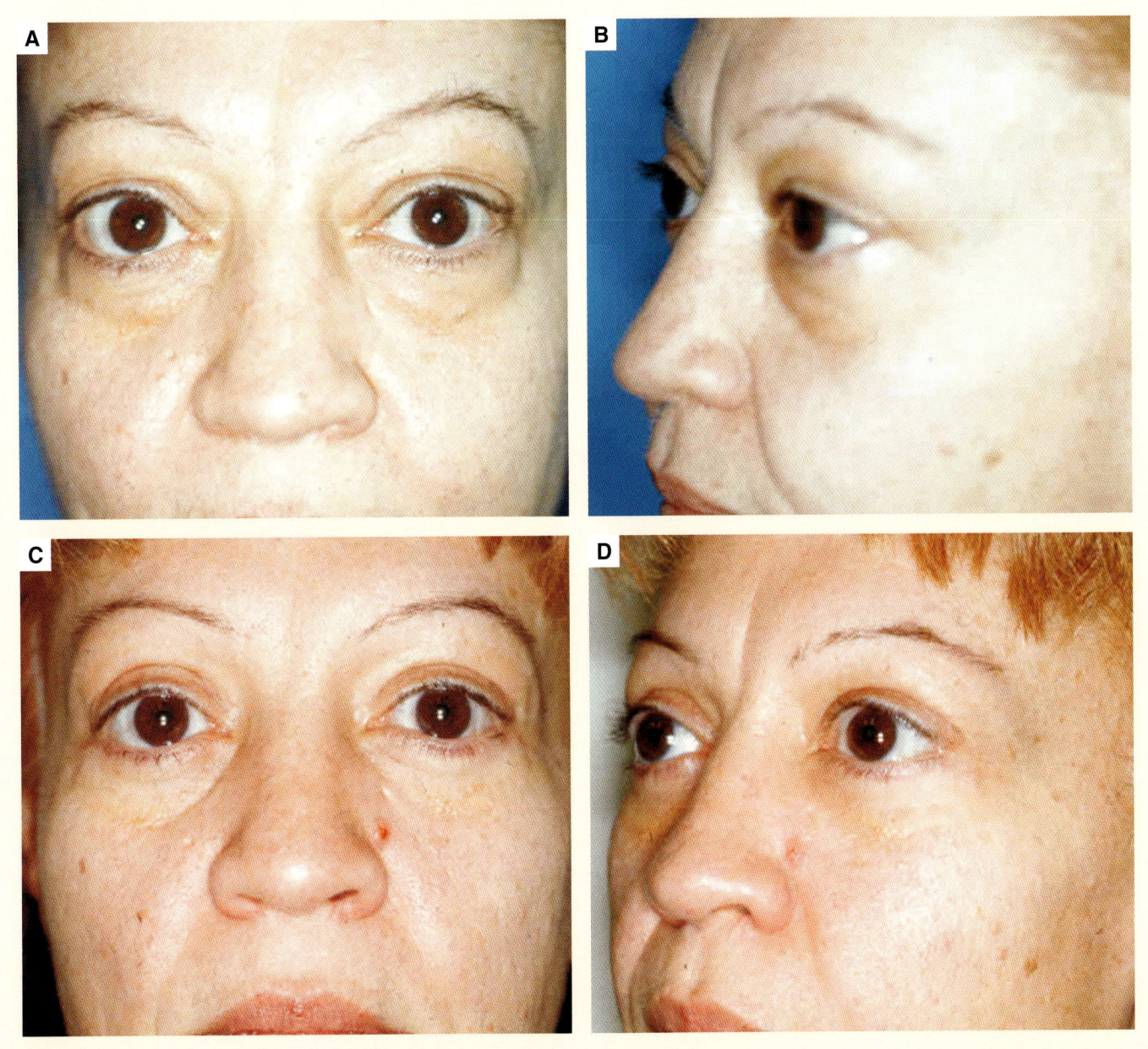

Fig. 12-12. *Lifting* do terço médio subperiósteo. Blefaroplastia superior e inferior em paciente com doença de Basedow. (**A, B**) Pré-operatório. (**C, D**) Pós-operatório.

fície posterior do periósteo do retalho, que levantamos e reposicionamos. Esta manobra preenche adicionalmente a junção palpebrogeniana. Ao contrário, quando o *lifting* centrofacial é suficiente para garantir a cobertura da arcada orbitária óssea inferior, não se reposiciona o tecido adiposo herniado e procede-se a uma clássica ressecção conservadora das pseudo-hérnias adiposas.

Prevenção das complicações

Sucessivamente aos primeiros casos de ptose médio-facial tratados com esta técnica observamos, em alguns pacientes, hipotonia e incontinência da lamela anterior da pálpebra inferior.

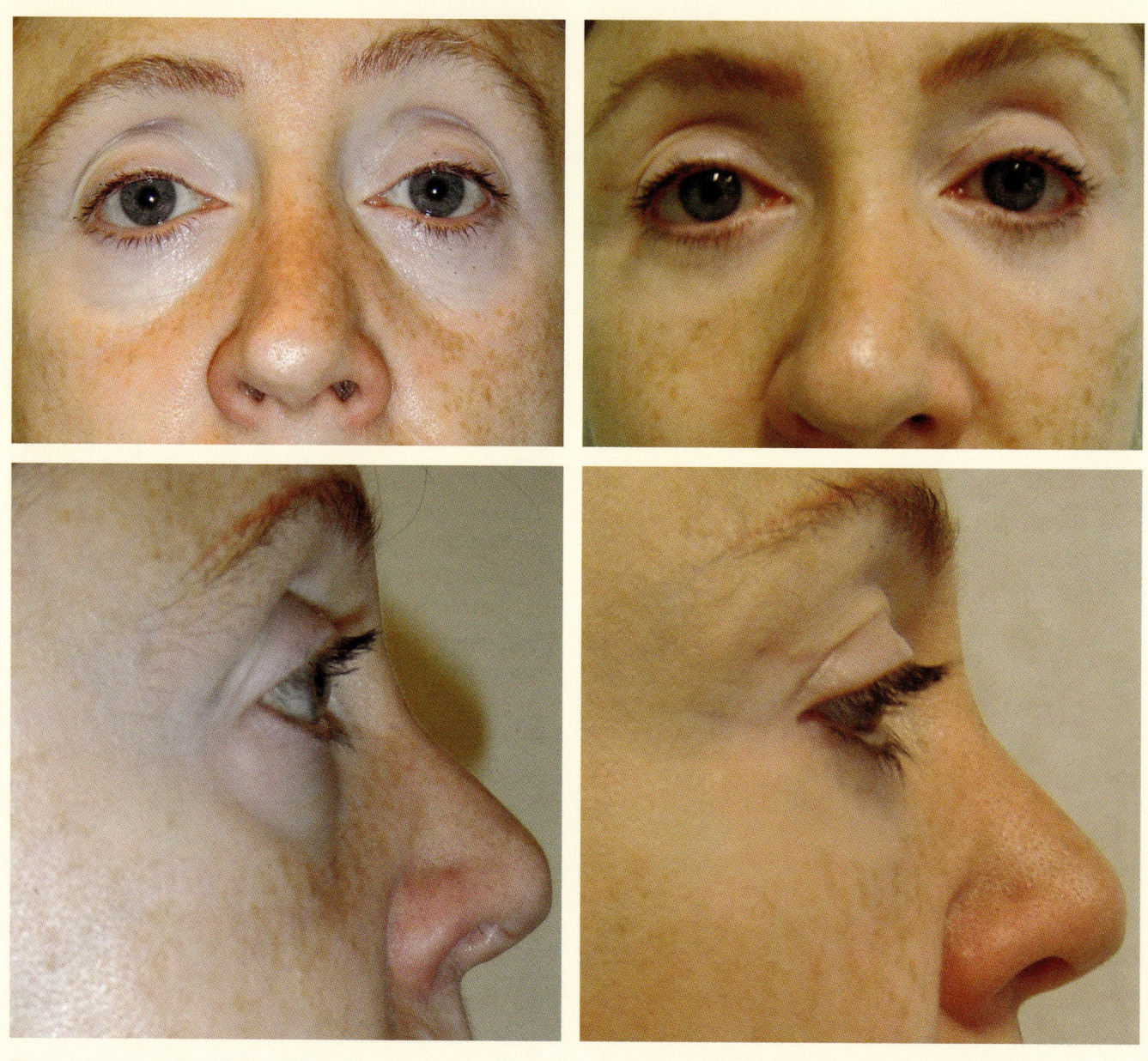

Fig. 12-13. Caso de blefaroplastias superior e inferior com *lifting* do terço médio subperiosteal.

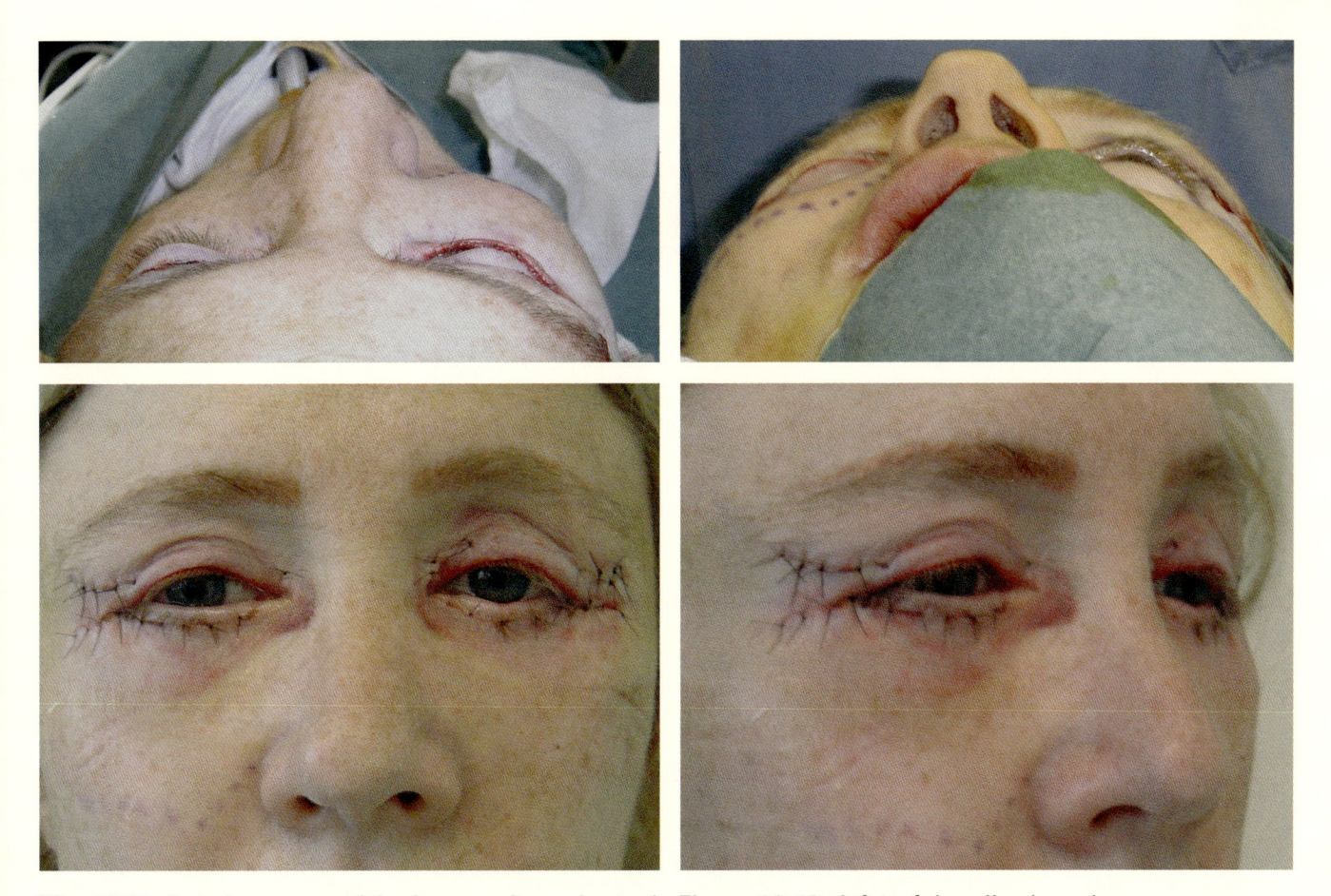

Capítulo 12 ♦ *LIFTING* SUBPALPEBRAL OU DO TERÇO MÉDIO **139**

Fig. 12-14. Foto intraoperatória do caso da paciente da Figura 12-13. A foto foi realizada após o procedimento ter sido completado, monolateralmente; à direita, nota-se a diferença na posição da *pommette*.

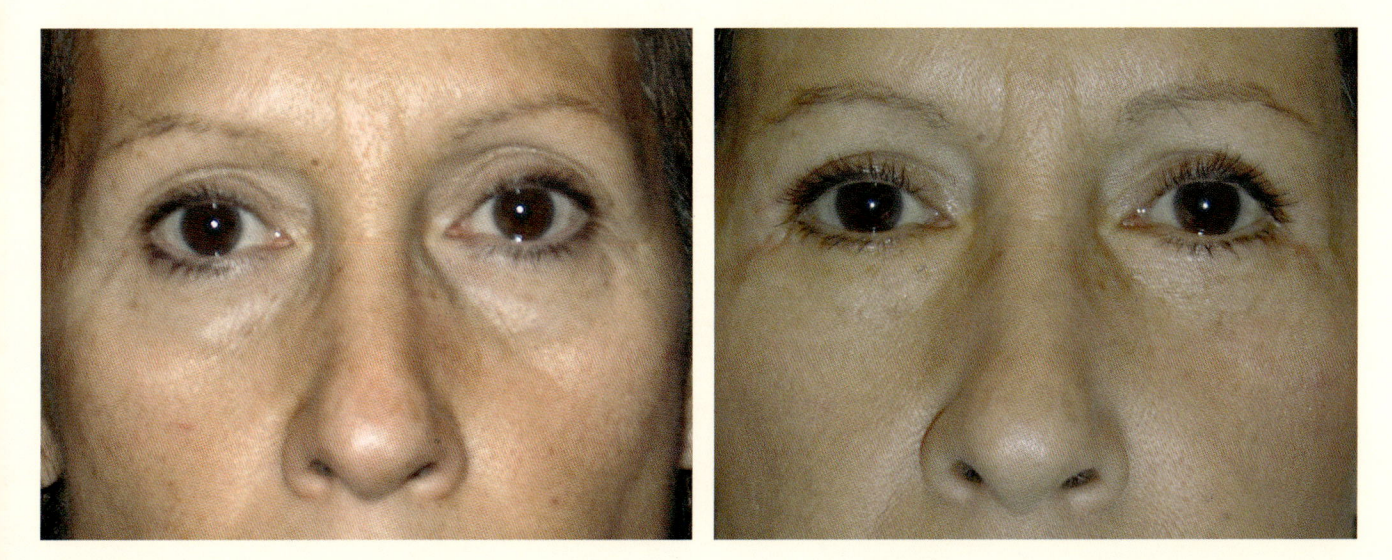

Fig. 12-15. Pré- e pós-operatório de blefaroplastia inferior com *lifting* do terço médio subperiosteal.

Desde então nós recorremos de maneira sistemática à cantopexia para aumentar a tensão **tarsoligamentosa**, de modo a diminuir o impacto das forças cicatriciais que têm um vetor caudal e que expõem às complicações funcionais da pálpebra inferior (*scleral show*, ectrópio, quemose conjuntival, secura corneal), além de um resultado cosmético embaraçoso.

Somente nos casos de hipotonia palpebral inferior acentuada (típica dos idosos) recorremos à cantoplastia.

A cantopexia demonstra ser um procedimento seguro, com ótimos resultados em termos de reforço tarsocantal. Além disso, nunca observamos assimetrias.

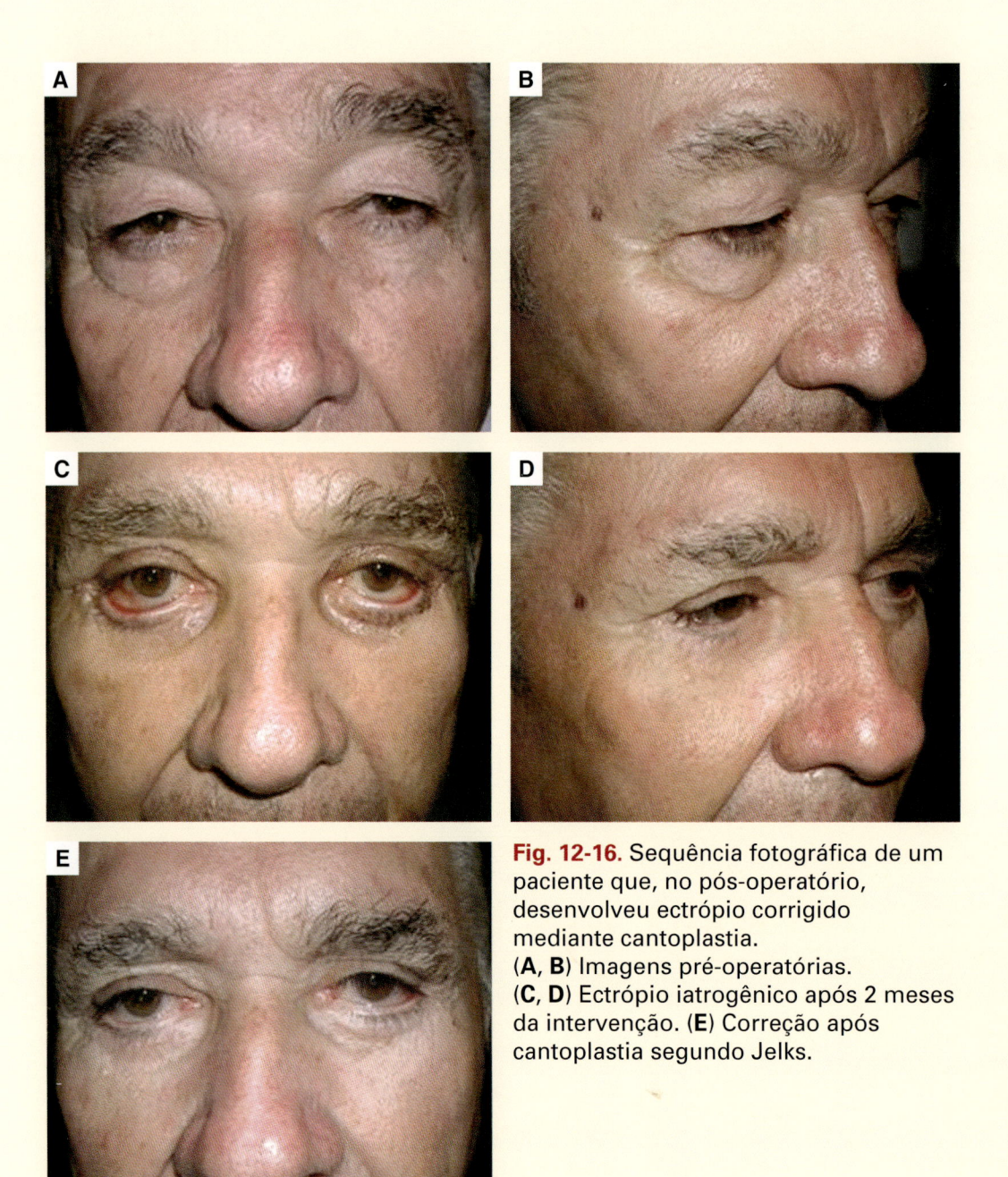

Fig. 12-16. Sequência fotográfica de um paciente que, no pós-operatório, desenvolveu ectrópio corrigido mediante cantoplastia.
(**A, B**) Imagens pré-operatórias.
(**C, D**) Ectrópio iatrogênico após 2 meses da intervenção. (**E**) Correção após cantoplastia segundo Jelks.

A cantoplastia, um procedimento mais intrincado e invasivo, deve ser usada somente quando for realmente indispensável, pelo fato de ser um procedimento mais complexo, com maior morbidade e período pós-operatório mais longo.

A manobra cirúrgica mais importante para evitar complicações palpebrais continua sendo sempre a ressecção conservadora cutânea ou miocutânea, principalmente nos pacientes com globos oculares proeminentes. Quase sempre é a agressividade desta manobra que gera uma sequência de complicações. É preferível um erro de excesso de epiderme, remediável em uma segunda etapa com uma simples correção com anestesia local, do que ter que reparar o dano palpebral inferior, muitas vezes com resultados parciais.

Para os pacientes com uma ptose da junção palpebrogeniana mínima, é aconselhável uma dissecção limitada do retalho geniano em direção caudal e, preferencialmente, no plano supraperiosteal, que é suficiente para permitir a liberação do ligamento orbitomalar.

A dissecção conservadora acarreta um edema pós-cirúrgico menor e uma cicatrização mais favorável, com forças contráteis menores em direção caudal, que abrem caminho às complicações por incontinência da pálpebra inferior (Hester, Sclafani).

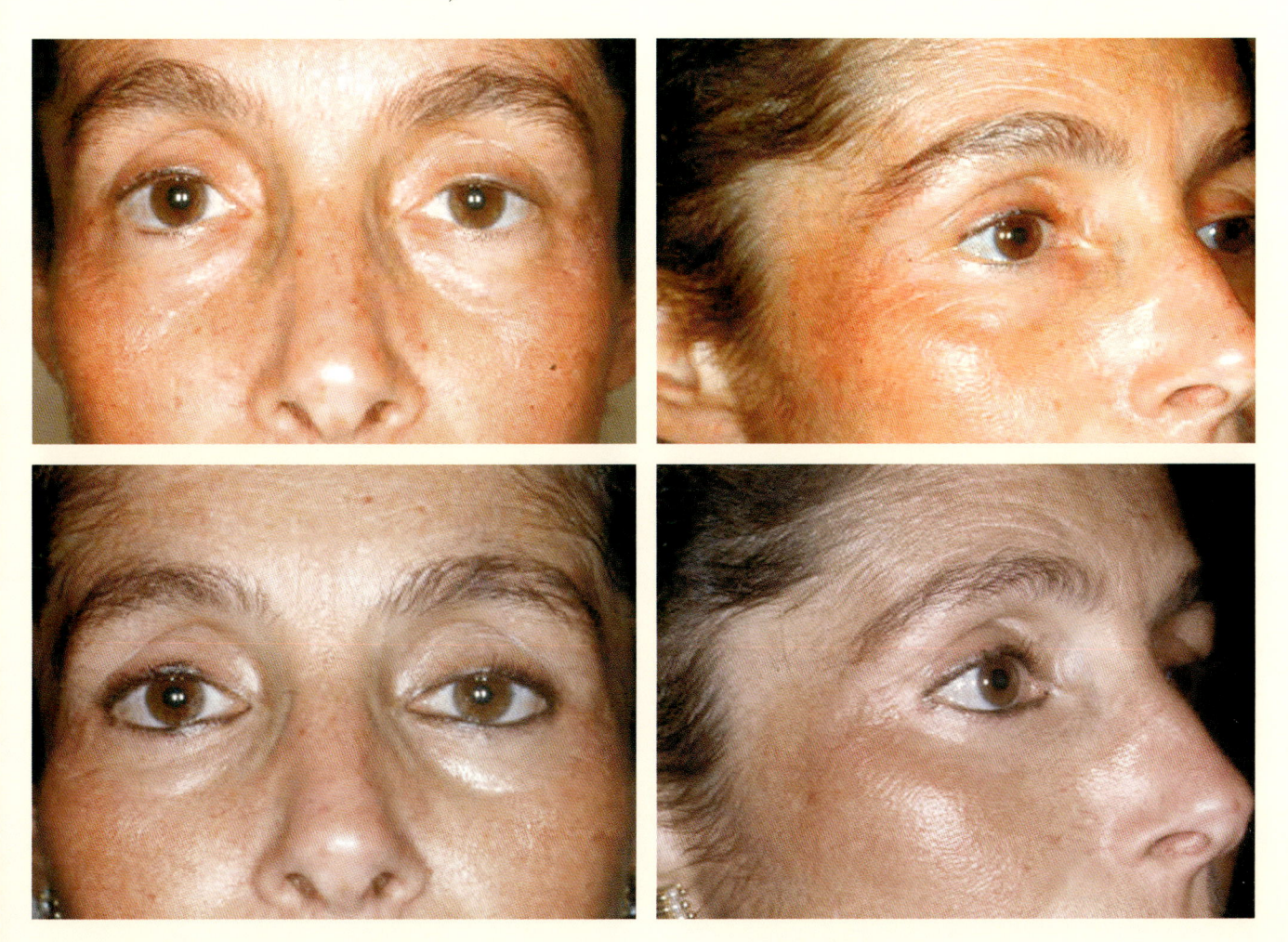

Fig. 12-17. Blefaroplastia com *lifting* subpalpebral supraperiosteal (Prof. Piero Candiani).

BIBLIOGRAFIA

Barton FE jr, Kenkel JM. *Direct fixation of malar pad*. Clin Plast Surg 24 (2):329; 1997

Fayman MS, Potgieter E. *Zygomaticus major advancement as an adjunct to lower blepharoplasty*. Aesthetic Plast Surg 26:26; 2002

Furnas DW. *Festoons of orbicularis muscle as a cause of baggy eyelids*. Plast Reconstr Surg 61:540; 1978

Furnas D. *The retaining ligaments of the face*. Plast Reconstr Surg 83:11; 1989

Goldberg RA. *Transconjuntival orbital fat repositioning: transposition of orbital fat pedicle into subperiosteal pocket*. Plast Reconstr Surg 105:743; 2000

Gunter J, Hackney FL. *A simplified transblepharoplasty subperiosteal cheek lift*. Plast Reconstr Surg 103:2029; 1999

Hamra ST. *Repositioning the orbicularis oculi muscle in the composite rhytidectomy*. Plast Reconstr Surg 90:14; 1992

Hamra ST. *The role of the septal/reset in creating a youthful eyelid. Cheek complex in facial rejuvenation*. Plast Reconstr Surg 113:2124; 2004

Hamra ST. *The zygorbicular dissection in composite rhytidectomy: an ideal midface plane*. Plast Reconstr Surg 102(5):1646; 1998

Hester TR, Codner MA, McCord CD. *Subperiosteal malar cheek lift with lower blepharoplasty*. In McCord CD and Codner MA (eds) Eyelid surgery: principles and techniques. Philadelphia: Lippincott-Raven; 1995

Hester TR, Codner MA, McCord CD et al. *Evolution of technique of direct transblefaroplaty approach for the correction of lower lid and midfacial aging: maximizing results and minimizing complications in 5 years experience*. Plast Reconstr Surg 105:393; 2000

Hinderer UT et al. *The blefaro-periorbitoplasty: Anatomical basis*. Ann Plast Surg 18:437; 1987

Hobar PC and Flood J. *Subperiosteal rejuvenation of midface and periorbital area: a simplified approach*. Plast Reconst Surg 104:842; 1999

Little JW. *Three-dimensional rejuvenation of midface: volumetric resculpture by malar imbrication*. Plast Reconstr Surg 105:267; 2000

Little JAY. *Volumetric perceptions in midfacial aging with altered priorities for rejuvenation*. Plast Reconstr Surg 105:252; 2000

Loeb R. *Aesthetic surgery of the Eyelids*. Springer-Verlag; 1989

McCord CD jr. *Lower blefaroplasty and primary cheeklift*. In "Color Atla of Cosmetic oculofacial surgery". Chen WPD, Khan JA, McCord CD jr. Ed Butterworth Heinemann p 109; 2004

McCord CD, Codner MA and Hester TR. *Redraping the inferior orbicolaris arc*. Plast Reconstr Surg 102:2471; 1998

Owsley JQ jr, and Zweifler M. *Midface lift of malar fat pad: Technical Advances*. Plast Reconstr Surg 110:674; 2002

Owsley JQ jr, Fiala TGS. *Update: liftig the malar fat pad for correction of prominent nasolabial folds*. Plast Reconst Surg 100:715; 1997

Paul MD. *The periosteal hinge flap in the subperiosteal cheek-lift*. Oper Tech Plast Reconstr Surg 5:145; 1997

Ramirez OH. *Fourth generation subperiosteal approach to the midface: the tridimensional functional cheek lift*. Aesth Surg J 18:133; 1998

Ramirez OM. *The subperiosteal rhytidectomy: the third-generation face-lift*. Ann Plast Surg 28:218; 1992

Sclafani AP. *The multivectorial subperiosteal midface lift*. Facial Plast Surg 17:29; 2001

Stuzin JM, Baker TJ et al. *Extended SMAS dissection as an approach to midface rejuvenation*. Clin Plast Surg 22 (2):295; 1995

Tessier P. *The subperiosteal facelift*. Ann Chir Plast Esthet 34:193; 1989

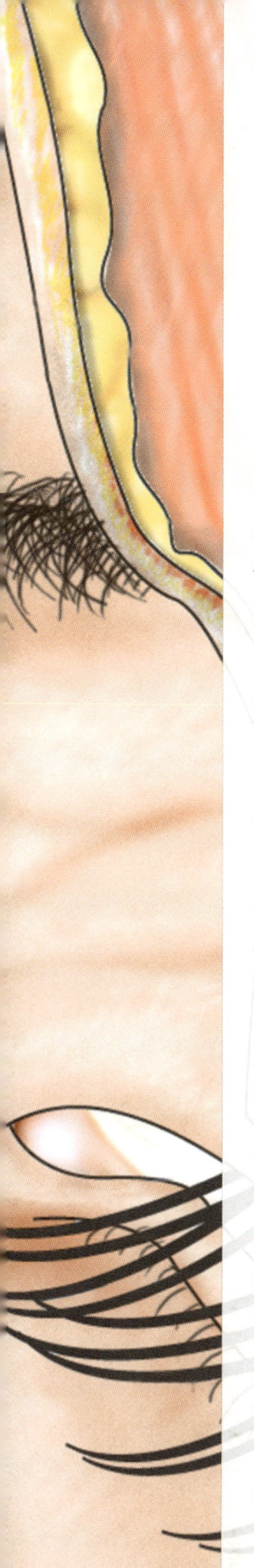

13
ECTRÓPIO E ENTRÓPIO

Franz W. Baruffaldi Preis, Maurizio Cavallini, Victor Urzola, Alberto Mangano

Considerações anatômicas

As pálpebras representam um sistema eficaz na proteção do bulbo ocular, destinado a desenvolver a sua função sem obstaculizar a sua complexa atividade visual. A estrutura e a função da pálpebra garantem proteção ao olho e permitem total liberdade de função.

    A pálpebra inferior é recoberta na sua margem anterior com epiderme móvel e fina e na sua porção posterior com uma membrana mucosa especializada, a conjuntiva. A conjuntiva é firmemente aderida ao tarso e está em contato direto com a superfície da conjuntiva bulbar e a superfície corneana. É banhada com fluido lacrimal, que é a combinação das secreções das glândulas de Meibomio, Zeiss e Moll. O líquido lacrimal não somente protege o olho da secura e ajuda a expurgar as partículas exógenas que possam contaminar o olho, mas também diminui o coeficiente de fricção no movimento paralelo entre a conjuntiva e a superfície corneana, promovendo uma abertura e um fechamento mais fáceis do olho. Ao mesmo tempo, o líquido lacrimal incrementa o coeficiente de fricção perpendicular para ajudar a manter as pálpebras constantemente aderidas ao globo ocular.

    A porção mais externa da pálpebra inferior é constituída pela epiderme e pelo tecido subcutâneo. Estas estruturas são fortemente aderidas ao músculo orbicular na região pré-septal e são mais móveis na porção adjacente à margem orbital. Inferiormente, o músculo orbicular tem duas porções funcionalmente separadas, o músculo pré-tarsal e o músculo pré-septal. A parte pré-tarsal adere-se mais intimamente ao tarso e a sua porção superficial insere-se inferiormente na epiderme. A parte pré-septal do orbicular recobre o septo orbital, porém, é menos solidamente ancorada a este.

    A "placa tarsal" está presente no músculo orbicular, em profundidade. A consistência da placa tarsal possibilita à pálpebra manter o arco de curvatura corres-

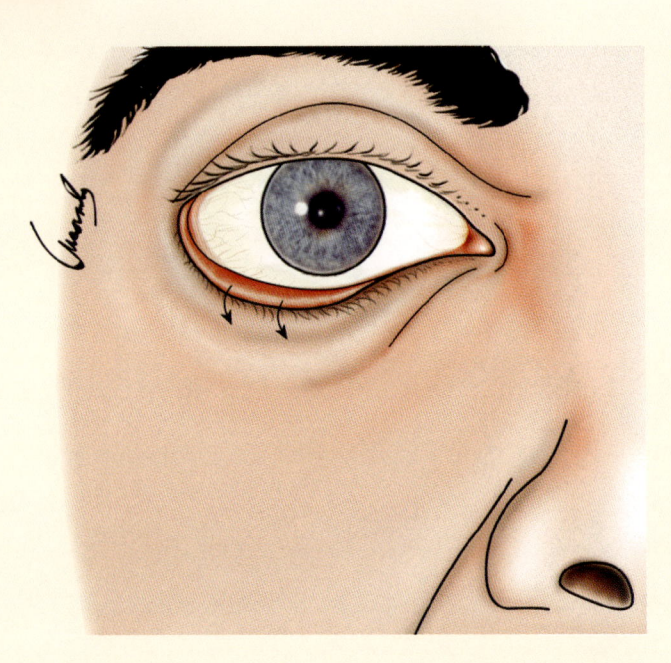

Fig. 13-1. Margem palpebral inferior abaixada, afastada e girada com relação ao bulbo palpebral.

pondente ao arco bulbar. Esta estrutura fibroelástica está em continuidade, inferiormente, com o septo orbital. O tarso tem dimensões bem constantes no adulto com menos de 60 anos, com uma média de 23,5-25,2 mm de comprimento e 3,35-4,97 mm de largura. Inserida no tarso encontra-se uma fáscia proveniente da bainha do músculo oblíquo inferior e expansão da fáscia de Tenon proveniente da bainha do músculo reto inferior. O músculo palpebral inferior é o correspondente do músculo de Müller na pálpebra superior. Este é um músculo liso menos desenvolvido nos humanos do que nos animais e pode, até mesmo, estar ausente.

ECTRÓPIO

O ectrópio pode ser atribuído a uma má posição da margem palpebral inferior que se torna abaixada, afastada e girada com relação ao bulbo ocular. Esta anomalia envolve tanto o âmbito estético quanto o funcional.

Conforme a gravidade do quadro, esta pode levar à exposição da córnea e à distribuição alterada do filme lacrimal. A disfunção palpebral é identificável com a ausência da função protetora da pálpebra com relação ao bulbo ocular. A complicação mais comum é representada por uma ceratopatia secundária à exposição corneana.

Quando a eversão da pálpebra coloca à mostra o plano conjuntival, o quadro se complica também do ponto de vista estético. A visão do tecido hiperêmico da conjuntiva palpebral é particularmente feia.

A distinção entre ectrópio e retração da pálpebra inferior diz respeito, no primeiro caso, à presença também de uma eversão da margem palpebral com relação à posição normal que esta tem relativamente ao bulbo ocular. O defeito de posição, portanto, é tridimensional, e diferente do defeito da retração em que a distorção é bidimensional.

Capítulo 13 ♦ ECTRÓPIO E ENTRÓPIO **145**

Fig. 13-2. Ectrópio congênito. Geralmente, é pouco identificável ao nascimento tornando-se mais evidente em idade escolar.

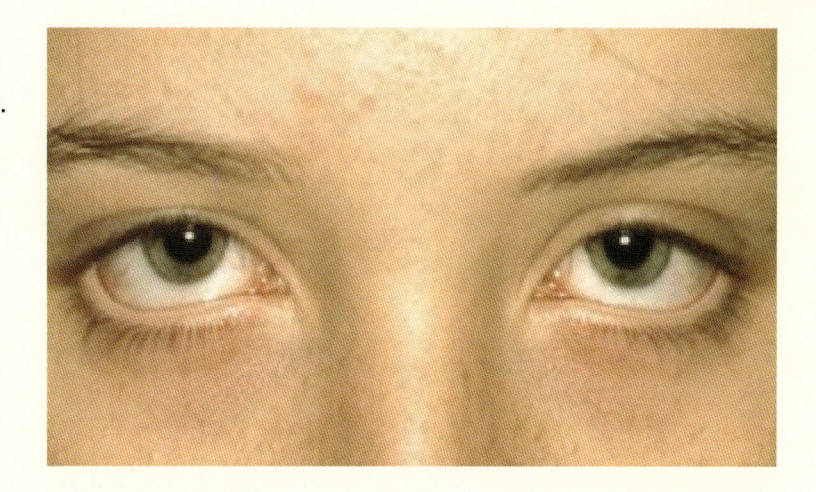

O lagoftalmo deve ser diferenciado do ectrópio pelo fato de representar o fechamento incompleto das pálpebras. Tanto o lagoftalmo quanto a retração palpebral podem estar presentes em um paciente portador de ectrópio. Este deve ser diferenciado da triquíase, na qual os cílios se dirigem para o bulbo e também deve ser distinto da distiquíase, na qual existe uma fila de cílios na região da abertura das glândulas de Meibomio, pelo fato de estas duas últimas anomalias apresentarem uma posição da margem palpebral normal.

Etiologia

O ectrópio pode ser congênito ou fazer parte das más posições adquiridas da margem palpebral. O ectrópio congênito é raro. Pode-se apresentar como malformação isolada ou pode ser um sinal de uma síndrome complexa: *Blefarophimosis syndrome* e síndrome de Down. A pálpebra inferior é representada por uma ponte de tecido fixado nas extremidades (cantos).

A posição da margem ciliar depende do equilíbrio entre as forças verticais exercidas pela epiderme e as estruturas subcutâneas.

Fig. 13-3. Ectrópio involucional.

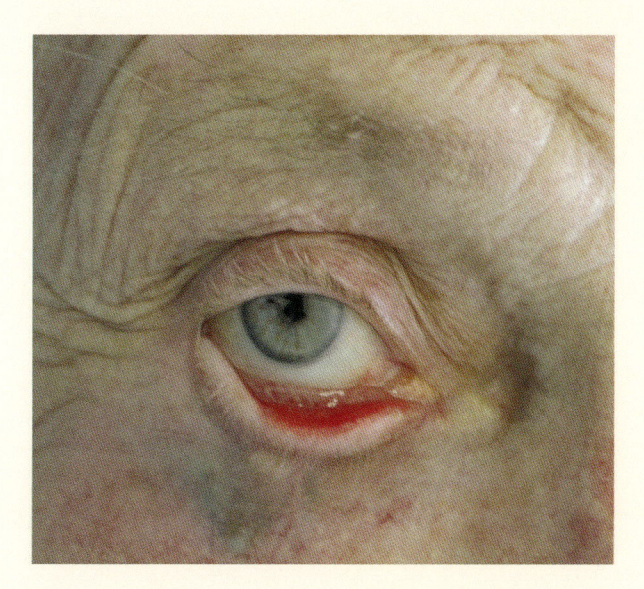

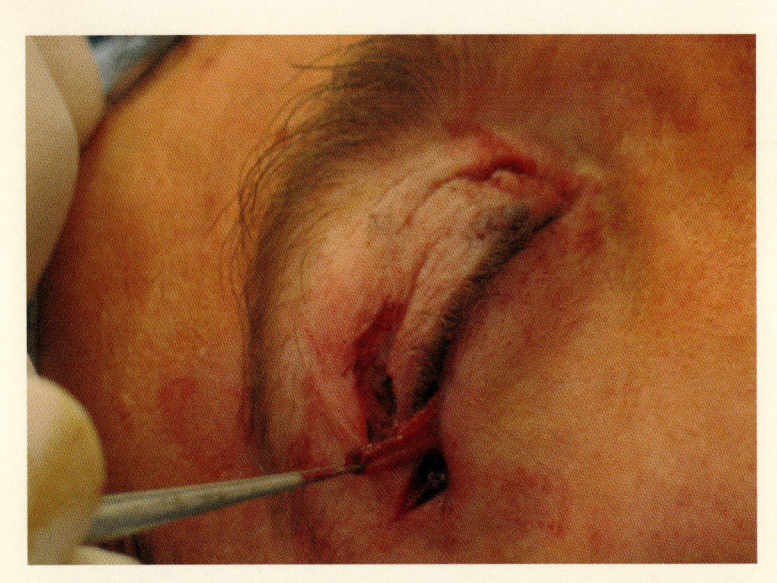

Fig. 13-4. Um *strip* (faixa) de músculo orbicular engatado à moldura orbital é normalmente suficiente na prevenção das alterações de forma e de posição da margem palpebral.

Também estão envolvidos o músculo retrator da pálpebra inferior e o músculo orbicular.

Ectrópio adquirido: pode ser de natureza involucional, neurológica, cicatricial ou flogística.

Ectrópio involucional.

A involução senil da pálpebra inferior é, certamente, a causa mais frequente do ectrópio.

Depende da frouxidão adquirida dos ligamentos cantais e do afastamento ou atonia do músculo retrator da pálpebra inferior. Com relação a outros tipos de ectrópio, distingue-se pela abertura do ângulo cantal externo ligado à desagregação do delicado aparelho correspondente ao retináculo lateral. Além do mais, pegando a pálpebra entre os dedos, esta se ergue facilmente ao longo de todo o trajeto. Às vezes se evidencia nas pessoas idosas que se submetem a uma intervenção para correção da catarata. A ação aguda do blefarostato durante a intervenção pode ser o agente desencadeador. Às vezes o ectrópio é consequência de uma ação mecânica prolongada, como o esfregar contínuo das pálpebras nos pacientes portadores de blefarite. Isto provoca lesões das estruturas de sustentação e pode ser considerada uma das causas de involução do aparelho de sustentação.

Nos pacientes que devem sofrer intervenções corretivas nas pálpebras inferiores, a presença de uma frouxidão das estruturas encarregadas do posicionamento correto da pálpebra pode representar a porta de entrada do ectrópio. Estes são os casos em que a intervenção cirúrgica, quando não associada a uma medida de suspensão, transforma a frouxidão palpebral em ectrópio.

Ectrópio neurológico

Envolve o músculo orbicular, que puxa a inervação do sétimo par de nervos cranianos (nervo facial). O nervo facial pode ser lesado por intervenções cirúrgicas, por lesões compressivas (neoplasias), por traumas mecânicos ou em decorrência da paralisia idiopática de Bell. A parotidectomia direta ou indireta, assim como a remoção de neurinomas, pode levar a lesões permanentes do sétimo nervo facial. A assimetria da face é acompanhada pela dificuldade nos movimentos bucais e na exposição da esclera.

As manifestações oftálmicas mais frequentes são a ptose do supercílio e da testa, a dermatocalase secundária associada à retração da pálpebra superior, o ectrópio paralítico da pálpebra inferior, a redução da piscada, ao fechamento forçado da pálpebra e a redução da produção de lágrimas. A atonia do músculo orbicular leva ao abaixamento progressivo da pálpebra a partir do terço lateral.

O lagoftalmo ligado à posição de ambas as pálpebras no fechamento associa-se a este sinal. De fato, a pálpebra superior também fica incontinente e normalmente é corrigida introduzindo-se um peso de ouro subepidérmico com o fim de torná-la mais pesada e permitir seu fechamento durante o sono. Estes defeitos palpebrais levam a ceratites, úlceras córneas e, como complicação extrema, à redução da visão. O protocolo terapêutico aconselhado para a gestão das lesões palpebrais por paralisia do nervo facial prevê quatro estágios:

Estágio 1:
Terapia de apoio. Hidratação do bulbo. Lubrificação do olho mediante lágrimas artificiais a serem aplicadas a cada meia hora durante o dia e terapia oclusiva com Cellophan à noite. Na fase 1 propõe-se também a tarsorrafia.

Estágio 2:
Suspensão cantal lateral. Reposicionamento da pálpebra inferior para melhorar a cobertura do bulbo, tornar mais eficaz a bomba lacrimal, reparar o ectrópio.

Fig. 13-5. Paciente com paralisia do nervo facial esquerdo.

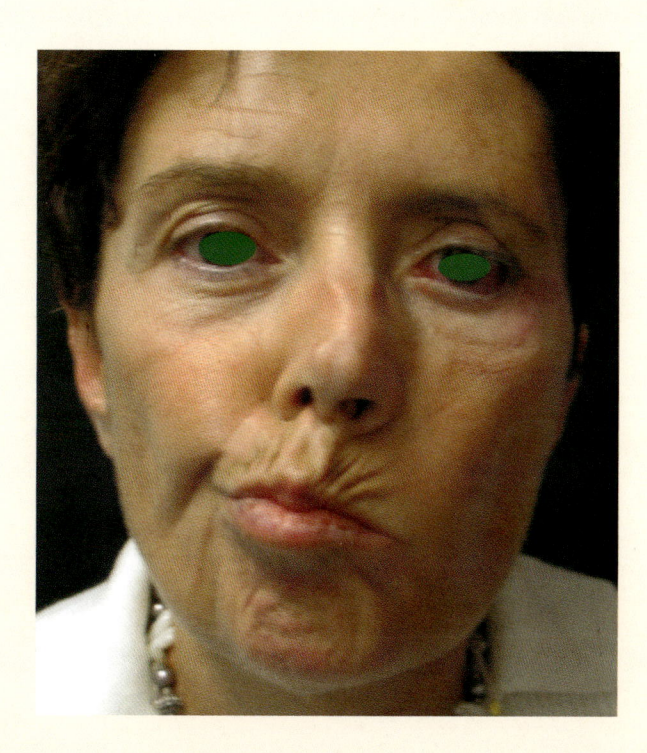

Estágio 3:

Animação passiva da pálpebra superior. Posicionamento de peso de ouro na espessura da pálpebra superior. O peso de ouro permite o fechamento da pálpebra superior durante o sono e um alongamento da pálpebra superior na visão primária.

Estágio 4:

Reposicionamento dos tecidos moles em torno do olho incluindo o *lifting* do supercílio e a blefaroplastia.

Ectrópio cicatricial

Pode ser consequência de um acidente com ferida lácero-contusa da epiderme e das estruturas subcutâneas da pálpebra inferior. Apresenta-se mais facilmente no caso de perda de substância (queimaduras, traumas maxilofaciais). Às vezes o agente etiológico não é o responsável pelas grandes perdas de substância, mas sim os processos reparadores, que se prolongam no tempo e provocam rigidez dos tecidos cicatriciais, bridas e aderências (queimaduras químicas, sobreposições de processos infecciosos).

A retração cicatricial que provoca o ectrópio pode não atingir diretamente a região anatômica das pálpebras, mas ser situada na região do tecido periorbital. São casos extremos em que, em decorrência de acidentes, criou-se um plastrão cicatricial de amplas dimensões. Neste caso, enquanto a epiderme palpebral tende a formar cicatrizes finas, a epiderme da região periorbital, sendo mais espessa, provoca processos de reparação mais espessos e conduz a orientação da retração da margem palpebral. Na maioria dos casos esta se torna esticada lateroinferiormente.

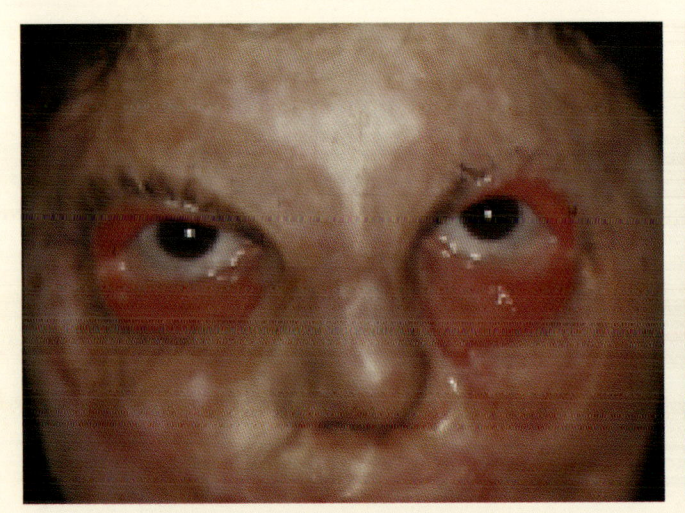

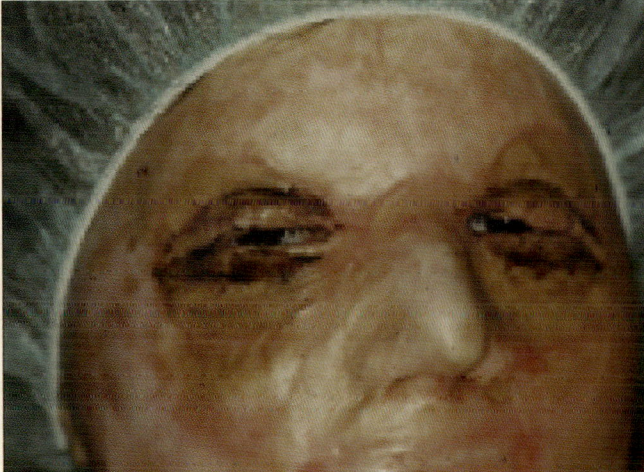

Fig. 13-6. À direita, ectrópio por retração cicatricial em paciente com resultado cicatricial por queimadura, tratado com múltiplos *peelings* químicos. À esquerda, reconstrução das pálpebras mediante enxertos dermoepidérmicos.

Ectrópio iatrogênico

Na cirurgia estética da pálpebra inferior pode acontecer de a tensão exercida para baixo pelos processos reparadores criar uma rigidez do tecido cicatricial de modo a superar a resistência das estruturas encarregadas pela sustentação da estrutura. Este é um dos motivos pelos quais se deve prestar atenção ao enfraquecer o músculo orbicular e ser conservador na quantidade de epiderme a ser removida. Na gestão do excesso de epiderme residual após a **herniectomia** inferior, é menos perigoso optar por uma redistribuição lateral, com relação à retirada, dirigida à correção do parâmetro vertical. Quando o hematoma está associado à remoção excessiva de epiderme, é fácil presenciar a eversão da margem.

O hematoma se organiza e conglomera as delicadas estruturas que foram cortadas durante a blefaroplastia: o músculo orbicular, o septo orbital, o retrator da pálpebra inferior, os septos e as cavidades adiposas. A sua organização fibrosa, na fase de reabsorção provoca encurtamento das estruturas e, portanto, eversão da pálpebra. São estes os casos nos quais uma ação preventiva nos primeiros dias pós-operatórios de **estiramento** nos processos reparadores permite limitar os danos.

O ectrópio pode ser diagnosticado realizando-se algumas manobras que possibilitam avaliar as características dos tecidos que compõem a pálpebra.

Teste de estiramento: quando a margem da pálpebra tomada entre os dedos puder ser afastada do bulbo ocular em 8 mm ou mais, a frouxidão da pálpebra deverá ser considerada patológica. O ectrópio já está presente ou, em caso de intervenção cirúrgica na pálpebra, esta corre o risco de desenvolver um ectrópio iatrogênico.

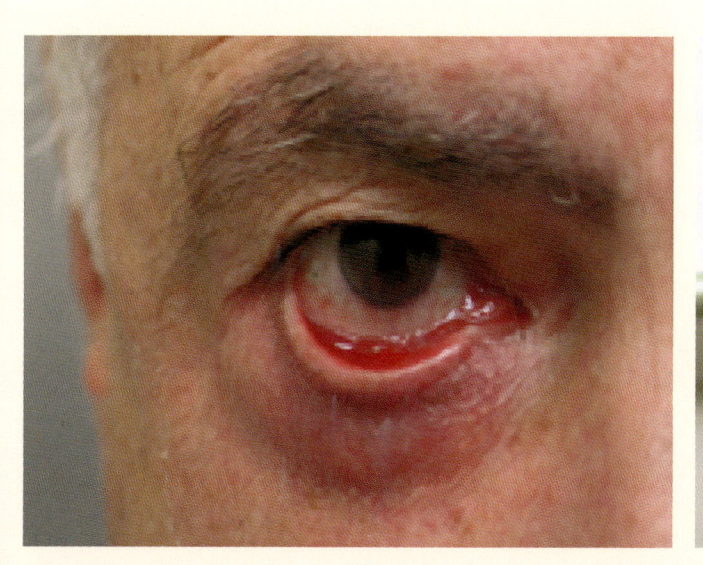

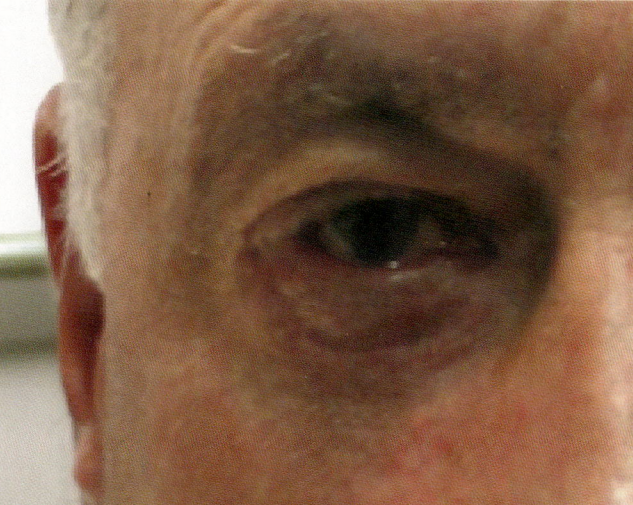

Fig. 13-7. Caso extremo de ectrópio iatrogênico corrigido mediante a suspensão lateral associada ao enxerto dermoepidérmico retirado da pálpebra superior.

Teste do estalo: consiste no afastamento da pálpebra do bulbo e a sua avaliação do tempo no qual retorna à sua posição. A falta de estalo é considerada um teste positivo para a falta de tônus muscular no âmbito do músculo orbicular.

Resistência muscular: é testada pedindo-se ao paciente que feche com força as pálpebras e avaliando-se a possível sobreposição da pálpebra inferior sobre a pálpebra superior. Caso isto ocorra, pode ter-se criado, no âmbito do músculo orbicular, um déficit de contração (presente no ectrópio paralítico).

Etapas técnicas da correção

As etapas técnicas requeridas para a correção cirúrgica do ectrópio requerem uma espera só nos casos de fases ativas cicatriciais. De fato, no caso de cicatrizes hiperêmicas e ativas é conveniente tratar fisicamente esta parte antes da intervenção cirúrgica.

O risco de um recrudescimento do fenômeno reativo cicatricial é, na verdade, muito alto, no caso de intervenção cirúrgica realizada nesta fase.

Na fase de estabilidade do processo reparatório, após ter sido obtido o máximo da massagem e da hidratação da epiderme, pode-se intervir cirurgicamente.

A urgência da correção nestes casos é ditada pelos perigos ligados à desidratação da córnea.

- Técnicas cirúrgicas.
- Excisão do pentágono.
- Tarsal *strip*.
- Reinserção do retrator da pálpebra inferior.
- Plicatura do ligamento cantal externo.
- Tarsorrafia.
- Z-plastias.
- Enxerto de epiderme.
- Tira de fáscia *lata*.

A técnica de Kunt-Szymanowski ditou as regras por muitos anos sobre a correção do ectrópio. Quando a pálpebra é flácida e afasta-se do bulbo espontaneamente, é possível melhorar seu estado removendo um pentágono em toda a sua espessura. A forma da excisão é ditada pela necessidade de evitar retrações para baixo, o que poderia ocorrer se eliminássemos uma cunha.

Na nossa experiência, a confecção de uma faixa tarsal representa a primeira escolha na correção do ectrópio. Consiste em desnudar anteriormente 3-4 mm de tarso de sua cobertura cutânea e descolar o mesmo plano conjuntival posteriormente. O tarso desnudado é tunelizado para cima até atingir a moldura orbital e é fixado na mesma (periósteo) mediante um ponto reabsorvível.

A técnica permite evitar a remoção de um pentágono em toda a espessura. Este procedimento é útil, principalmente quando a pálpebra é frouxa sem a presença de retrações cicatriciais. No caso de retrações cicatriciais importantes, a técnica deve ser associada a uma restauração da cobertura mediante enxerto dermo-epidérmico. Este é obtido de um losango de epiderme retirado normalmente da pálpebra superior.

ENTRÓPIO

Fisiopatologia do entrópio

O entrópio se verifica quando a pálpebra inferior se inverte apoiando-se com a margem contra o bulbo ocular; esta alteração da posição palpebral causa fricção mecânica dos cílios e da epiderme queratinizada contra a conjuntiva e contra a córnea, provocando irritação e eventual ulceração.

Foram descritos três tipos de entrópio:

1) *Entrópio congênito*. Esta é uma patologia rara, que abrange tanto a pálpebra superior quanto a inferior. Pode ser causado pelo desenvolvimento inadequado da aponeurose do retrator ou de sua inserção inadequada na margem inferior da placa tarsal, por defeitos estruturais da placa tarsal e por uma lamela posterior mais curta. É muito importante distingui-lo do epibléfaro, condição na qual a porção pré-tarsal do orbicular e a epiderme sobrestante avançam sobre a margem palpebral formando uma prega de tecido horizontal, que permite que os cílios assumam uma posição vertical tocando o olho.

2) *Entrópio degenerativo ou involutivo*. Este tipo de entrópio se deve ao envelhecimento dos anexos e dos tecidos orbitais. Uma série de fatores contribui para o seu desenvolvimento, alterando as relações verticais e horizontais da pálpebra inferior com o olho, e a sua estabilidade mecânica de movimento. A frouxidão palpebral horizontal ocorre em pacientes idosos quando os tecidos palpebrais, principalmente os tendões cantais, tornam-se frouxos. Foi postulado que o estiramento palpebral tem maior importância na margem inferior do tarso se o comparamos ao estiramento da margem palpebral. Esta diferença na distribuição da tensão palpebral é consequência de um posicionamento mais anterior da base do tarso com a margem palpebral com relação ao globo ocular. Desta maneira é favorecida sua rotação marginal para dentro.

A frouxidão ou desinserção dos retratores da pálpebra produz uma perda da força de estabilização, que altera o vetor vertical da pálpebra e facilita sua rotação interna, criando uma margem tarsal inferior instável, que permite à base do tarso um movimento anterior com uma rotação marginal pra dentro.

O terceiro fator é dado pelo movimento para o alto do músculo orbicular pré-septal. A frouxidão dos tecidos do orbicular, dos tendões e do tecido conjuntivo causa um movimento do músculo súpero-anteriormente à margem inferior do tarso. O movimento do orbicular combinado com as suas contrações contribui para a rotação marginal em direção interna.

Outros fatores como o afinamento da placa tarsal podem causar uma dobradura da pálpebra para dentro e enoftalmo, podendo também contribuir para o desenvolvimento do entrópio involutivo.

3) *Entrópio cicatricial*. Existem dois tipos de entrópio cicatricial:
   a) No primeiro tipo, a margem palpebral é lesada, porém uma perda de conjuntiva causa aderências e, portanto, o entrópio é secundário a um simbléfaro.
   b) No segundo tipo, a margem palpebral é lesada e a sua cicatrização causa a inversão da pálpebra para dentro.

Tratamento

A cirurgia é a melhor solução para alcançar uma correção definitiva. A persistência do entrópio pode comprometer a integridade córnea e causar cegueira.

À espera de uma correção cirúrgica, existem medidas para ganhar tempo. Agentes tópicos lubrificantes e lentes de contato protetoras podem constituir uma barreira entre a pálpebra entrópica e a córnea. Também podem ser utilizados curativos para manter a pálpebra inferior afastada do globo ocular. A toxina botulínica de tipo A pode ser utilizada para enfraquecer temporariamente os retratores da pálpebra.

Outras desordens inflamatórias, como a blefarite, devem ser tratadas com agentes tópicos e sistêmicos.

TÉCNICAS CIRÚRGICAS PARA A CORREÇÃO DO ENTRÓPIO

Reparação transconjuntival da pálpebra inferior para o entrópio involutivo

A anestesia é realizada infiltrando-se 1 mL de carbocaína a 2% com 1:100.000 unidades de adrenalina na porção inferior do fórnice e 1 mL na área cantal lateral. Realiza-se uma cantotomia lateral e uma cantólise inferior. Efetua-se uma incisão transconjuntival e, atravessando os retratores palpebrais inferiores a cerca de 4 mm da borda tarsal inferior, prolonga-se a incisão até o fórnice lateral, a alguns milímetros lateralmente à carúncula. Os retratores e a conjuntiva são descolados da lamela. As bolsas de gordura são preservadas. Uma faixa fina de músculo orbicular pré-septal é então cortada, utilizando-se um **diatermocoagulador**, logo abaixo do tarso, ao longo de todo o comprimento da incisão.

Realiza-se cantotomia lateral e cantólise inferior utilizando tesoura reta. Uma ponta de Colorado é utilizada para cortar o orbicular restante, expondo o periósteo da margem orbital lateral. Um retalho de periósteo de 3 mm por 8 mm é preparado na parede orbital lateral próxima ao tubérculo de Whitnall.

A pálpebra inferior é retraída inferior e anteriormente, e a conjuntiva é cortada 2 mm sob a margem inferior do tarso do canto lateral até 4 mm sob o ponto medial. Um retalho constituído pela conjuntiva e pelos retratores da pálpebra inferior é preparado, de modo a ser suficiente para suturá-los posteriormente. Sucessivamente se identifica o septo orbital e este é cortado. Depois são cortadas as fibras do músculo orbicular pré-septal em uma faixa ampla de 3-4 mm ao longo da extensão da incisão anterior, realizada com agulha microcirúrgica ou tesoura reta. Presta-se atenção com o objetivo de evitar lesões cutâneas. Prossegue-se com uma hemóstase cuidadosa. A margem terminal dos músculos retratores da pálpebra inferior é, então, unida novamente à margem ântero-inferior do tarso com três ou mais pontos afastados em 6-0 polyglactin.

O reposicionamento dos retratores da pálpebra inferior leva a margem conjuntival à sua posição anatômica correta. As margens conjuntivais não são suturadas. Sucessivamente, passa-se a tratar a frouxidão horizontal com a formação de uma faixa lateral do tarso. A pálpebra inferior é reunida ao periósteo no interior da rima orbitária, dentro do tubérculo de Whitnall ou a um retalho periósteo, com dois pontos afastados 5-0 polypropylene o polyglactin. O ângulo do canto lateral é então formado novamente com uma sutura 6-0 polyglactin. O orbicular profundo é reaproximado com um dos pontos invertidos e a incisão cutânea é fechada com um 6-0.

Reinserção do retrator

Incide-se a margem ciliar e vai-se em direção ao tarso descolando o septo do tarso e indo, então, acima do músculo orbicular. Descola-se cuidadosamente o septo e se passa sob este para pegar a aponeurose dos retratores da pálpebra inferior, que foram afastados.

Estes são reinseridos na margem tarsal prestando-se atenção para manter o nível correto de tensão com o objetivo de evitar transformar o entrópio em um ectrópio.

Correção do entrópio cicatricial com a técnica "Y-V"

Após ter feito uma incisão em forma de "Y", a porção exuberante da margem palpebral é descolada e é aplicada uma tração central com o objetivo de girar esta margem, obtendo-se assim, no final, uma configuração em "V".

Correção do entrópio da porção medial da pálpebra inferior

Após o reposicionamento de um enxerto sob a margem medial da pálpebra inferior, retira-se uma porção triangular de epiderme palpebral, com a base do triângulo paralela à margem palpebral. Sutura-se com pontos simples afastados. Em muitos pacientes braquiocefálicos pode haver entrópio da porção medial da pálpebra inferior. Isto pode causar epífora e irritação córnea: neste caso é indicada uma cantoplastia em "V".

BIBLIOGRAFIA

Adenis et al. *Cicatricial ectropion and ichthyosis. Apropos of 4 cases*. J Fr Ophtalmol 15(5):349-56; French 1992

Anderson RL, Gordy DD. *The tarsal strip procedure*. Arch Ophthalmol 97:2192-2196; 1979

Barnes JA, Bunce C, Jane M. Olver. *Simple Effective Surgery for Involutional Entropion Suitable for the General Ophthalmologist*. Ophthalmology Volume 113, Number 1; January 2006

Bartley GB, Kay PP. *Posterior lamellar eyelid reconstruction with a hard palate mucosal graft*. Am J Ophthalmol 107:609-612; 1989

Baumann A, Rolf E. *Use of the Preseptal Transconjunctival Approach in Orbit Reconstruction Surgery*. Oral Maxillofac Surg 59:287-291; 2001

Benger SR et al. *Involutional ectropion: a review of the management*. Ophthalmic Surg 18(2):136-9. No abstract available; Feb 1987

Beyer CK. *Repair of entropion and ectropion*. Int Ophthalmol Clin 18(3):19-52, No abstract available; Fall 1978

Carter SR et al. *Involutional entropion and ectropion of the Asian lower eyelid*. Ophthalmic Plast Reconstr Surg 16:45-49; 2000

Collins JR. *Ophthalmic management of seventh nerve palsy*. Aust N Z J Ophthalmol 18(3):267-72, Aug 1990

Dalgleish R, Smith JL. *Mechanics and histology of senile entropion*. Br J Ophthalmol 50:79-91; 1966

Dresner SC, Karesh JW. *Transconjunctival entropion repair*. Arch Ophthalmol 111:1144-8; 1993 Fox SA. Senile entropion. Ann Ophthalmol 8:167-72; 1976

Frueh BR, Schengarth LD. *Evaluation and treatment of the patient with ectropion*. Ophthalmology 89:1049-1054; 1982

Jenny JD, Geoffrey ER. *Involutional Lower Lid Entropion To Shorten or Not To Shorten?* Ophthalmology Volume 105, Number 11; Nov 1998

Leonid Skorin Jr. *A review of entropion and its management*. Contact Lens & Anterior Eye 26:95–100; 2003

Liu D. *Lower eyelid tightening: a comparative study*. Ophthalmic Plast Reconstr Surg 13:199-203: 1997

Martin RT, Nunery WR, Tanenbaum M. *Entropion, trichiasis, distichiasis*. In Oculoplastic Surgery, ed 3. Edited by McCord CD, Tanenbaum M, Nunery WR. New York: Raven Press 221-248; 1995

Morax et al. *The management of congenital malpositions of eyelids, eyes and orbits*. Eye 2 (Pt 2):207-19; 1988

Prashanth V, Susan R. Carter. *Ectropion and entropion*. Current Opinion in Ophthalmology 11:345-351; 2000

Seiff SR. *Surgical management of seventh nerve paralysis and floppy eyelid syndrome*. Curr Opin Ophthalmol 10:242-246; 1999

Seiff SR, Chang J. *Management of ophthalmic complications of facial nerve palsy*. Otolaryngologic Clin N Am 25:669-690; 1992

Seiff SR et al. *Tarsal margin rotation with posterior lamella superadvancement for the management of cicatricial entropion of the upper eyelid*. Am J Ophthalmol 127:67-71; 1999

Sellar PW et al. *Late presentation of congenital ectropion of the eyelids in a child with Down syndrome: a case report and review of the literature*. J Pediatr Ophthalmol Strabismus 29(1):64-7; Jan-Feb 1992

Shawn JK, Dale R. Meyer *Transconjunctival Lower Eyelid Involutional Entropion Repair. Longterm Follow-up and Efficacy*. Ophthalmology Volume 109, Number 11; Nov 2002

Shore JW. *Changes in lower eyelid resting position, movement, and tone with age*. Am J Ophth 99:415-423; 1985

Todd C, Mark J. Lucarelli, Bradley N. Lemke, Richard K. Dortzbach., *Primary and Secondary Transconjunctival Involutional Entropion Repair*. Ophthalmology Volume 108, Number 5; May 2001

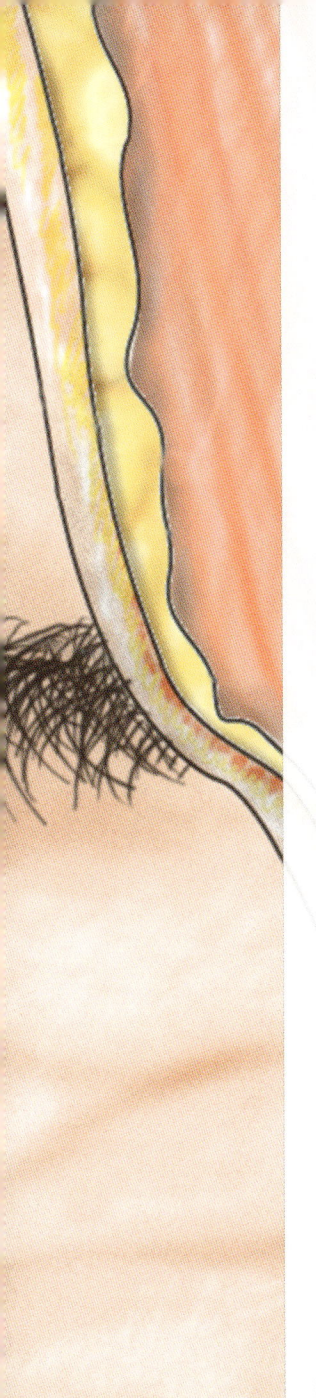

14

TRANSPLANTES DE GORDURA NA REGIÃO PERIORBITAL PALPEBRAL

Giovanni Botti

Parece que entre os principais inimigos do ser humano se deva incluir a gordura, que há tempos é combatida sem trégua em todas as regiões do corpo. Nesta guerra não foi poupada nem ao menos a área palpebral. Neste âmbito, de fato, a retirada das "bolsas" adiposas foi, por mais de um século, uma das intervenções estéticas realizadas com maior frequência. Atualmente, porém, parece que se pode enxergar uma fresta de luz neste obscurantismo esteatofóbico/lipofóbico, confirmado pela frequente preferência por operações de blefaroplastia mais conservadoras que evitam, na medida do possível, a remoção da gordura, para favorecer, preferencialmente, sua modelagem e redistribuição.

A técnica de rotação caudal do panículo adiposo retrosseptal na pálpebra inferior, proposta pelo brasileiro Loeb e, posteriormente, elaborada e divulgada por vários autores (Hamra, Eder, Botti e outros), é o melhor exemplo de como as "bolsas" podem ser utilizadas de maneira eficaz para corrigir o sulco palpebrogeniano, obtendo-se assim um resultado estético mais eficaz e completo. (Trata-se também de uma demonstração concreta da veracidade do famoso provérbio "O paciente é como um porco: não se joga nada fora!"). De maneira contrária, as ressecções agressivas, infelizmente ainda recomendadas em algumas publicações científicas, são frequentemente responsáveis por pálpebras esvaziadas, que não têm nada a ver com o aspecto agradável, fresco e jovem desejado pelos pacientes.

Portanto, é indispensável avaliar com atenção o papel frequentemente positivo da gordura na estética palpebral, para poder decidir se o seu sacrifício, mesmo que parcial, é efetivamente necessário.

É preciso notar que em vários casos nas pálpebras e/ou ao longo das margens orbitais não se encontra presente uma quantidade de gordura adequada. Esta carência pode ser congênita, pode ser ligada ao envelhecimento e à consequente atrofia dos tecidos moles, ou então iatrogênica, como consequência de uma blefaroplastia ou de uma outra intervenção com localização palpebral e/ou periorbital. Para corrigir este tipo de problema é conveniente complementar adequadamente a gordura com um "preenchedor".

Os preenchedores heterólogos não reabsorvíveis nesta região tendem a causar problemas ainda mais frequentes que nas outras partes do rosto. A infiltração dos tecidos moles com este tipo de material determina, não raramente, uma reação de corpo estranho, com formação de granulomas e fibroses, frequentemente bem visíveis e palpáveis por causa da delicadeza dos tegumentos.

Infelizmente, os preenchedores reabsorvíveis têm uma duração breve e, se injetados nesta área, especialmente na superfície, não são desprovidos de efeitos colaterais. Um exemplo típico é o edema causado pela interferência com a drenagem linfática, que se manifesta quando o acido hialurônico ou um preenchedor análogo são colocados sob a epiderme ao longo do sulco palpebrogeniano.

Uma alternativa extremamente interessante aos preenchedores heterólogos é o "preenchedor" autólogo por excelência: o tecido adiposo. O transplante de gordura autóloga representa, para nós, a técnica preferencial para corrigir depressões e sulcos muito profundos, como também para melhorar o aspecto geral e em particular a forma da região palpebral/periorbital.

Transplante de gordura

Em algumas situações, o enxerto de tecido adiposo pode-se revelar extremamente útil também na zona palpebral/orbital. Pode-se corrigir eficazmente um sulco palpebrogeniano muito profundo, assim como é possível melhorar o aspecto de um olho "vazio", caracterizado por pálpebras superiores com a prega muito alta (espaço pré-tarsal muito amplo) e/ou com uma excessiva depressão do sulco orbital (a área entre a prega palpebral e a margem orbital superior). Do mesmo modo, pode-se tentar corrigir também um quadro de enoftalmo moderado, com pálpebras inferiores encovadas, muitas vezes de origem iatrogênica.

Graças a esta intervenção, consegue-se modelar também as margens da cavidade orbital, ressaltando, por exemplo, a arcada supraciliar ou aumentando a proeminência da zona malar. Certamente não se trata de um novo procedimento cirúrgico, já que transplantes de gordura foram descritos detalhadamente desde o fim do século XIX, mas não há dúvida que nos últimos anos a técnica tenha sido refinada até garantir resultados geralmente muito confiáveis.

O grande passo à frente foi dado com o advento da lipoaspiração, graças à qual a retirada do tecido se tornou muito mais simples e incruenta. Graças à lipoaspiração somos capazes, há mais de 30 anos, de retirar a gordura através de uma incisão muito pequena, com uma cânula ligada a uma seringa, para depois

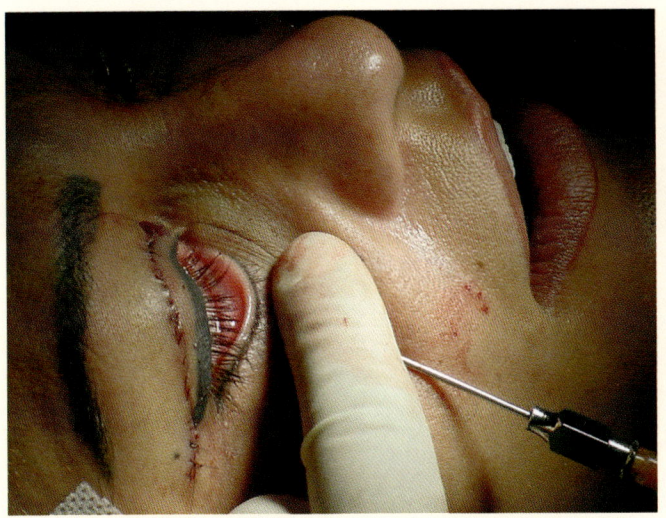

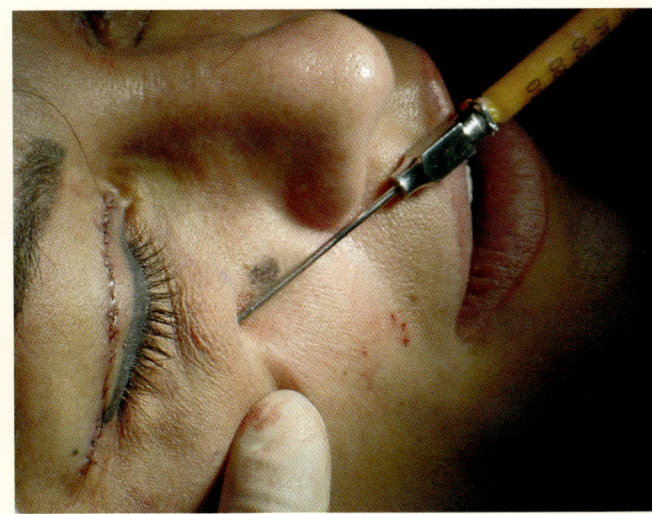

Fig. 14-1. Transplante de gordura ao longo do sulco palpebrogeniano durante uma blefaroplastia.
O local do enxerto é alcançado perfurando-se a epiderme ao lado da emergência do pedúnculo vasculonervoso infraorbitário, previamente marcado com um pincel atômico. Nota-se como a quantidade e a posição da gordura enxertada são continuamente verificadas apalpando-se atentamente a região com um dedo.

injetá-la onde é necessário, sempre usando uma cânula e uma seringa, mas agora um pouco menores.

Muitos colocaram em dúvida o fato que o acolchoamento dos tegumentos obtido com esta metodologia fosse realmente devido à gordura propriamente dita, mas sim ao edema e à fibrose provocados pelo trauma. Mais recentemente se teorizou que o tecido adiposo na verdade possa ser completamente "reabsorvido", e que o resultado obtido seja devido, principalmente, à regeneração dos tecidos locais, estimulada pelas células degranuladoras de histamina contidas na gordura. Porém, estas teorias não se confirmam em nossa experiência clínica, que demonstrou em diversas ocasiões como se a gordura estivesse de fato presente, de maneira estável, muito tempo depois do enxerto também em áreas geralmente quase destituídas de tecido adiposo, como, por exemplo, a margem orbital lateral. Esta observação poderia ser explicada também como uma neogênese adipocitária determinada pelas células estaminais presentes no tecido adiposo transplantado.

A técnica evoluiu também no que diz respeito ao tratamento do tecido adiposo. Segundo a maior parte dos pesquisadores, de fato, recorrer a cuidados especiais ao manejar a gordura aumenta as possibilidades de que esta se fixe. Todavia, não é ainda possível estabelecer em que proporção este fenômeno aconteça. De fato, frequentemente é necessário repetir várias vezes a operação até que se obtenha resultado satisfatório e estável. Parece que a gordura pode "pegar" mais em áreas sujeitas a uma menor movimentação, como por exemplo, em nosso caso, o zigoma. Parece também já consolidado o fato de que, inicialmente, o tecido adiposo enxertado possa ser "nutrido" por não mais de 1 mm da sua superfície.

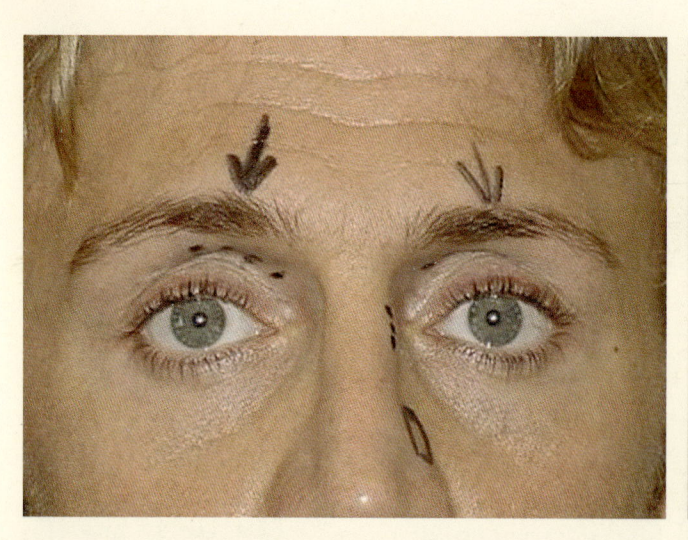

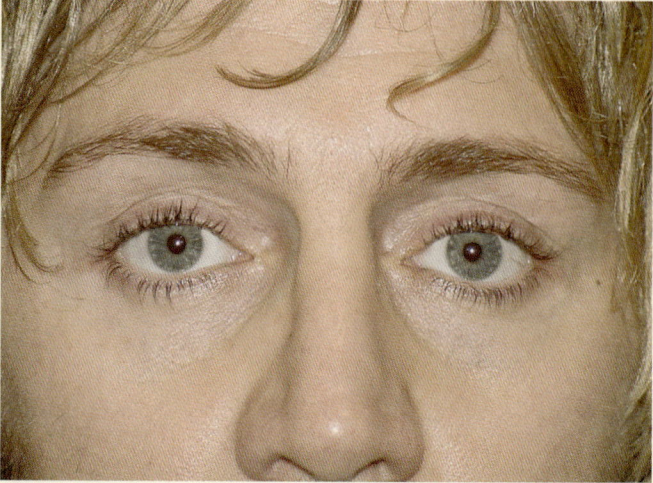

Fig. 14-2. Correção de um sulco palpebral superior excessivamente profundo. O aspecto muito "encovado" das pálpebras superiores deste homem de 34 anos foi corrigido de forma estável com um enxerto de tecido adiposo ao longo da margem orbital superior. A foto pós-operatória foi feita 1 ano depois da intervernção.

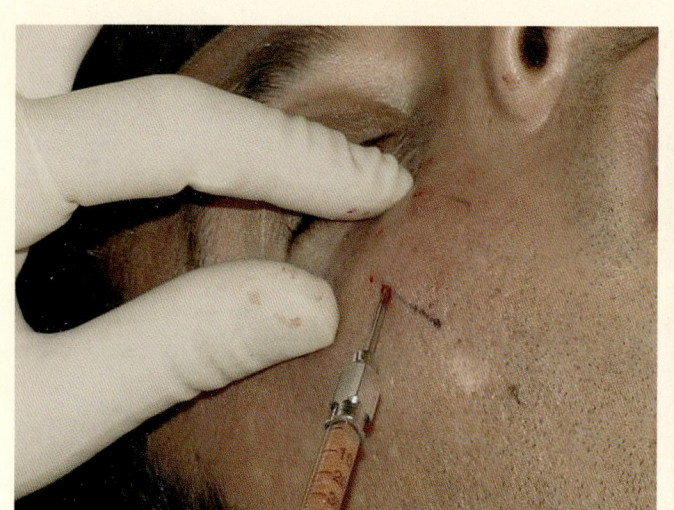

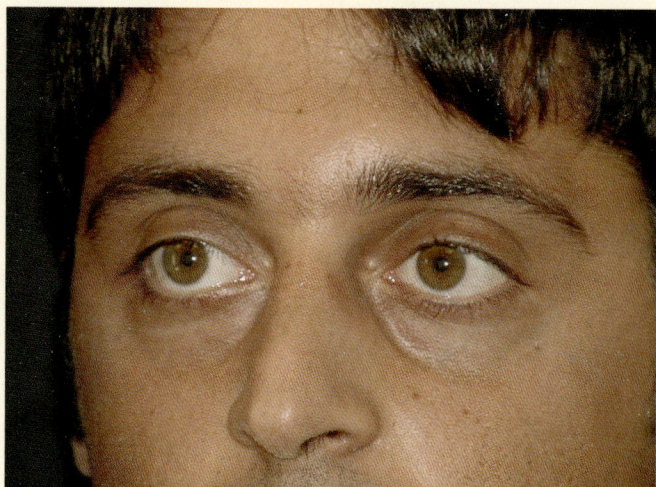

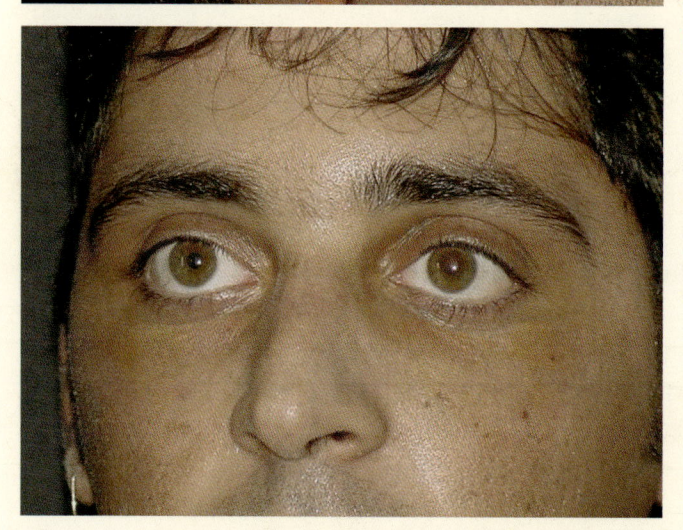

Fig. 14-3. Sulco palpebrogeniano congênito. O profundo sulco presente sob ambos os olhos deste rapaz de 19 anos foi preenchido com 2 cc de tecido adiposo em cada lado. Neste caso, a gordura foi injetada através de dois orifícios realizados a cerca de 1 cm abaixo da margem orbital. Apesar de a foto pós-operatória ter sido feita 1 mês após a intervenção, leves equimoses residuais podem ainda ser observadas.

Consequentemente não haveria sentido injetar uma grande quantidade de gordura que inevitavelmente correria o risco de necrose e "reabsorção", enquanto seria muito mais proveitoso depositar quantidades mínimas de gordura em várias regiões e em profundidades diferentes.

Este é um conceito fundamental na técnica moderna de transplante de gordura: resumindo, a sua distribuição em camadas sobrepostas e em superfícies amplas favoreceria a sua sobrevivência, ao contrário da injeção de um grande pacote em um só ponto, como às vezes ainda se pode observar, o que provocaria, ao contrário, o seu desaparecimento quase completo. De resto, as teorias com relação à melhor maneira de estimular a fixação da gordura são muito variadas e às vezes até surpreendentes. Alguns cirurgiões defendem que o congelamento prévio da gordura favoreceria a fixação desta; o mesmo fenômeno se verificaria também graças ao estímulo de uma pequena isquemia como, por exemplo, a isquemia induzida por uma retirada realizada muito anteriormente com relação ao transplante.

TÉCNICA CIRÚRGICA

Retirada

Primeiramente é preciso retirar a gordura necessária para o transplante. É importante ter com mente que a quantidade realmente utilizável para o implante se reduz muito com relação ao total do material aspirado. Na verdade este contém parte da solução anestésica que geralmente é injetada, adipócitos fragmentados, detritos variados (hemáticos e estromático) e adipócitos presumivelmente íntegros. O percentual de material adequado ao enxerto parece variar também com relação ao local da retirada. É uma opinião difundida que, para o rosto, a região mais adequada para a retirada de gordura seja o joelho, que possuiria adipócitos de pequenas dimensões, possivelmente mais semelhantes aos que já estão presentes na face. Na verdade não existem, em nossa opinião, provas objetivas sobre esta afirmação. O grau de "limpeza" da gordura também determina a sua fixação: quanto mais o conteúdo hemático for alto, maior será a necessidade de filtração ou centrifugação. O tecido adiposo puro, classicamente de coloração amarelada uniforme, é mais adequado ao transplante, enquanto o avermelhado, rico em detritos hemáticos, tenderia a uma fixação menor por causa da inflamação que estes provocariam e, portanto, deve ser submetido a uma descontaminação mais intensa, com um inevitável trauma maior correlato. Seria necessário então, se possível, tentar aspirar gordura "amarela", comprimindo, com a mão que não segura a seringa, a região doadora, de modo a assegurar mecanicamente uma melhor isquemia tecidual. Na maior parte dos casos, a retirada é realizada depois de ter sido infiltrada uma solução de anestésico local com vasoconstritor. Este determina um certo grau de isquemia local, além de aumentar a duração e a eficácia da anestesia, geralmente permite a extração de gordura mais "limpa". Por outro lado, o anestésico e o vasoconstritor determinam uma alteração tecidual de tipo químico na área da retirada, assim como na área do enxerto. Por este motivo, alguns cirurgiões preferem evitar qualquer tipo de infiltração pré-operatória, valendo-se, eventualmente, da anestesia geral e renunciando à isquemia farmacológica.

A retirada pode ser efetuada com microcânulas (diâmetro interno de até 2 mm) ou com cânulas levemente maiores (diâmetro entre 2 e 4 mm). Ainda que se possa pensar que o calibre do cilindro de gordura retirada com microcânulas seja mais adequado para permitir uma injeção mais fácil com cânulas igualmente pequenas, ou até mesmo menores, na prática o material retirado com cânulas de maior diâmetro também se presta a ser injetado com facilidade depois de ter sido adequadamente tratado. No passado alguém sugeriu que, para a retirada, o uso de cânulas sem orifício lateral, mas com uma simples abertura terminal, poderia favorecer a fixação graças ao maior respeito ao tecido adiposo, que seria "seccionado" integralmente pelas margens do instrumento, sem ser "arrancado" e depois obrigado a um percurso mais tortuoso para terminar na seringa. Mas também neste caso a prática clínica demonstrou que o uso deste tipo de agulha grossa chanfrada para a retirada não oferece vantagens concretas.

Também não vale a pena, em nossa opinião, usar cânulas de um determinado modelo em particular, muitas vezes sugeridas em caráter meramente comercial, no lugar de outras menos famosas e menos custosas, mas com a mesma eficácia. O que conta, em nossa opinião, é tratar o tecido adiposo com delicadeza, procurando limitar ao máximo o trauma, que este, inevitavelmente, sofrerá. É conveniente, por exemplo, usar uma pressão de aspiração baixa, prestando atenção para não exercer sobre o êmbolo da seringa uma pressão além de 2 cc. Estamos convencidos também que seria necessário evitar deixar a gordura exposta por muito tempo ao ambiente externo, tentando enxertá-la o mais breve possível.

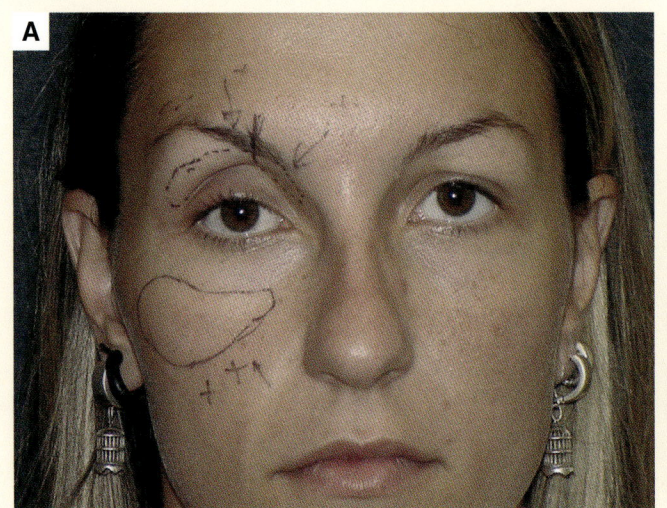

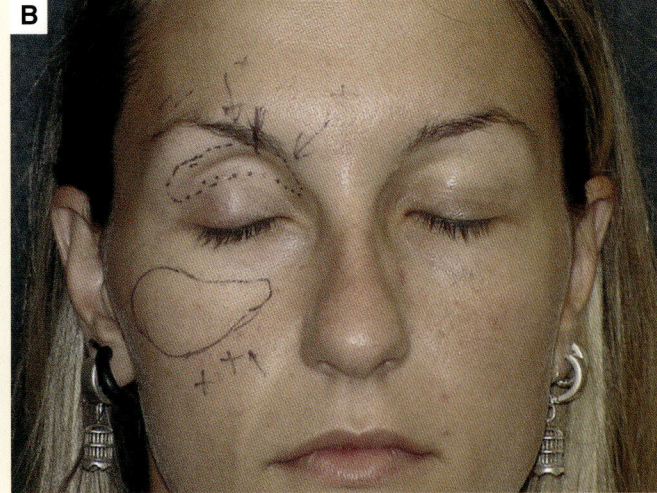

Fig. 14-4. Sulco palpebral superior profundo com deslocamento caudal do globo ocular. Esta situação é ligada ao resultado de uma fratura do zigoma com carência de suporte no pavimento da órbita. Nas fotos **A** e **B** foi demonstrado o projeto pré-operatório, que consiste no implante de gordura ao longo do sulco palpebral superior e nas áreas malar e subpalpebral, com o objetivo de reconstruir a proeminência do zigoma.

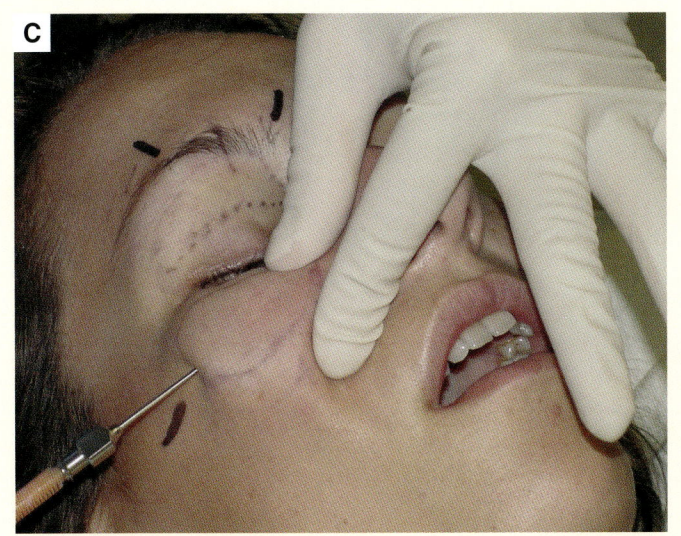

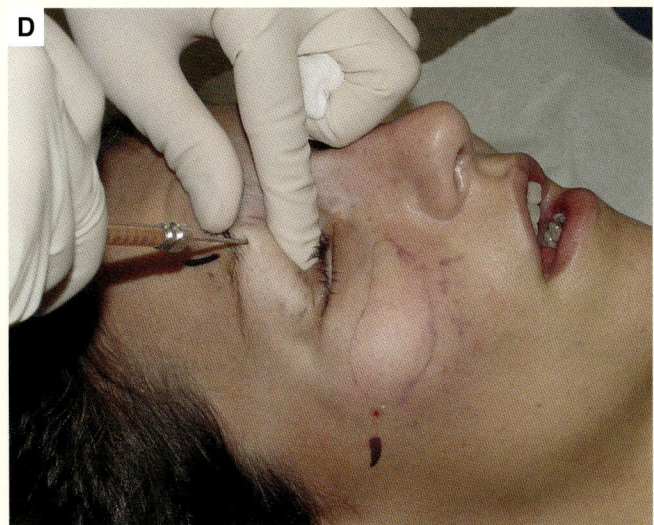

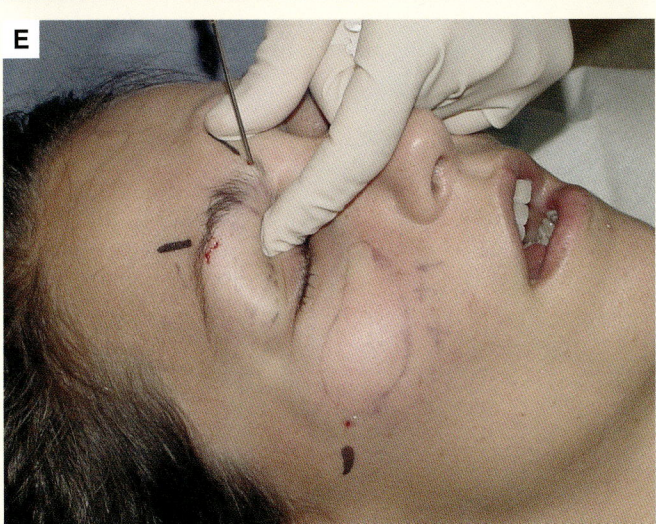

Fig. 14-4. *(Continuação)* Sulco palpebral superior profundo com deslocamento caudal do globo ocular. Esta situação é ligada ao resultado de uma fratura do zigoma com carência de suporte no pavimento da órbita. Nas fotos **C**, **D** e **E** são demonstradas as várias fases do transplante: no zigoma foram injetados 5 cc de gordura por lado e no sulco palpebral superior 3 cc por lado.

Como foi dito, este conceito não é partilhado por todos e há quem sustente que se deva deixar, intencionalmente, a gordura retirada durante muito tempo em uma cuba, de modo que esta manifeste um sofrimento de caráter isquêmico, que por sua vez estimularia uma inflamação na zona do transplante, com uma consequente vasodilatação e uma melhor fixação.

Purificação do tecido adiposo

Também com relação ao tratamento da gordura retirada, não se chegou ainda a conclusões unívocas. Não há dúvida que uma boa parte deste material deva ser eliminada, não só porque é inútil, mas, como dizíamos, também porque pode ser potencialmente nociva. Não se pode predeterminar o porcentual exato de gordura que poderá realmente ser utilizado, já que este depende dos mais variados fatores, em parte subjetivos, mas, como dizíamos, ligados também à região onde é realizada a lipoaspiração e ao tipo de infiltração pré-operatória praticada.

Para extrair adipócitos "limpos", o material retirado pode ser submetido a dois tipos diferentes de procedimentos: a filtração e a centrifugação.

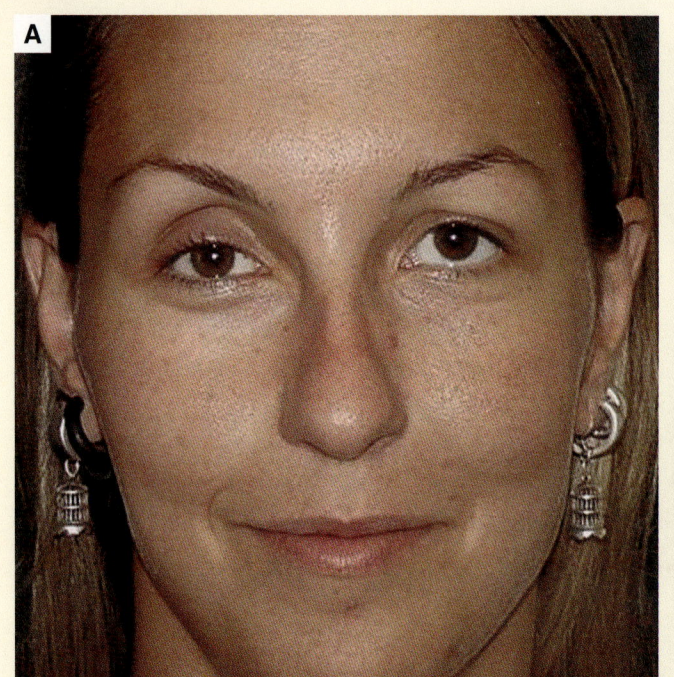

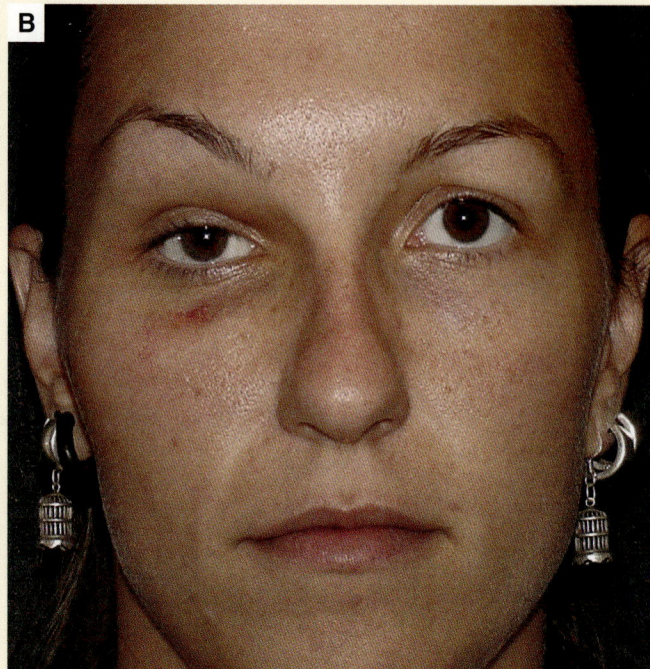

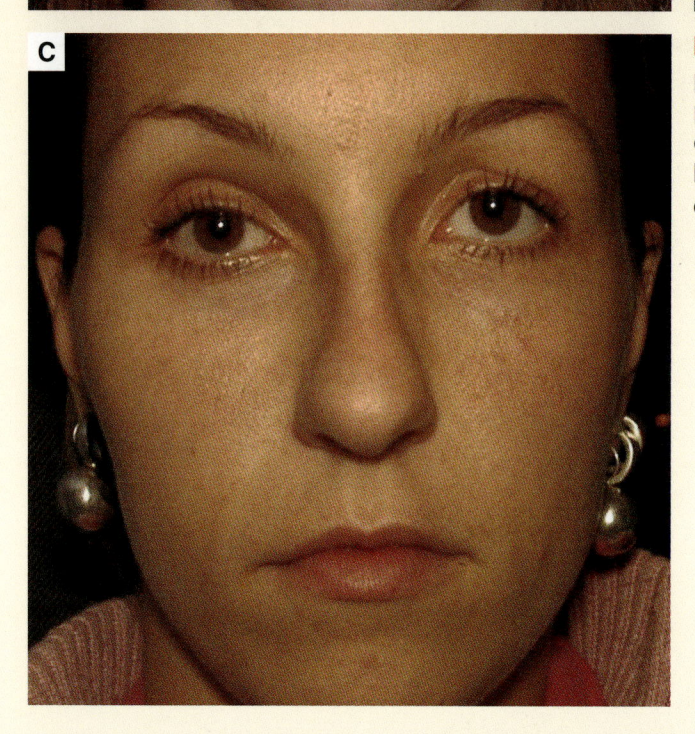

Fig. 14-5. Deformidade pós-traumática da região palpebral e periorbital direita. Nestas imagens pode-se avaliar o resultado da intervenção cirúrgica demonstrada nas fotos anteriores (Fig. 4).
Em **A**, a situação pré-operatória, em **B**, após 5 dias, em **C** após 3 meses.

Em ambos os casos, os detritos celulares, o componente hemático, a solução injetada, os triglicerídeos livres etc. são separados dos adipócitos que ficaram mais ou menos íntegros, que poderão, assim, ser enxertados com maior chance de fixação.

A *filtração* consiste em despejar o material aspirado em um coador imerso em uma cuba com solução fisiológica, graças ao qual o tecido adiposo é purificado. O coador pode ser agitado suavemente até que a gordura retorne à sua típica cor amarelada e os lóbulos de adipócitos estejam visivelmente agrupados em uma massa sólida e compacta. A esta altura pode-se enxugar a água ainda presente no filtrado simplesmente esfregando o fundo do coador, por fora, com uma gaze seca.

A *centrifugação,* geralmente realizada a cerca de 2.500 rpm, permite que se separe o aspirado, diretamente na seringa usada para a retirada, em três componentes: no alto fica a parte oleosa, constituída por triglicerídeos livres, que é eliminada graças a pequenos absorventes, no centro ficam os adipócitos "sãos", que serão utilizados para o transplante, e em baixo a porção líquida, onde flutuam os detritos celulares, que será descartada.

Transferência

Após ter sido obtida a gordura mais pura possível, com o tratamento preferido (filtração ou centrifugação), prossegue-se com o implante. Pela praticidade na utilização, o material deve ser primeiramente transferido, se já não foi, em seringas de 5 ou 10 cc (podem ser as mesmas utilizadas para a retirada). A gordura é introduzida diretamente no tambor através da abertura posterior mais larga, depois do êmbolo ter sido retirado. É preciso ter o máximo controle possível sobre o mecanismo de injeção para poder distribuir verdadeiros microlóbulos de adipócitos, e por esta razão é conveniente despejar novamente o conteúdo das seringas em outras menores. As seringas ideais são as de 1 cc com bico especial Luer-Lock, a fim de evitar que a microcânula se desprenda facilmente por causa da oleosidade do material. Para realizar a transferência concretamente, é conveniente recorrer a conexões especiais com dupla junção, que se conectam a ambas as seringas. Primeiramente é necessário inserir a conexão sobre o bico da seringa maior, depois é necessário enchê-lo até a gordura sair pela outra abertura e só então são conectadas as seringas de 1 cc, transferindo-se a gordura para estas, evitando assim que se formem bolhas de ar.

Transplante

Antes de proceder ao implante na região palpebral e periorbital é preciso que se defina um projeto operatório, identificando exatamente as áreas que serão "recheadas", e, para cada uma delas, a exata quantidade de gordura a ser injetada. É conveniente, portanto, marcar o perímetro no paciente em posição ereta com um pincel atômico, e anotar com precisão para cada uma a carência presumível de tecido adiposo em centímetros cúbicos, levando em conta sempre uma possível hipercorreção.

Na pálpebra propriamente dita, o tecido adiposo situa-se atrás do septo e, consequentemente, no caso de insuficiência congênita ou iatrogênica, para complementá-lo seria necessário enxertá-lo na mesma posição. Mas não é nada fácil alcançar com precisão por via transcutânea e, portanto, às cegas, o espaço retrosseptal. Além disso, cada tentativa é potencialmente perigosa pelo risco de provocar uma sufusão hemorrágica que, por sua vez, poderia levar à fibrose com uma consequente deformação da margem ciliar. A via transconjuntival poderia ser considerada como uma alternativa, com o objetivo de evitar atravessar a pele, o orbicular e o septo, mas com maior dificuldade em localizar com exatidão as áreas de depósito. De qualquer maneira, para corrigir uma carência de tecido adiposo na pálpebra com um enxerto atrás do septo, a abordagem mais segura é, certamente, a céu aberto. Neste caso, porém, talvez valha a pena utilizar um bloco de tecido adiposo íntegro. Porém, pode-se atingir também um efeito similar ao de um enxerto clássico injetando gordura retirada e tratada com a metodologia da qual estamos falando. Seria conveniente, porém, evitar colocar a gordura no centro da área onde se localizam as bolsas, preferindo-se a região em contato com o periósteo ao longo das paredes da cavidade orbital.

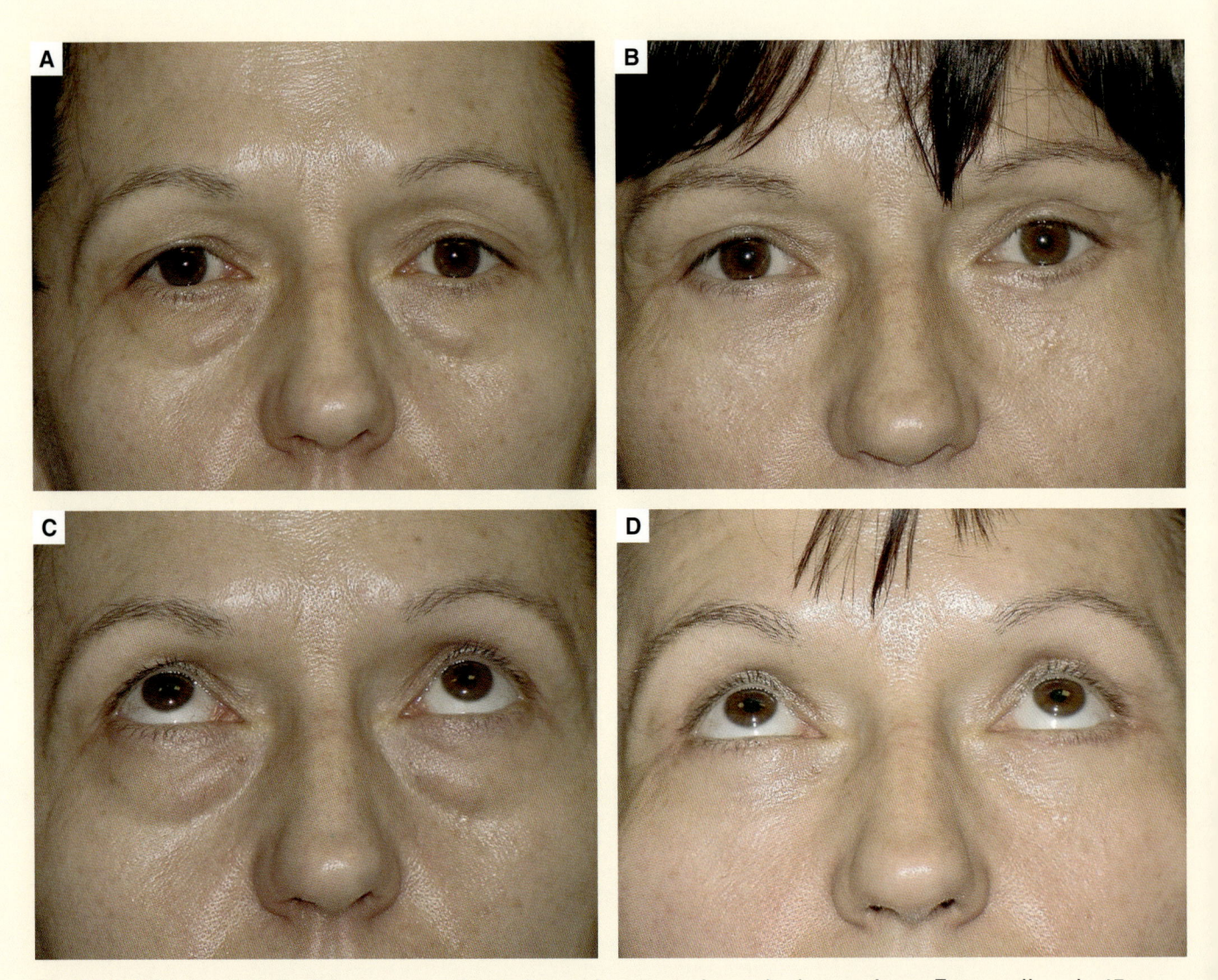

Fig. 14-6 *Lifting* médio-facial com transplante de gordura no sulco palpebrogeniano. Esta mulher de 45 anos se queixava da presença de bolsas palpebrais e de sulcos palpebrogenianos profundos.
Em **A** e **C** a situação pré-operatória, em **B** e **D** o resultado 6 meses após a intervenção. O defeito foi corrigido com *lifting* mediofacial realizado através de dissecção subperiosteal da região malar e subpalpebral e ancoragem do retalho na margem orbital e na aponeurose do músculo temporal; as bolsas adiposas palpebrais foram removidas por via transconjuntival e os sulcos palpebrogenianos foram preenchidos pelos tecidos erguidos pelo *lifting* e também com um enxerto de 4 cc de gordura em cada lado.

Em outras palavras, para melhorar um olho de aspecto "encovado" pode-se injetar gordura passando com uma microcânula através da epiderme e do orbicular, até alcançar o periósteo ao longo da margem orbital, que deve ser seguido para dentro por 2-3 mm. Neste ponto deposita-se a gordura em quantidade bem moderada, procurando distribuí-la na parte de dentro da moldura orbital em uma superfície de 1-2 mm. Na pálpebra superior, o ponto de injeção coincide, normalmente, com a margem inferior do supercílio, enquanto que na pálpebra inferior se deve passar quase no nível da margem orbital. Na maior parte dos casos são suficientes 1-2 cc de gordura por pálpebra. Porém, é necessário notar que a região que estamos indicando como local do enxerto é pouco vascularizada e, como consequência, a fixação da gordura é imprevisível e, em geral, bastante precária. Como consequência, esta intervenção normalmente deve ser repetida 2-3 vezes.

A situação é diferente para o transplante na área periorbital, onde o tecido adiposo geralmente se fixa de maneira mais estável. A gordura pode ser injetada ao longo do sulco palpebrogeniano (*naso-jugal groove* ou *tear trough* para os ingleses) e ao longo do contorno orbital superolateral. O sulco palpebrogeniano, que separa a pálpebra da face, aprofunda-se por causa do relaxamento progressivo dos tecidos moles (epiderme, gordura subcutânea, orbicular e SOOF), mas às vezes é evidente desde a idade jovem por causa de uma conformação congênita característica. A margem orbital óssea fica coberta só pela epiderme e por um fino véu de tecido muscular, enquanto a pálpebra parece alongar-se caudalmente. O tratamento mais conveniente para este defeito é, em nossa opinião, o *lifting* do terço médio da face, que consiste em reposicionar para cima os tecidos moles em conjunto, preenchendo assim o sulco e dando novamente turgidez e tônus à pálpebra. Como alternativa ou em apoio a esta intervenção, pode-se levar em consideração um preenchimento direto do sulco, realizado com uma prótese (tipo Flowers, por exemplo) ou então com um transplante de gordura, que possibilita a garantia de ótimos resultados, se for utilizado corretamente (Trepsat). A principal regra a ser seguida, neste caso, é a colocação do tecido adiposo abaixo do músculo orbicular. Se, ao contrário, este é inserido sob a finíssima pele que recobre esta região, podem-se formar, com baixa frequência, pequenos pseudocistos adiposos, que muitas vezes necessitam de remoção cirúrgica. Portanto, após a gordura ter sido submetida ao tratamento de purificação escolhido, esta deve ser colocada, como sempre, nas seringas pequenas de 1 cc e injetada na área selecionada em contato com o periósteo (abaixo do músculo orbicular). A injeção é efetuada com numerosos movimentos de vaivém, graças aos quais a gordura é distribuída em quantidades muito reduzidas na região afetada, e que foi precedentemente marcada com círculos. Geralmente a injeção no sulco palpebrogeniano é efetuada perfurando-se a epiderme abaixo deste, mas é possível também passar com a microcânula pelo fórnice do vestíbulo oral, sem atravessar a pele. Desta maneira, porém, para alcançar o local do implante é preciso, obviamente, percorrer uma distância mais longa e o movimento da cânula fica mais limitado. Em ambos os casos é necessário respeitar o pedúnculo vasculonervoso infraorbital, que é preferível identificar e assinalar antes de inserir a cânula.

No que concerne à área periorbital superolateral, a cânula é passada ao longo da margem superior ou inferior da área pilosa do supercílio, mas um acesso através da epiderme glabra também não deixa, geralmente, nenhuma cicatriz visível. A passagem transcutânea da cânula acontece através de um orifício realizado com uma agulha 16 G, melhor se for do tipo que possui uma microlâmina na extremidade. Após a agulha ter sido extraída, introduz-se a microcânula com a qual se deposita a gordura de modo homogêneo graças aos movimentos usuais de vaivém.

Preferimos, se for possível, inserir a cânula perpendicularmente com relação à região do enxerto, que normalmente tem um percurso bastante linear, já que assim é mais fácil distribuir a gordura uniformemente. Convém sempre apalpar atentamente a gordura com uma mão durante a injeção, a fim de verificar que esta seja colocada efetivamente onde se deseja. Após o enxerto se realiza, com prudência, uma massagem que tem por objetivo eliminar eventuais acúmulos localizados, sem danificar os delicados adipócitos. Um curativo de papel cor da pele fecha o orifício através do qual foi introduzida a microcânula; uma atadura com moderada compressão cobre a região de retirada e a paciente recebe alta com prescrição de antibioticoterapia profilática. A aplicação de gelo na região da intervenção reduz o edema pós-operatório.

COMPLICAÇÕES

A "complicação" mais frequente desta intervenção é a falta de resultado adequado. Seguindo-se as estratégias listadas acima, é muito pouco frequente que se tenham grandes desilusões, ainda que às vezes aconteçam resultados não completamente satisfatórios. É preciso considerar que muitas vezes uma só intervenção não é suficiente, sendo comum ter que repetir o procedimento inteiro 2 ou 3 vezes, até obter o preenchimento desejado.

Se a gordura é colocada muito superficialmente, diretamente abaixo da pele, é possível que se criem pequenos adensamentos duros (pseudocistos adiposos). Neste caso, pode-se tentar comprimi-los contra o osso situado abaixo, ou então injetar dentro deles doses extremamente diluídas de esteroides (triancinolona, betametasona etc.). Se estes remédios pouco invasivos se resultarem ineficazes, não resta mais nada a não ser resignar-se a retirar cirurgicamente estas pequenas "pérolas" adiposas. É claro que também neste caso a prevenção é melhor que o tratamento e, portanto, é preciso prestar sempre muita atenção ao injetar a gordura atrás do músculo orbicular, rente ao periósteo.

Uma complicação extremamente rara, mas assinalada na literatura, relaciona-se com eventuais episódios de embolia gordurosa, que em alguns casos chegaram a causar cegueira. Para não correr o risco de incidir neste grave problema, é importante não injetar a gordura com agulhas de ponta cortante, mas sempre com microcânulas, evitando, se possível, tratar as áreas percorridas por vasos sanguíneos de calibre considerável. É preferível, também, infiltrar sempre a região com anestésico associado a um vasoconstritor.

CONCLUSÕES

No âmbito periorbital e palpebral como, aliás, em todo o rosto e no resto do corpo, o envelhecimento e as agressões atmosféricas (primeiramente as causadas pelos raios ultravioletas) determinam perda de elasticidade e enfraquecimento do sistema de suspensão dos tegumentos, que se manifesta com a progressiva ptose destes, à qual se acrescenta, quase sempre, um determinado grau de atrofia da gordura subcutânea. Talvez a diferença mais evidente entre um rosto jovem e um envelhecido consista exatamente na carência do acolchoamento adiposo no rosto envelhecido, que causa uma visibilidade maior dos relevos esqueléticos e dos músculos mímicos, que mantêm grande parte do seu tônus. O desaparecimento das bolsas palpebrais é provocado principalmente pelo hipotônus da barreira fibrotendínea (septo, tarso, tendões etc.), não mais capaz de manter a gordura periocular em posição que, consequentemente, protrai-se anteriormente. Às vezes esta "herniação" do tecido adiposo intraorbital também é acompanhada por um determinado grau de enoftalmo, por isso se assiste à formação de "bolsas" salientes em uma pálpebra "deprimida". Pode acontecer também de encontrarmos pálpebras que ficaram muito esvaziadas por causa de uma blefaroplastia "cuidadosa" demais. A ptose dos tecidos moles implica no desaparecimento ou no aprofundamento de alguns sulcos faciais, com perda de turgidez e proeminência de certas áreas. Na região que estamos examinando, muito frequentemente se observa a formação do sulco palpebrogeniano que, de modo geral, inicia-se medialmente, encostado ao nariz (delimitado pela inserção do orbicular, pelo músculo elevador do lábio e pelo músculo elevador comum do lábio e da aba do nariz) e depois se estende progressivamente na área malar em direção ao lóbulo auricular. A porção mais lateral do sulco palpebrogeniano corresponde, em muitos casos, à margem inferior de uma bolsa malar, contida entre o ligamento orbital, ao alto, e o zigomático-cutâneo, caudalmente.

Pode-se notar também um afinamento dos contornos orbitais, assim como uma redução da proeminência do zigoma até seu achatamento completo, no caso de falta de um adequado suporte esquelético.

Estes defeitos, na maioria dos casos ligados ao envelhecimento, mas às vezes congênitos ou iatrogênicos, podem ser corrigidos, ou pelo menos atenuados, com um transplante de gordura, que é capaz de fazer retornar aos tecidos o volume que perderam, de maneira natural, pouco arriscada e econômica. Às vezes esta operação é realizada isoladamente, mas cada vez mais se recorre a ela durante um *lifting* ou uma blefaroplastia, que podem oferecer, desta maneira, resultados ainda mais completos. É necessário, porém, considerar a possibilidade de uma reabsorção e, consequentemente, a eventual necessidade de repetir o procedimento até 2 ou 3 vezes, no caso de o resultado não ser adequado. Em conclusão, trata-se de uma intervenção que vale à pena considerar em diversas ocasiões, já que graças aos recentes progressos técnicos, esta permite maiores possibilidades de obter melhorias concretas e satisfatórias.

BIBLIOGRAFIA

Botti G. *Chirurgia estetica dell'invecchiamento facciale*. Piccin, Padova; 1995

Botti G. *Blepharoplasty: a classification of selected techniques in the treatment and prevention of lower lid margin distortions*. Aesth Plast Surg 22:341; 1998

Botti G. *Transpalpebral lift of the superior and median areas of the face. Multiple upward imbrication technique*. Face 5:119; 1998

Coleman SR. *Avoidance of arterial occlusion from injection of soft tissue fillers*. Aesthetic Surg J 22:555; 2002

Coleman SR. *Facial recontouring with lipostructure*. Clin Plast Surg 24:347; 1997

Dreizen NG, and Framm L. *Sudden unilateral visual loss after autologous fat injection into the glabellar area*. Am J Ophthalmol 107: 85; 1989

Eder H. *Importance of fat conservation in lower blepharoplasty*. Aesth Plast Surg 21:168; 1997

Flowers RS. *Tear trough implants for correction of tear trough deformity*. Clin Plast Surg 20:743; 1993

Furnas DW. *Festoons, mounds, and bags of the eyelids and cheek*. Clin Plast Surg 20:367; 1993

Goldberg RA, Edelstein C, and Shorr N. *Fat repositioning in lower blepharoplasty to maintain infraorbital rim contour*. Facial Plast Surg 15:225, 1999

Goldberg RA. *Transconjunctival orbital fat repositioning: Transposition of orbital fat pedicles into a subpeviosteal pocket*. Plast Reconstr Surg 105:743; 2000

Hamra ST. *Arcus marginalis release and orbital fat preservation in midface rejuvenation*. Plast Reconstr Surg 96:354; 1995

Hamra ST. *The role of orbital fat preservation in facial aesthetic surgery: A new concept*. Clin Plast Surg 23:17; 1996

Kawamoto HK, and Bradley JP. *The tear TROUF procedure: Transconjunctival repositioning of orbital unipedicled fat*. Plast Reconstr Surg 112:1903; 2003

Keller GS, Namazie A, Blackwell K, Rawnsley J, and Khan S. *Elevation of the malar fat pad with a per-cutaneous technique*. Arch Facial Plast Surg 4:20, 2002

Loeb R. *Naso-jugal groove leveling with fat tissue*. Clin Plast Surg 20:393; 1993

Mendelson BC., Muzaffar AR, and Adams WP. *Surgical anatomy of the midcheek and malar mounds*. Plast Reconstr Surg 110: 885;2002

Moelleken B. *The superficial subciliary cheek lift, a technique for rejuvenating the infraorbital region and nasojugal groove: A clinical series of 71 patients*. Plast Reconstr Surg 104: 1863; 1999

Pessa JE, Desvigne LD, Lambros VS, et al. *Changes in ocular globe-to-orbital rim position with age: Implications for aesthetic blepharoplasty of the lower eyelids*. Aesthetic Plast Surg 23:337; 1999

Ramirez OM. *Three-dimensional endoscopic midface enhancement: A personal quest for the ideal cheek rejuvenation*. Plast Reconstr Surg 109:329; 2002

Sasaki GH, and Cohen AT. *Meoplication of the malar fat pads by percutaneous cable-suture technique for midface, rejuvenation: Outcome study (392 cases, 6 years' experience)*. Plast Reconstr Surg 110:635; 2002

Shorr N, Hoenig JA, Goldberg RA, Perry JD, and Shorr JK. *Fat preservation to rejuvenate the lower eyelid*. Arch Facial Plast Surg 1:38; 1999

Sullivan SA, and Dailey RA. *Endoscopic subperiosteal midface lift: Surgical technique with indications and outcomes*. Ophthal Plast Reconstr Surg 18:319; 2002

Trepsat F. *Periorbital rejuvenation combining fat grafting and blepharoplasties*. Aesthetic Plast Surg 27:243; 2003

Trepsat F. *Volumetric face ling*. Plast Reconstr Surg 108:1358; 2001

Williams EF III, Vargas H, Dahiya R, Hove CR, Rodgers BJ, and Lam SM. *Midfacial rejuvenation via a minimal-incision brow-lift approach: Critical evaluation of a 5-year experience*. Arch Facial Plast Surg 5:470; 2003

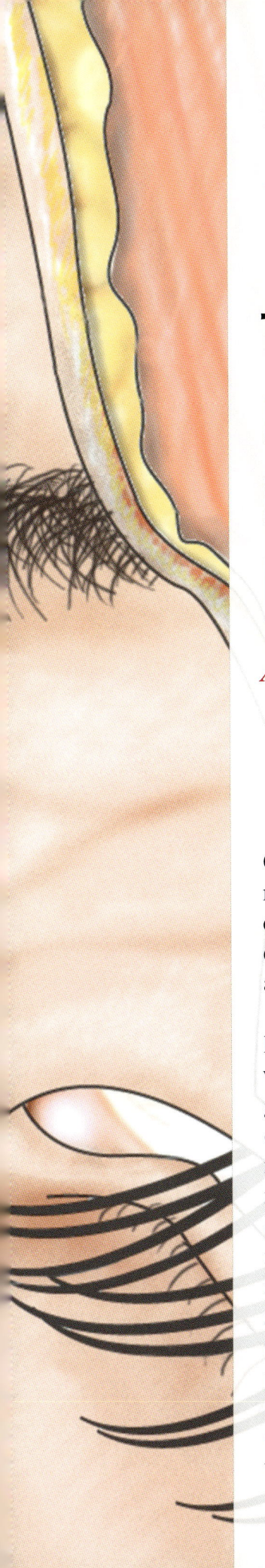

15
TOXINA BOTULÍNICA NO TRATAMENTO DA REGIÃO FRONTO-ORBITAL

Alessandra Veronesi, Riccardo Testa, Manuela Forti

INTRODUÇÃO

O ingresso da toxina botulínica no mercado provocou uma "revolução" no tratamento do terço superior do rosto e teve uma difusão tal que hoje é considerada como o tratamento mais realizado nos países com autorização para seu uso clínico em estética. Junto aos preenchedores e aos *lasers* para o *resurfacing*, ela representa a verdadeira novidade do novo milênio.

    A tendência atual de obter o máximo de benefício com a menor invasividade levou ao desenvolvimento de técnicas menos invasivas, que possibilitam um rejuvenescimento sem a fase de convalescência, que caracteriza as intervenções cirúrgicas "maiores" de rejuvenescimento facial. A experiência crescente na utilização desta substância nos possibilita obter resultados muito naturais: as pacientes querem parecer melhoradas e não "transformadas" e, então, ficamos na obrigação de não obter uma paralisia completa do músculo, mas apenas um enfraquecimento da sua atividade contrátil, de forma que disso resulte uma distensão das feições e não um desaparecimento da expressão. Outra característica deste tipo de tratamento é que pode ser realizada, em alguns casos, com objetivo preventivo. A utilização da toxina botulínica no terço superior do rosto em pacientes jovens provoca um retardamento no estabelecimento das rugas de expressão. O mesmo conceito pode ser aplicado em todos os casos em que o paciente pede um levantamento do supercílio, que no passado era corrigido mediante um *lifting* frontal, endoscópico ou a céu aberto, uma intervenção cirúrgica que necessita de uma hipercorreção visível para os primeiros meses após a cirurgia. Com a toxina botulínica consegue-se obter o mesmo efeito e modulá-lo apenas com simples injeções. É claro que estamos falando de casos *borderline* com indicações precisas: a cirurgia continua sendo a única solução na correção de grandes defeitos, nas ptoses importantes e em todos os pacientes que desejam uma melhora "dramática", mas principalmente na correção das rugas profundas, que nunca poderão ser corrigidas pela simples inibição da musculatura que as produziu, pelo fato de os mecanismos responsáveis pelo envelhecimento do rosto serem vários e não dependerem somente da atividade muscular.

As maneiras de se comunicar com o paciente também são muito importantes, pelo fato de a substância da qual falamos possuir a característica de ser denominada "toxina", e pôde-se perceber que este é um termo que provoca uma forte desconfiança da parte dos pacientes pelo fato de produzir apreensão nos mesmos. É necessário utilizar os termos mais cautelosos possíveis na comunicação com o paciente, informando-o da possibilidade de correção imediata de eventuais complicações e insistindo-se na transitoriedade da ação.

HISTÓRIA

A toxina botulínica é uma proteína neurotóxica produzida em condições anaeróbicas pela *Clostridium botulinum*, a bactéria responsável pelas toxicoinfecções chamadas de botulismo, caracterizadas pelo desaparecimento das secreções lacrimais e salivares, diminuição da motilidade esofágica, interrupção da secreção fisiológica de muco, náusea, vômito. A sintomatologia do botulismo foi descrita em 1817, mas só em 1919 se chegou à primeira classificação dos diferentes sorotipos de toxina (A e B); e em 1974 chegou-se ao isolamento e à classificação dos outros cinco sorotipos. Ainda nos anos 1970 tiveram início os primeiros experimentos para a procura de uma substância que enfraquecesse a atividade dos músculos hipercinéticos e em 1973 foi testada a toxina botulínica como um possível tratamento para o estrabismo nos animais e depois no homem (1977). O primeiro estudo internacional sobre a utilização terapêutica no homem foi publicado em 1980, por Alan Scott, e só em 1989 o FDA americano aprovou a molécula para o tratamento do estrabismo nos pacientes adultos.

Foi em 1997 que Vernon Brook demonstrou o mecanismo de ação da toxina botulínica, e ainda em 1997 ocorreu a aprovação pelo FDA do complexo proteico de só 5 ng/100, que permitiu o uso da substância com efeitos colaterais menores.

Atualmente a toxina botulínica de sorotipo A é utilizada no tratamento de várias patologias (Tabela 15-1).

No campo estético, a eficácia da toxina botulínica sobre as rugas glabelares deve-se a uma constatação casual do casal Carruthers, que observaram, por sugestão de alguns pacientes, a atenuação das rugas glabelares nos pacientes tratados com toxina para o estrabismo.

Tabela 15-1 Utilização da toxina botulínica do tipo A

DISTONIAS FOCAIS	Nistagmo congênito
Blefarospasmo essencial	Espasticidade (icto, paralisias cerebrais, traumas cranianos, paraplegia, espaticidade da esclerose múltipla)
Torcicolo espasmódico	
Distonia cervical	
Distonia oral-mandibular-facial-lingual	Cefaleia musculotensiva
Distonia laríngea	Espasmo pelvirretal (vaginismo)
Câimbra ocupacional	Balbucio
Distonia dos membros	**MOVIMENTOS INVOLUNTÁRIOS**
Tremor distônico	Doença de Parkinson
CONTRAÇÕES MUSCULARES NÃO DISTÔNICAS	Tremor essencial
	Tremor hereditário do queixo
Espasmos do dorso	Mioclonia palatal (tique)
Dissinergia do esfíncter de Oddi da coleciste (vesícula biliar)	**OUTRAS PATOLOGIAS**
Bruxismo e dor da ATM	Distúrbios do nervo facial
Acalasia, anismo, constipação, espasmo cricofaríngeo, espasmo do esfíncter esofágico, espasmo retal, rágades anais	Síndrome de Frey, fístula parotídea
	Hiperidrose essencial
	Hemicrania e cefaleia tensional
Espasmos hemifaciais	

Começaram, então, a injetar a toxina diretamente nos músculos corrugadores, obtendo-se resultados repetidos, e estenderam o tratamento a todos os músculos do terço superior do rosto.

Foram, porém, os estudos em duplo-cego de Keen e Lowe de 1994 e os posteriores de Carruthers de 2000-2001, que permitiram a aprovação da molécula, por parte da FDA, para as rugas glabelares.

Na Itália é permitida a utilização desde 2004 e, atualmente, em todo o mundo, somente 29 países podem realizar o tratamento com um único preparado da toxina botulínica de tipo A 100 U, que é comercializado por uma única empresa.

MECANISMO DE AÇÃO

A toxina botulínica de sorotipo A, que por comodidade chamaremos Botox A, é uma molécula de 150.000 dáltons, constituída por duas cadeias polipeptídicas, uma leve e uma pesada (100.000 e 50.000 dáltons), ligadas por uma ponte dissulfeto. O complexo é formado por outras cadeias acessórias (hemaglutininas e proteínas atóxicas) cuja análise não nos interessa sob um ponto de vista funcional.

A ação da molécula é observada no nível da placa neuromuscular e é um receptor mediado e energia-dependente.

A cadeia pesada liga-se, seletivamente, ao receptor colinérgico pré-sináptico e, através de um processo de internalização, leva à formação de uma vesícula dentro do axônio. O fenômeno é cálcio-dependente e sofre a influência da estimulação nervosa. Após a internalização se observa a ruptura da ponte dissulfeto e a cadeia leve funde-se às vesículas de acetilcolina, inibindo a exocitose e impedindo a liberação destas.

O mecanismo de ação dentro do terminal axônico parece ser diferente para o sorotipo B da toxina, mas isto não é de nosso interesse.

A contração muscular retoma sua atividade cerca de 90 dias após a injeção da toxina e depende da formação de novas vesículas de acetilcolina, que se não forem inibidas em sua liberação, permitirão a retomada da contração normal e fisiológica da musculatura.

As doses de toxina botulínica administradas são descritas em termos de unidade de atividade biológica (U) e variam conforme o sorotipo: 1 U é definida como a quantidade de neurotoxina letal para 50% dos ratos Swiss-Webster após a administração intraperitoneal. Isto implica em diversidade nas dosagens terapêuticas conforme os sorotipos. A literatura também descreve ações diferentes conforme o sorotipo (Tabela 15-2).

Tabela 15-2 Dosagens conforme os sorotipos

Botox 1 U	Dysport 3-6 U	Myobloc 50-100 U

A LD 50 para o homem é calculada em torno de 40 U por quilo de peso corporal e, portanto, para um homem de 70 kg a LD 50 varia entre 2.500 U e 3.000 U. Normalmente a quantidade máxima de toxina utilizada com finalidade estética no homem corresponde a 3% da LD 50, o que torna muito difícil um envenenamento por superdosagem, ainda que seja ministrada acidentalmente (75-90 U).

A resistência clínica à administração, caracterizada por um efeito nulo sobre os músculos tratados, acredita-se que possa ser atribuída à presença de anticorpos antitoxina, apesar de a literatura não ser inequívoca a este respeito. O raciocínio de mais credibilidade no momento é que os pacientes desenvolvam anticorpos com relação às proteínas **transportadoras** presentes nas composições comercializadas. Portanto, além de utilizar toxina com maior carga proteica vinculante, aconselha-se a:

- *Utilizar a dose mínima eficaz,* injetando-se uma dose-padrão e avaliando-se o efeito desta após 2 semanas.
- *Não realizar um novo tratamento antes de 3 meses.*
- *Evitar injeções de reforço,* com exceção das que forem indispensáveis para corrigir assimetrias utilizando-se a dose mínima necessária.

O aparecimento de efeitos colaterais, como a atrofia dos músculos tratados, é uma observação controversa, principalmente em âmbito estético no qual, com exceção dos músculos corrugadores que são tratados em conjunto, a quimiodesnervação é realizada de modo seletivo somente em algumas porções dos músculos mímicos do rosto. A quantidade de toxina utilizada é inferior com relação à que é normalmente empregada no tratamento, por exemplo, dos espasmos faciais. As biópsias efetuadas em pacientes submetidos a tratamentos repetidos não mostraram sinais de atrofia permanente ou degeneração muscular e uma *restitutio ad integrum* do músculo em um período máximo de 10 meses, com uma média de 3-5 meses após a suspensão da terapia.

TRATAMENTO DO TERÇO SUPERIOR DO ROSTO

Antes de realizar o tratamento do paciente, deve ser efetuada uma cuidadosa anamnese, que deverá colocar atenção especial a patologias e copatologias que contraindiquem o uso da neurotoxina (Tabela 15-3). Muito importante é a anamnese cirúrgica, direcionada a identificar intervenções cirúrgicas estéticas anteriores que poderiam ter destruído a anatomia da região a ser tratada.

Deve ser realizado, então, um cuidadoso exame objetivo, no qual serão anotadas eventuais assimetrias em fases estática e dinâmica. Deve ser avaliada a posição dos supercílios e a presença de blefaroptose ou dermatocalase, para as quais o tratamento do músculo frontal poderia levar à piora.

Outra consideração deve ser efetuada sobre o grau e a profundidade das rugas, principalmente em nível periocular em que o **envelhecimento** e o **fotoenvelhecimento,** apesar da quimiodesnervação, não poderão ser perfeitamente corrigidos.

Uma observação adicional e importante deve ser realizada sobre o trofismo dos músculos envolvidos e sobre a espessura da epiderme da zona a ser tratada: se a epiderme e os músculos, principalmente nos homens, são espessos, a quantidade de neurotoxina a ser injetada será maior com relação a epiderme e músculos padrões.

Também é importante o exame dinâmico relativo à balança fronto-orbital, onde deve ser avaliado o grau de predominância dos complexos elevadores (músculo frontal) sobre os depressores (músculo orbicular, corrugador e prócero)

Tabela 15-3 Contraindicações no uso da neurotoxina

CONTRAINDICAÇÕES ABSOLUTAS	CONTRAINDICAÇÕES RELATIVAS
Patologias da placa neuromuscular	Ingestão de antiagregantes ou FANS
Alergia conhecida à albumina, toxina botulínica e solução fisiológica	Ingestão de antiepiléticos, psicofármacos, preparados hormonais, fármacos cardiovasculares, corticosteroides, digitalina, reserpina, antituberculosos
Ingestão de fármacos que interferem na transmissão neuromuscular (aminoglicosídeos, tetraciclinas, penicilaminas, quinino, cálcio-antagonistas, benzodiazepinas, éteres, β-bloqueadores)	Intervenção anterior de cirurgia estética nas regiões a serem tratadas
Gravidez	Frouxidão da lamela palpebral inferior
Lactação	Paralisia anterior do VII nervo cranial
Instabilidade psicológica	Necessidade especial de uso da mímica facial na atividade quotidiana (políticos, atores, cantores...)
Idade	Pacientes com expectativas não realísticas
Intervenções anteriores de suspensão estática do músculo elevador da pálpebra ao frontal	

identificando as linhas de máxima contração conforme as quais será decidido o local exato de inoculação.

Quando o paciente mostra, por exemplo, uma ptose da extremidade do supercílio, isto acontece porque o único antagonista do músculo frontal, lateralmente à crista temporal, fica sendo o músculo orbicular do olho.

Enfim, deve ser avaliada a altura da linha dos cabelos, principalmente nos homens, pelo fato de que o tratamento poderia levar a uma elevação da mesma.

O passo seguinte é a realização da *documentação fotográfica* pré-tratamento, que depois será completada com as fotografias após 15 dias do tratamento e, se possível, após 30 dias, de modo a poder avaliar visivelmente a eficácia do tratamento.

Fundamental é recolher o *consentimento informado*, onde serão descritos detalhadamente o procedimento, as modalidades de tratamento, a quantidade de toxina que se pretende inocular e os locais de inoculação. Também serão inseridas no consentimento as recomendações pós-tratamento (Tabela 15-4) e as possíveis complicações, incluindo a eventual administração das mesmas. É aconselhável sempre reter uma cópia do consentimento e entregar ao paciente outra cópia.

Tabela 15-4 Recomendações pós-tratamento

Evitar tocar ou massagear as zonas infiltradas por pelo menos 4 horas
Evitar a aplicação de cremes, maquiagem ou retirar a maquiagem por 4 horas; eventualmente estas operações devem ser efetuadas dando-se batidinhas, e não massageando
Não se deitar por pelo menos 4 horas
Não contrair a musculatura tratada pelas seguintes 4-6 horas (não utilizar capacetes para motos, utilizar óculos de sol em caso de luz intensa...)
Não fazer esforços intensos no dia do tratamento e evitar a prática esportiva
Evitar dobrar a cabeça para baixo nas 4-6 horas seguintes

DILUIÇÃO E CONSERVAÇÃO

Com relação a este importante capítulo, a bibliografia é bastante controversa. Existem modalidades de reconstituição e utilização de fármacos que são fornecidas pelo produtor, apesar de cada um adotar a metodologia que é mais útil a cada exigência em particular.

A toxina botulínica apresenta-se em frascos de vidro, a vácuo e é conservada em temperatura entre 2-8°C antes da sua reconstituição.

A diluição da toxina botulínica varia de 0,5 mL a 10 mL por 50 U presentes em cada ampola: uma diluição diferente modifica a difusão da toxina nos tecidos. Quanto maior for a concentração, menor será a quantidade injetada e, consequentemente, a difusão nos tecidos inoculados. Ao contrário, pequenas doses em grandes volumes tendem a produzir um efeito pouco localizado com envolvimento dos músculos adjacentes até 1 cm na região de injeção.

A maior parte dos autores sugere uma diluição com 1-1,5 cc de solução fisiológica sem conservantes. Pode-se também reconstituir a proteína com 0,5 cc de solução fisiológica, para obter uma solução-mãe e depois diluir a mesma diretamente na seringa, para a obtenção de volumes com maior difusão quando devemos tratar zonas mais amplas, como, por exemplo, o músculo frontal.

A diluição deve ser realizada com solução salina estéril sem conservantes. É melhor prevenir a formação de bolhas ou de espuma retendo o êmbolo da seringa para contrapor a atração provocada pelo vácuo presente no frasco. Se a ampola perdeu o vácuo, seu uso é desaconselhado. O frasco não deve ser agitado para evitar a desnaturação das proteínas e deve ser manejado de maneira estéril. Aconselha-se o uso de seringas para insulina com agulha 30 G.

O tema relacionado com as modalidades de conservação da toxina, depois de efetuada sua reconstituição, é muito controverso. Sempre se recomendou a utilização da substância em até 4 horas a partir da reconstituição, apesar de recentemente a literatura referir (Lowe) que aproximadamente 46% dos médicos conserva a 4°C a solução por cerca de 7 dias, sem perda de eficácia. Hexel, em um estudo com 85 pacientes inoculados aleatoriamente, publicou recentemente um trabalho no qual observou a eficácia da toxina até por períodos mais longos, demonstrando um efeito inalterado do fármaco mesmo após longos períodos de conservação. O único perigo que permanece é o da contaminação bacteriana da solução.

TÉCNICAS DE TRATAMENTO

Não é simples identificar uma técnica-padrão no tratamento das rugas de expressão do terço superior do rosto, pelo fato de cada um aperfeiçoar um protocolo pessoal, que, todavia, varia também em função das próprias características do paciente. Na Itália existem diretrizes que foram redigidas pelo Comitê Científico para o Estudo da Toxina Botulínica de Tipo A em Cirurgia Plástica Reconstrutiva e Estética, estabelecidas para a obtenção da autorização ministerial e é este o protocolo ao qual faremos menção neste capítulo.

A diluição autorizada pelo ministério é a seguinte: 50 U + 1,25 mL de cloreto de sódio 0,9 que equivale a 4 U/0,1 mL.

A diluição sugerida por nós é a diluição com 1 cc de solução fisiológica que permite a obtenção de uma solução de concentração de 50 U por 1 mL de solução e, portanto, 5 U por 0,1 mL.

O tratamento da *região glabelar* prevê a correção das rugas mediante a injeção da substância no músculo corrugador, no prócero e na porção medial-superior do músculo orbicular (músculo depressor do supercílio). Em geral os locais de inoculação são três por lado.

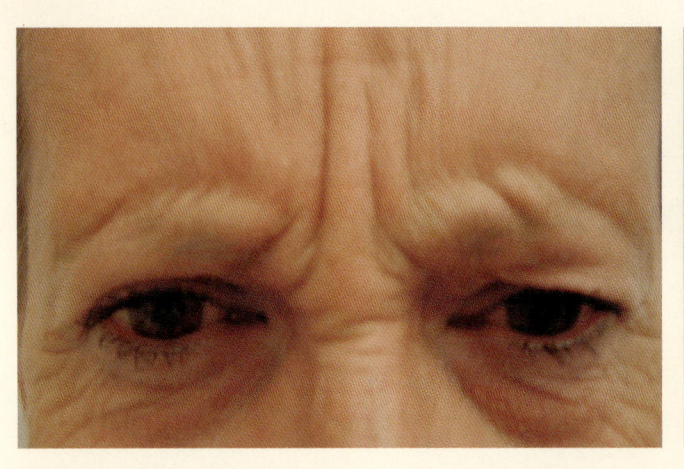

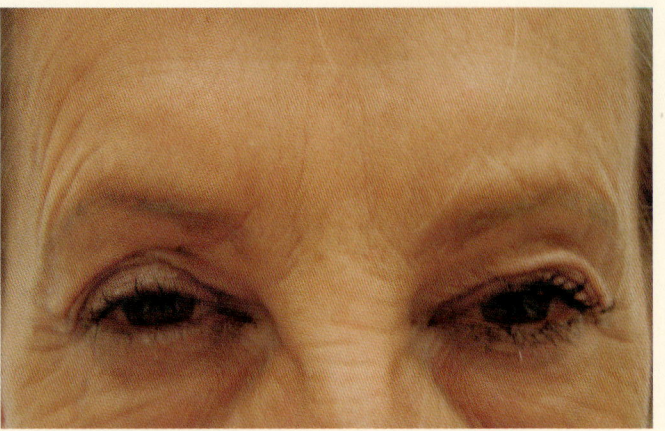

Fig. 15-1. Pré- e pós-tratamento das rugas glabelares com toxina botulínica.
Neste caso foram inoculadas 25 U distribuídas no prócero, no nível da cabeça do supercílio e no ventre do músculo corrugador.

Deve-se identificar a região do corrugador, fazendo-se o paciente contrair o músculo, onde se observa o deslocamento medial da epiderme. O local de inoculação deve ser 1 cm acima da margem orbital e nunca lateralmente ou vertical à pupila. O segundo ponto de inoculação assinala-se na altura da vertical do canto interno, sempre com 1 cm acima da margem orbital.

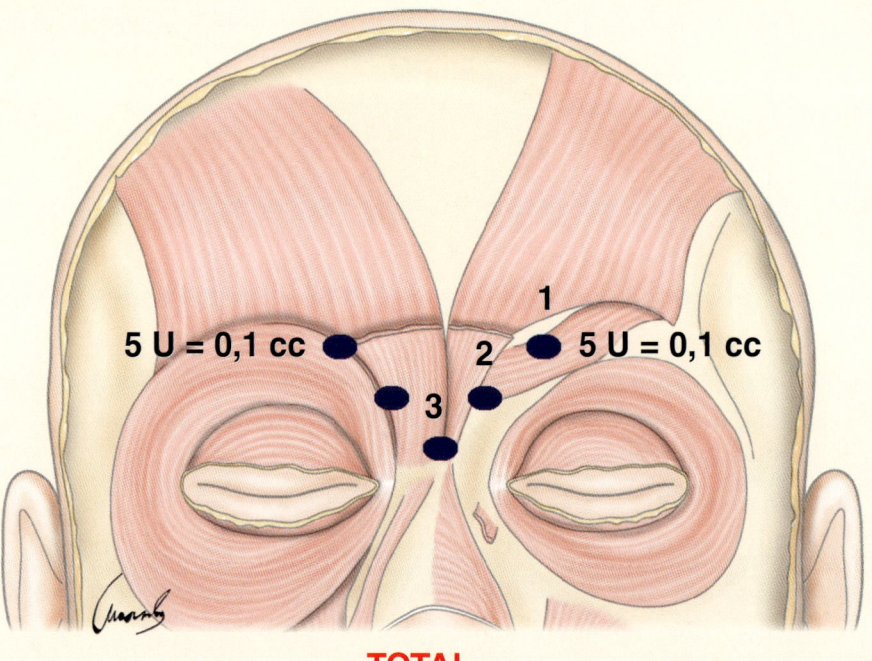

Fig. 15-2. Locais de inoculação da região glabelar.

TOTAL
5 U para 2 locais em 1 supercílio = **10 U**

10 U para os 2 supercílios = **20 U**

5 U para o prócero = **25 U no total**

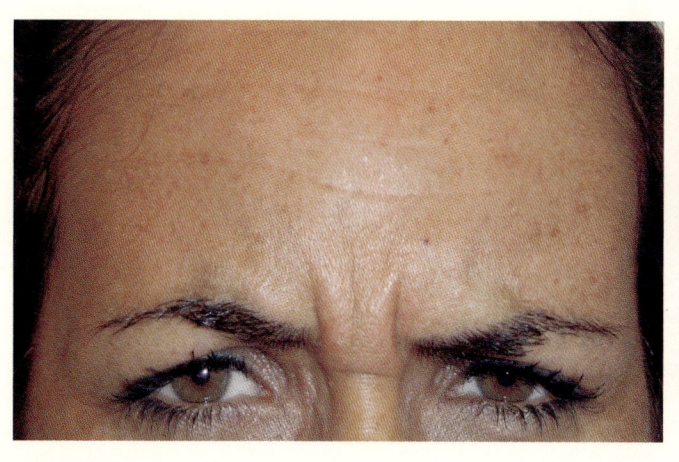

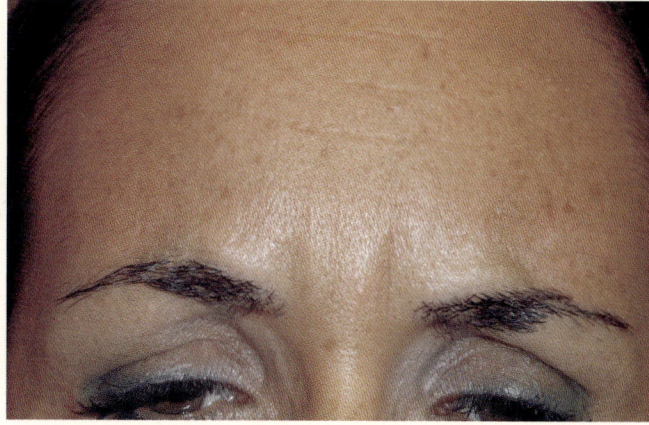

Fig. 15-3. Pré- e pós-tratamento das rugas glabelares com toxina botulínica efetuado com inoculação de 15 U em três locais na região do prócero e do músculo corrugador.

O terceiro ponto de inoculação, na região do prócero, é detectado traçando-se o cruzamento entre a intersecção das linhas oblíquas, que conectam a cabeça do supercílio ao canto interno contralateral. A infiltração deve ser realizada com curso vertical próximo ao periósteo para os pontos 2 e 3, enquanto para o ponto 1 se aconselha a injeção oblíqua paralela ao ventre muscular em sentido lateromedial da superfície para o fundo. A dose de toxina recomendada é de 5 U por local de inoculação (para um total de 25 U).

Para a *região frontal* existem duas alternativas, conforme se devam tratar só as rugosidades da testa ou se deseje obter, concomitantemente, um abaixamento da cabeça do supercílio.

Fig. 15-4. Locais de inoculação da região frontal.

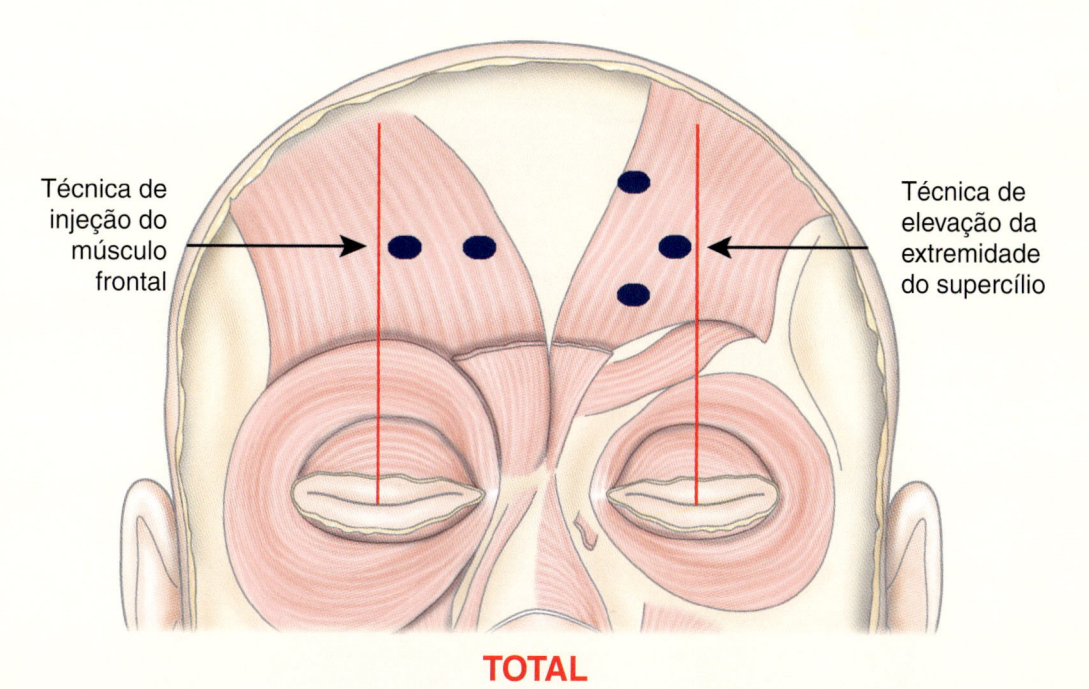

Técnica de injeção do músculo frontal

Técnica de elevação da extremidade do supercílio

TOTAL
5 U por local até um máximo de **35 U**

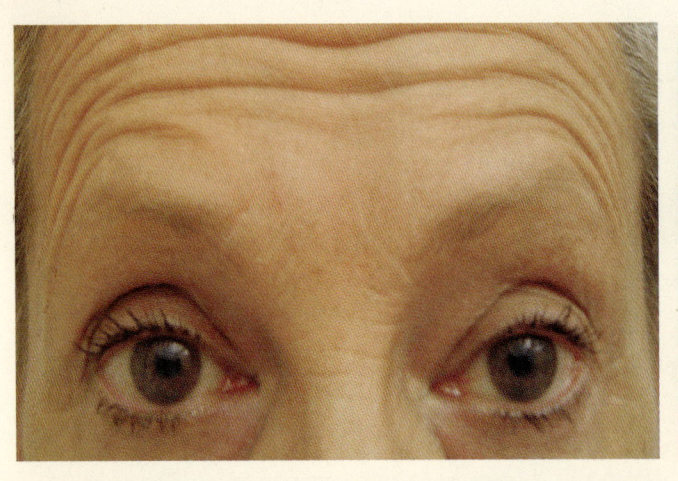

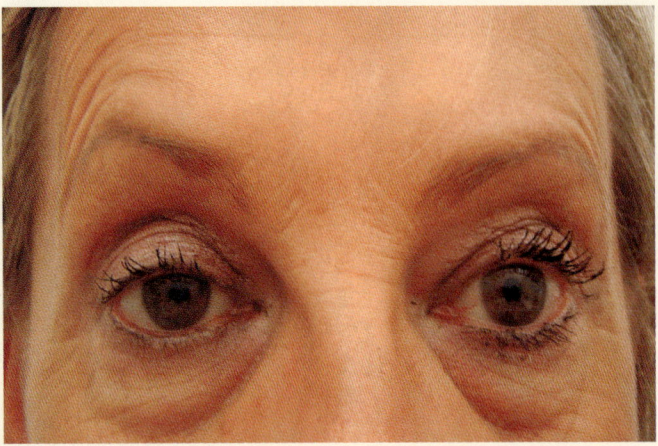

Fig. 15-5. Pré- e pós-tratamento da região frontal com toxina botulínica, mediante a inoculação de 30 U de toxina botulínica em três locais para obter a redução da contratilidade do músculo frontal e a elevação da extremidade do supercílio.

Para tratar unicamente o músculo frontal devem ser infiltrados quatro pontos, dois por lado: o primeira na vertical da linha hemipupilar (mediopupilar), 2-3 cm acima da margem orbital; o segundo na vertical do canto interno na mesma altura do anterior. Os quatro pontos devem ser simétricos entre eles e a toxina deve ser inoculada no músculo. A quantidade prevê 2,5-5 U por ponto (total 10-20 U).

Para obter uma elevação concomitante da extremidade do supercílio são identificados seis pontos, três por lado: o primeiro na vertical do canto medial a

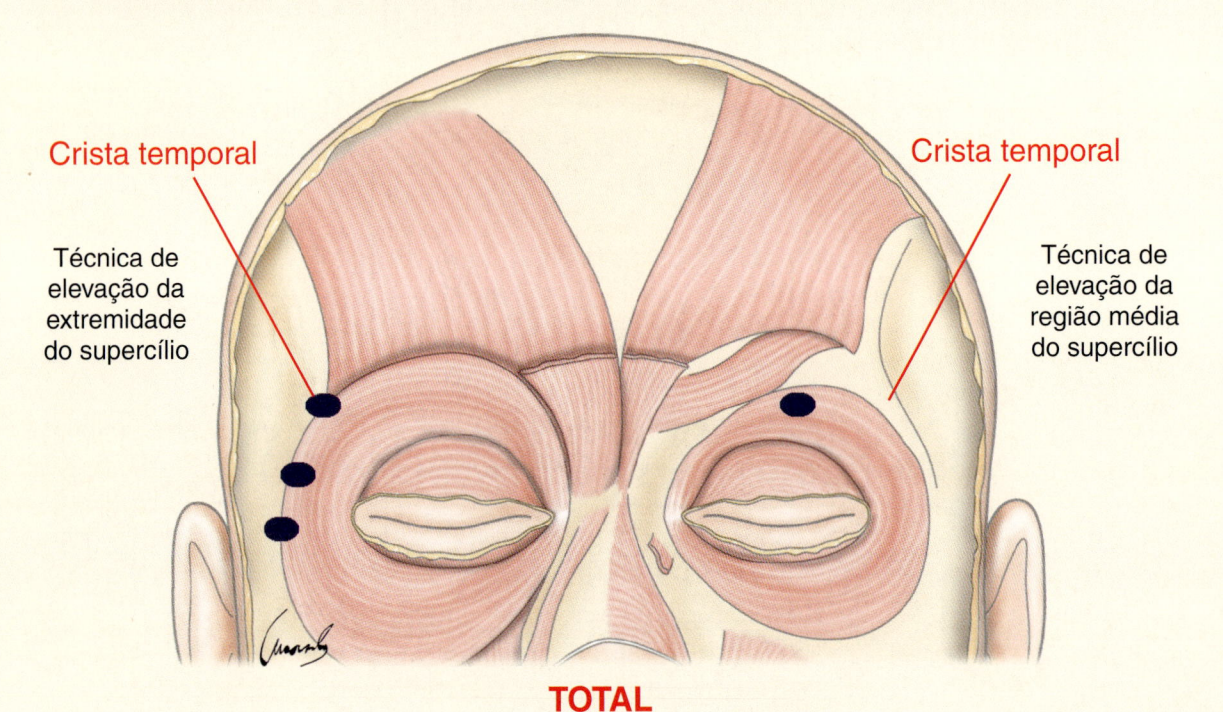

TOTAL
2,5 U por local no orbicular = 10 U
10 U para cada olho = 20 U

Fig. 15-6. Locais de inoculação do músculo orbicular do olho.

Capítulo 15 ♦ TOXINA BOTULÍNICA NO TRATAMENTO DA REGIÃO FRONTO-ORBITAL

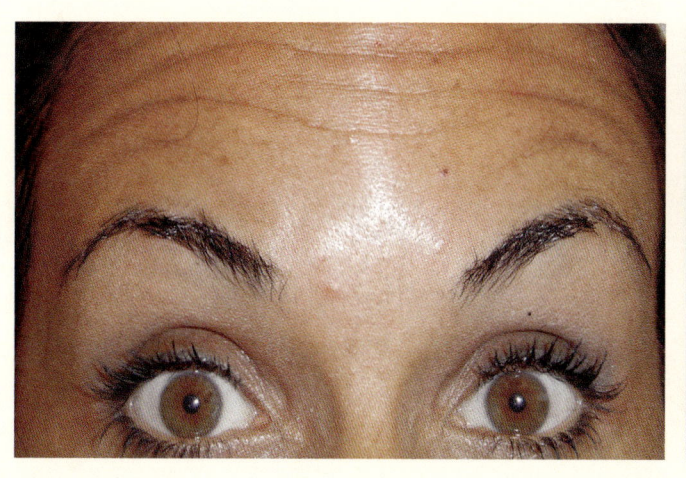

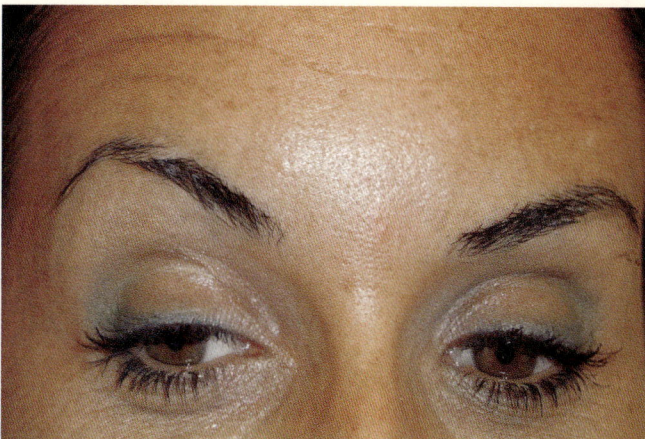

Fig. 15-7. Pré- e pós-tratamento da região frontal com toxina botulínica mediante a inoculação de 20 U de toxina botulínica em quatro locais.

cerca de 2-3 cm da cabeça do supercílio, e os outros dois na vertical da pupila, um sobre o outro a cerca de 2 cm de distância cada um, de modo a formar um triângulo isósceles. Neste caso também são injetados 2,5-5 U por local. Também neste caso a inoculação deve ser subepidérmica.

No tratamento das rugas da *região periorbital* geralmente são tratados 3-4 pontos por lado. O primeiro ponto é identificado traçando a vertical sobre o prolongamento lateral do canto externo, 1 cm externamente com relação à moldura orbital.

Fig. 15-8. Locais de inoculação do músculo orbicular do olho.

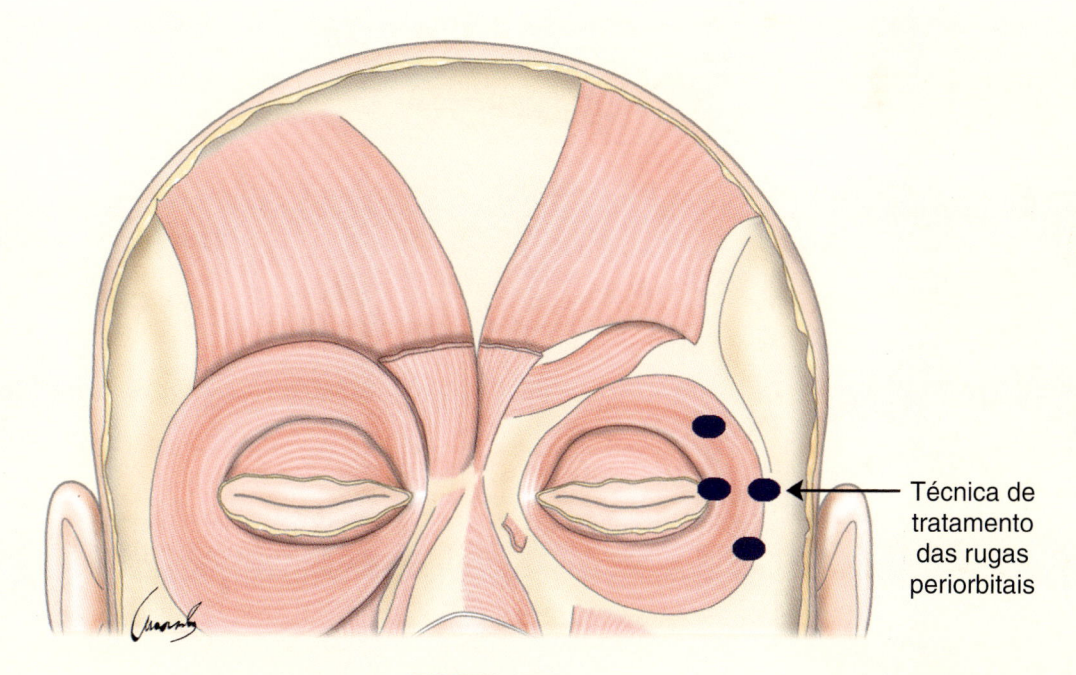

← Técnica de tratamento das rugas periorbitais

TOTAL
2,5 U por local no orbicular = 10 U
10 U para cada olho = 20 U

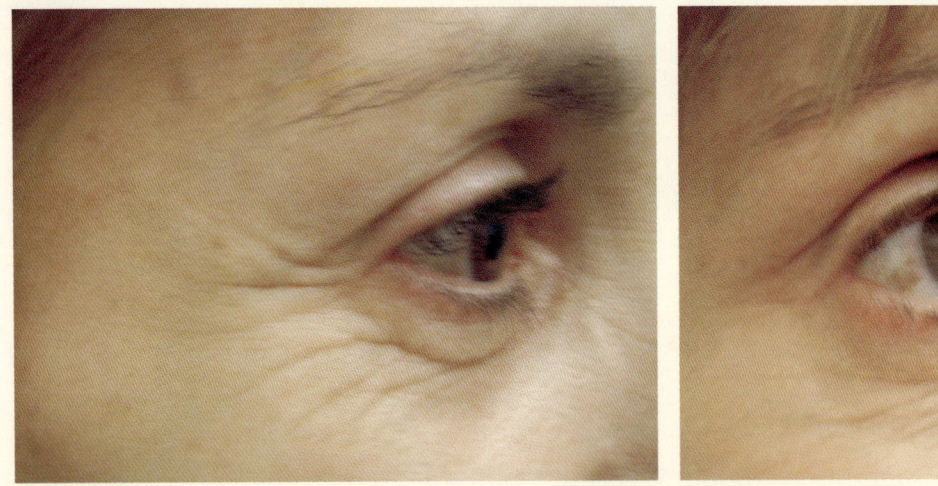

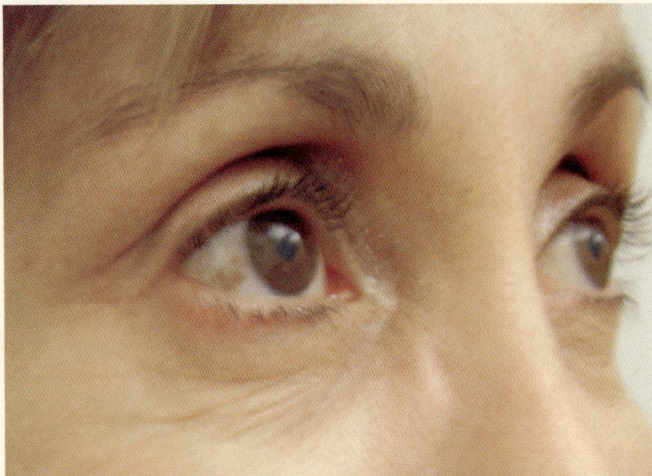

Fig. 15-9. Pré- e pós-tratamento da região periorbital com toxina botulínica mediante de 25 U em três locais.

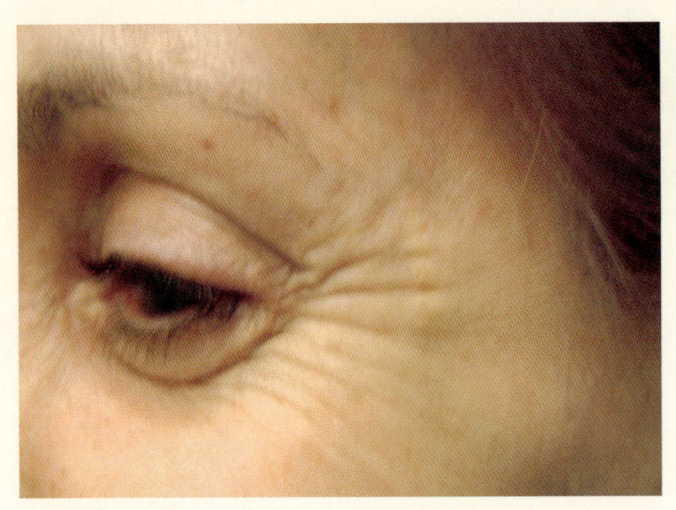

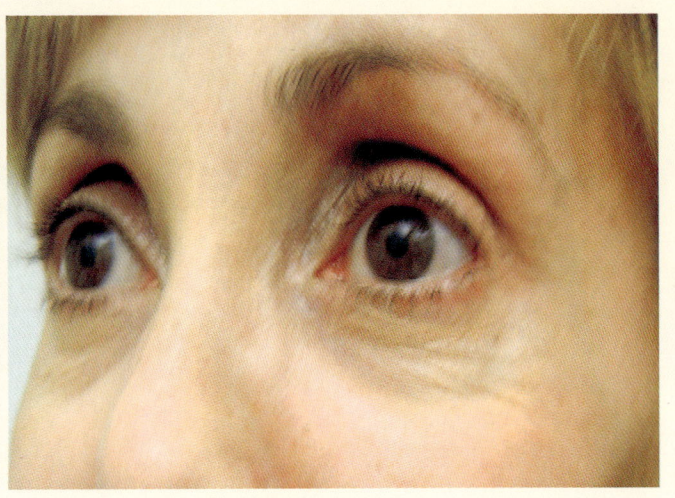

Fig. 15-10. Pré- e pós-tratamento da região periorbital com toxina botulínica sempre mediante inoculação de 25 U em três locais.

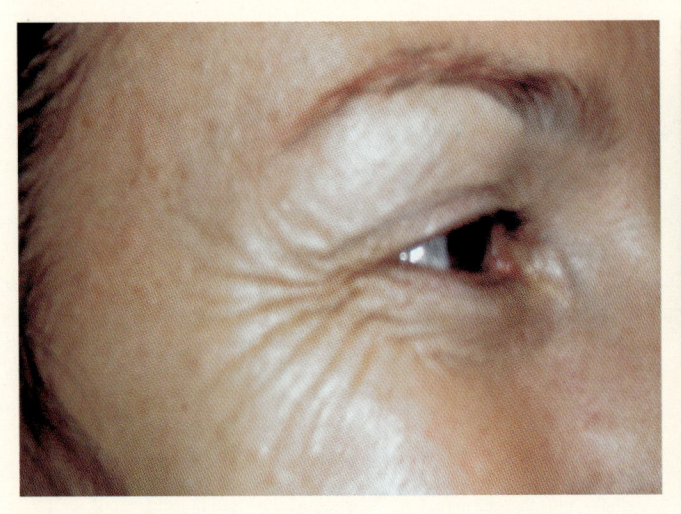

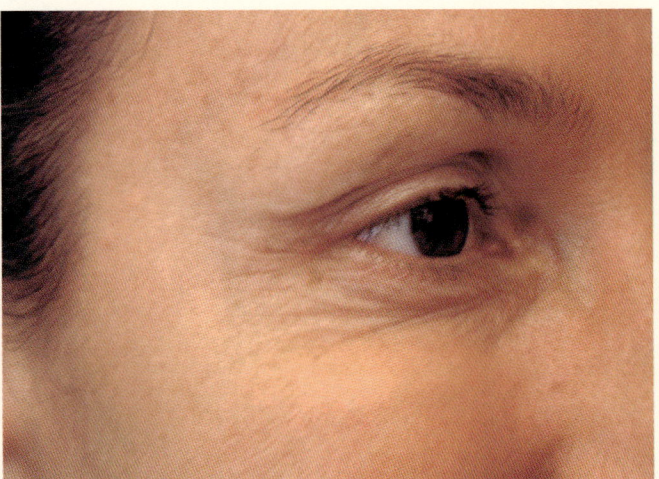

Fig. 15-11. Pré- e pós-tratamento da região periorbital com toxina botulínica mediante inoculação de 25 U em quatro locais.

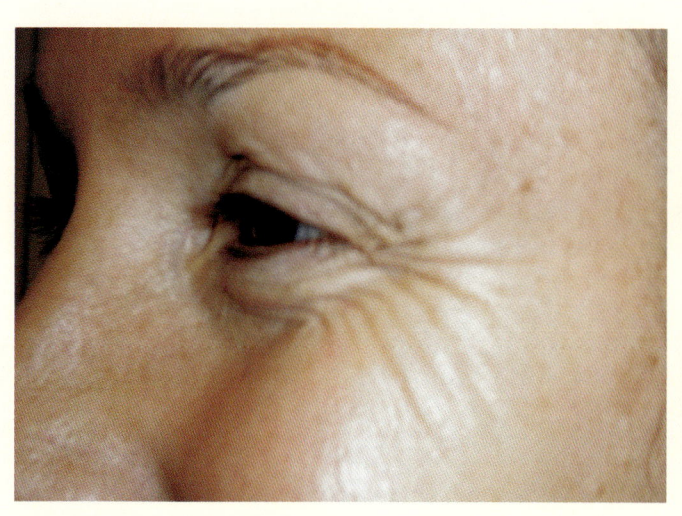

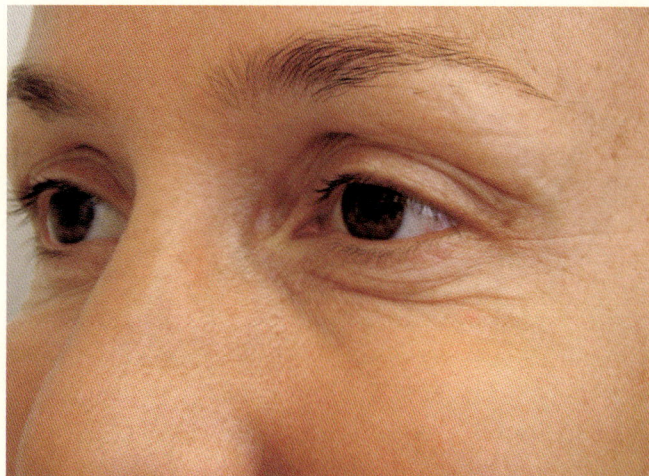

Fig. 15-12. Pré- e pós-tratamento da região periorbital com toxina botulínica.

Paralelamente à margem externa, 1 cm acima do primeiro ponto de inoculação, é identificado o segundo ponto, e o terceiro é identificado 1 cm abaixo da mesma linha, sempre a 1 cm de distância de modo a formar um feixe de raios. É importante, neste nível, a modalidade de inoculação e a inclinação que deve ser dada à agulha: a inoculação deve ser extremamente superficial, levando-se em consideração a extrema delicadeza da epiderme da região e da quase completa ausência do panículo adiposo subcutâneo. Neste caso também são injetados 2,5 U por ponto. Aconselha-se a inoculação da toxina mantendo-se a agulha perpendicular à epiderme e não massagear para evitar a difusão da própria toxina ao longo do músculo orbicular e em direção ao músculo elevador da pálpebra.

COMPLICAÇÕES

Uma das vantagens do tratamento das rugas com a toxina botulínica dá-se pela transitoriedade da ação da molécula e isto vale também para as complicações, que são classificadas em três categorias:

- Complicações transitórias.
- Efeitos indesejados.
- Complicações de tipo anatomofuncional.

Não são descritas complicações a longo prazo ou efeitos na musculatura relacionados com o uso da toxina botulínica, se forem aplicados os princípios descritos até agora.

As *complicações transitórias* compreendem todos os efeitos que podem ser relacionados com a simples injeção, isto é, a dor, o edema, o eritema ou as equimoses localizadas. Dificilmente são observados hematomas, principalmente se evitarmos inoculações próximas dos vasos visíveis ou em pacientes que ingerem antiagregantes ou anticoagulantes.

Os *efeitos indesejados* são semelhantes às reações adversas que são observadas após a administração: cefaleia, náusea, vertigens, dor difusa no rosto, parestesia.

Aquilo que mais nos interessa, porém, é analisar em cada local de tratamento o que se define como *complicações anatomofuncionais*, que são as mais frequentes e mais facilmente administradas.

No tratamento das regiões glabelar e do supercílio a complicação mais observada é a ptose palpebral superior com uma incidência que varia de 0 a 20%. A causa da ptose é dada pela difusão da molécula através do septo orbital e o envolvimento do músculo elevador da pálpebra. Se isto acontece, as primeiras manifestações são observadas de 2-10 dias após o tratamento e podem ser tratadas mediante a instilação de um colírio α-adrenérgico, que, agindo no músculo de Müller, provoca a elevação da pálpebra em 2 mm, dando simetria ao olhar. O efeito do colírio é de cerca de 3 horas e o uso pode ser repetido até três vezes ao dia, desde o momento do surgimento até a resolução da sintomatologia.

A complicação mais importante do tratamento da região frontal é a ptose do supercílio, que pode ser prevenida efetuando-se o tratamento combinado dos músculos depressores (músculo orbicular e depressor do supercílio). Deve ser realizado um exame cuidadoso pré-tratamento no qual se deve observar quanto o músculo frontal é utilizado pela visão e nunca se deve inocular a região acima de 2-2,5 cm da margem orbital e não ultrapassar a linha mediopupilar. Infelizmente este tipo de complicação não é corrigível.

Outro problema pode ser relacionado a eventuais assimetrias de elevação da extremidade do supercílio ou do chamado *mephisto look*, representado por uma acentuada elevação da extremidade do supercílio durante a fase de contração máxima do músculo frontal. Em caso de *mephisto look* é possível realizar uma correção mediante inoculação de 2-3 U de toxina na porção do músculo lateral com relação à linha mediopupilar, mas não antes de terem transcorrido 10-15 dias do primeiro tratamento.

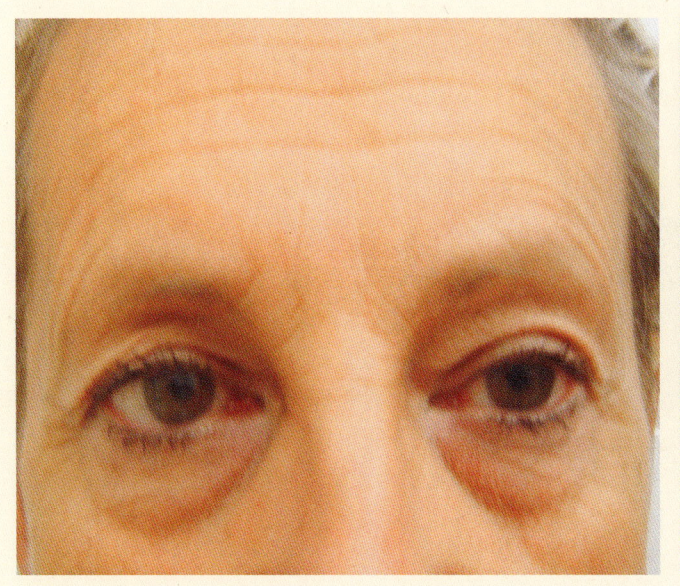

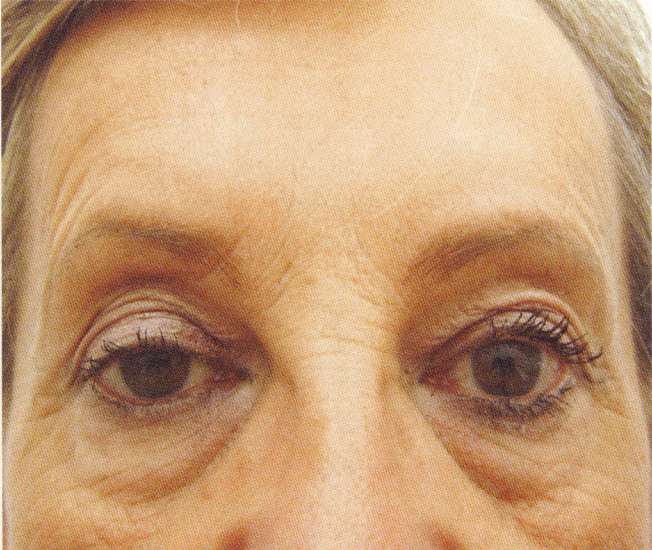

Fig. 15-13. Ptose palpebral: olho direito após a inoculação de toxina botulínica para a correção de rugas da região glabelar e frontal (ver também a Figura 15-1).

No que concerne às complicações da região periorbital, devem ser consideradas, ainda que muito raras, a diplopia, o ectrópio e a assimetria do sorriso. A diplopia pode ser causada por um envolvimento do músculo reto lateral que, pela difusão da toxina dentro da cavidade orbital, é atingido. O único remédio possível, se isto acontecer, é vendar o olho pelo tempo necessário para o restabelecimento da mobilidade ocular normal. Para evitar o ectrópio e o *scleral show* é fundamental realizar o *snap test*, ou seja, o teste que se realiza para avaliar a frouxidão cutânea da pálpebra inferior, principalmente em pacientes que sofreram intervenção anterior com interrupção da continuidade do músculo orbicular, ou então que apresentem epiderme abundante. Nos pacientes com *snap test* positivo é importante não realizar inoculações de toxina botulínica abaixo do canto externo.

TOXINA BOTULÍNICA COMO TRATAMENTO AUXILIAR EM CIRURGIA ESTÉTICA

A toxina botulínica pode ser utilizada também para dar acabamento ou melhorar o resultado de muitos procedimentos cirúrgicos do rosto. O enfraquecimento dos músculos com a toxina botulínica antes de uma intervenção cirúrgica pode tornar mais fácil o tratamento dos tecidos, permitindo uma melhor correção cirúrgica e também um melhor posicionamento das cicatrizes.

No *lifting* frontal ou no *lifting* do supercílio, o tratamento periorbital do músculo depressor do supercílio nos pacientes com ptose grave e dos músculos corrugadores permite uma elevação cirúrgica maior por abolição da ação contrastante destes músculos.

O tratamento prévio da região periorbital em caso de *blefaroplastia* permite uma precisão maior na avaliação da quantidade de epiderme a ser retirada e também maior estabilização da suspensão cantal externa.

No caso em que o paciente seja um bom candidato a um tratamento de *resurfacing* da zona orbital, o tratamento pré-operatório pode permitir uma melhor distensão da epiderme a ser tratada. De fato, no processo da recuperação após o tratamento a *laser*, a derme, e em particular o colágeno neoformado, pode-se depositar sem a marca da ruga distendida pela quimiodesnervação. Neste caso, a sinergia dos dois tratamentos permite a obtenção de um tratamento mais homogêneo e um resultado mais duradouro no tempo. Enfim, existe um estudo de Gassner de 2000 no qual se demonstra a melhora no processo de cicatrização após o tratamento com a toxina botulínica, relacionada com uma redução da tensão sobre os retalhos pelo enfraquecimento da ação muscular.

BIBLIOGRAFIA

Alderson K, Holds JB Anderson R. *Botulinum indyuced alteration of nerve-muscle interactions in the human orbicularis oculi folloxing treatment for blepharospasm*. Neurology 41:1800-1805; 1991

Ansved T, Odergren T, Borg K. *Muscle fiber atrophy in leg muscles after botulinum toxin type A treatment of cervical dystonia*. Neurology 48:1440-1442; 1997

Aoki R, Merlino G, Spanoyannis AF, Wheeler La. *Botox purified neurotoxin complex prepared from the nex bulk toxin retains the same preclinical efficacy as the orginal, but with reduced immunogeniciy (abstract)*. Neurology 52 (suppl 2):A521-A522; 1999

Arnon SS *et al. Botulinum toxin as a biological weapon: medical and public management*. JAMA 285 (8):1059-1070; 2001

Bartoletti E. *Tossina botulinica*. In Bartoletti CA e Scuderi N (eds): Medicina estetica e chirurgia plastica estetica. Manuale di strategia interdisciplinari. Editrice Salus Internazionale, Roma, pp. 123-145; 2003

Benedetto AV. *The cosmetic uses of botulinum toxin type A*. Int J Dermatol 38 (9):641-655; 1999

Blitzer A. *Management of facial lines and wrinkles*. Lippincott Williams & Wilkins Philadelphia, pp. 279-302; 2000

Blitzer A, Binder WJ, Brin MF. *Botulinum toxin injection for facial lines and wrinkles: technique.* 2000 Blitzer A. *Management of facial lines and wrinkles*. Lippincott Williams & Wilkins, pp. 279-302; 2000

Blitzer A, Binder, WJ, Aviv E, Keen MS, and Brin MF. *The management of hyperfunctional facial lines with botulinum toxin: A collaborative study of 210 injection sites in 162 patients*. Arch Otolaringol Head Neck Surg 123:389; 1997

Borodic GE, Ferrante R. *Effects of repeated botulinum toxin injections on orbicularis oculi muscle*. J clin Neuroophtalmol 12:121-127; 1992

Brandt FS, Bellman B. *Cosmetic use of botulinum A exotoxin for the aging neck*. Dermatol Surg 24:1232-1234; 1998

Bulstrode NW, and Grobbelaar AO. *Long-term prospective follow-up of botulinum toxin treatment for facial rhytides*. Aesthetic Plast Surg 26:356; 2002

Calace P, Cortese G, Piscopo R, Della Volpe G, *et al. Treatment of blepharospasm with botulinum neurotoxin type A: long-term results*. Eur J Ophtalmol 13 (4):331-336; 2003

Carruthers A, and Carruthers J. *Cosmetic uses of botulinum A exotoxin*. Adv Dermatol 12:325; 1997

Carruthers A, Carruthers J. *Treatment of glabellar frown lines with C*. Botulinum -A exotoxin. J Dermatol Surg Oncol 18:17-21; 1992

Carruthers A, Carruthers J. *History of the cosmetic use of botulinum A exotoxin*. Dermatol Surg 24:1168-1170; 1998

Carruthers A, Carruthers J. *Botulinum toxin type A: History and current cosmetic use in the upper face*. Semin Cutan Med Surg 20 (2):7184; 2001

Carruthers A, Carruthers J, Cohen J. *A prospective, double-blind, randomized, parallelgroup, dose-ranging study of botulinum toxin type A in female subjects with horizontal forehead rhytides*. Dermatol Surg 29:461-467; 2003

Carruthers J, Carruthers A. *Using botulinum toxin cosmetically*. Martin Dunitz; London 2003a

Carruthers J, Carruthers A. *Aesthetic botulinum A toxin in the mid and lower face and neck*. Dermatol Surg 29 (5):468-476; 2003b

Carruthers J, Carruthers A. *Aesthetic use of botulinum toxin A in periocular region and mid — and lower face*. Haed Neck Surg 15 (2):134138; 2004

Carruthers A, Carruthers J, and Cohen J. *A prospective, double-blind, randomized, parallel group, doseranging study of botulinum toxin type A in female subjects with horizontal forehead rhytides*. Dermatol Surg 29:461; 2003

Carruthers J, Fagien S, Matarasso SL, and Botox Consensus Group. Consensus recommendations on the use of botulinum toxin type A in facial aesthetics. Plast Reconstr Surg (suppl) 6:1-22; 2004

Carruthers J, Lowe NJ, Menter A, Gibson J, Eadie N. *Double-blind, placebo-controlled study of the safety and efficacy of botulinum toxin type A for patients with glabellar lines*. Plast Reconstr Surg 112 (4):1089-1098; 2003

Carruthers JA, Lowe NJ, Menter AM, et al. *A multicenter double-blind, randomized, placebo-controlled study of the efficacy and safety of botulinum toxin type A in the treatment of the glabellar lines*. J Am Acad Dermatol 46:840-849; 2002

Carter S, Seiff SR. *Cosmetic botulinum toxin injections*. Intern Ophtal Clin 37 (3):69-79; 1997

Cobb DB, Watson WA, Fernandez MC. *Botulism-like syndrome after injections of botulinum toxin*. Vet Hum Toxicol 42:163; 2000

Das Gupta BR. *Structure of botulinum neurotoxin, its functional domains, and prospective on the crystalline type A toxin*. In Lankovic J, Hallet M (eds): Therapy with botulinum toxin. New York, Marcel; 1994

De Paiva A, Meunier FA, Molgo J, et al. *Functional repair of motor endplates after botulinum neurotoxin type A poisoning: biphasic switch of synaptic activity between nerve sprouts and their parent terminals*. Proc Natl Acad Sci USA 96:3200-3205; 1993

Eleopra R, Tugnoli V, Caniatti L, De Grandis D. *Botulinum toxin treatment in the facial muscles of humans: evidence of an action in untreated near muscles by peripheral local diffusion*. Neurology 46:1158-1160; 1996

Fagien S. *Botulinum toxin type A for facial aesthetic enhancement: role in facial shaping*. Plast Reconstr Surg 112 (5 suppl):6S-18S; 2003a

Fagien S. *Botox for the treatment of dynamic and hyperkinetic facial lines and furrows: Adjunctive. use in facial aesthetic surgery*. Plast Reconstr 103:701; 1999

Fagien S, Brandt FS. *Primary and adjunctive use of botulinum toxin type A (Botox) in facial aesthetic surgery: beyond glabella*. Clin Plast Surg 28:127-148; 2001

Flynn T.C, and Clark RE. *Botulinum toxin type B (Myobloc) versus botulinum toxin type A (Botox) frontalis study: Rate of onset and radius of diffusion*. Dermatol Surg 29:519; 2003

Flynn TC, Carruthers JA, Carruthers JA, and Clark RE. *Botulinum A toxin (Botox) in the lower eyelid: Dose-finding study*. Dermatol Surg 29:943; 2003

Foster JA, Wulc AE. *Cosmetic use of botulinum toxin*. Facial Plast Surg Clin North Am 6:79-85; 1998

Frankel AS, Kamer FM. *Chemical browlift*. Arch Otolaryngol Head Neck Surg 124:321-323; 1998

Fulton JE. *Botulinum toxin: the Newport Beach experience*. Dermatol Surg 24:1219-1224; 1998

Garcia A, Fulton JE. *Cosmetic denervation of the muscles of facial expression with botulinum toxin: a dose-response study*. Dermatol Surg 22:39-43; 1996

Gonnering RS. *Negative antibody response to long term treatment of facial spasm with botulinum toxin*. Am J Ophtalmol 105:313-315; 1998

Goschel H, Wohtlfarth K, Frevert J et al. *Botulinum A toxin therapy: neutralizing and non-neu-tralizing antibodies — therapeutica consequences*. Exp Neurol 147:96-102; 1997

Grimes PE. *A four-month randomized, doublemasked evaluation of the efficacy of botulinum toxin type A for the treatment of glabellar lines in women with skin types V and VI*. Poster presented at the 62nd Annual Meeting of the American Academy of Dermatology, Washington, DC, February 6-11; 2004

Guerrissi JO. *Intraoperative injection of botulinum toxin A into orbicularis oculi muscle for the treatment of crow's feet*. Plast Reconstr Surg 105:2219-2222; 2000

Guerrissi J, and Sarkissian P. *Local injection into mimetic inuscles of botulinum toxin A for the treatment of facial lines*. Ann. Plast. 39:447; 1997.

Guyuron B, and Huddleston SW. Aesthetic indications for botulinum toxin injection. Plast Reconstr Surg 93:913; 1994

Han KH, Seo, KI, Won CH, and Eun HC. *Comparison of two botulinum toxin type A preparations in the treatment of hyperkinetic facial wrinkles (Abstract)*. Korean J Dermatol 41 (suppl 1):4; 2003

Hankins CL, Strimling R, and Rogers GS. *Botulinum A toxin for glabellar wrinkles: Dose and response*. Dermatol Surg 24:1181; 1998

Hexsel DM, de Almeida TA, Rutowitsch M, et al. *Multicenter, double-blind study of the efficacy of injections with botulinum toxin type A reconstituted up to six consecutive weeks before application*. Dermatol Surg 29:523-529; 2003

Huang W, Foster Ja, Rogachefsky S. *Pharmacology of botulin toxin*. J Am Acad Dermatol 43:249-259; 2000

Kane MA. *The Botox Book*. St. Martin's Press. St. Martin's Press, New York; 2002

Kane MA. *Classification of crow's feet patterns among caucasian women: the key to individualizing treatment*. Plast Reconstr Surg 112 (5):33-39; 2003

Kane MA. *The effect of botulinum toxin injections on the nasolabial fold*. Plast Reconstr Surg 112 (suppl 5):66S-72S; 2003b

Kane MA. *Classification of crow's feet patterns among Caucasian women: The key to individualizing treatment*. Plast Reconstr Surg 112 (suppl):33S; 2003

Keen M, Blitzer A, Aviv JE, et al. *Botulinum toxin A for hyperkinetic facial lines: Results of a double-blind, placebo-controlled study*. Plast Reconstr Surg 94:94; 1991 e 1994

Kim EJ, Ramirez AL, Peeck JB, Maas CS. *The role of botulinum toxin type B (Myoblock) in the treatment of hyperkinetic facial lines*. Plast Reconstr Surg 112 (5):88-93; 2003

Kim HJ, et al. *Effects of botulinum toxin type A on bilateral masseteric hypertrophy evaluated with computed tomographic measurement*. Dermatol Surg 29 (5):484-489; 2003

Klein AW. *Dilution and storage of botulinum toxin*. Dermatol Surg 24:1179-1180; 1998

Klein AW. *Complications, adverse reactions and insights with the use of botulinum toxin*. Dermatol Surg 29 (5):549-556; 2003

Klein AW, Wexler P, Carruthers A, and Carruthers J. *Treatment of facial furrows and rhytides*. Dermatol Clin 15:595; 1997

Koch RJ, Troell RJ, Goode RL. *Contemporary management of the aging brow and forehead*. Laryngoscope 107 (6):710-715; 1997

Kreyden CP, Geiges MI, Boni R, Burg C. *Botulinum toxin: from poison to drug A historical review*. Hautarzt 51 (10):733-737; 2000

Latimer PR, Hodgkins PR, Vakalis AN, et al. Necrotising fasciitis as a complication of botulinum toxin injection. Eye 12:51-53; 1998

Le Louarn C. *Botulinum toxin A and facial lines: the variable concentration*. Aesthetic Plast Surg 25:73-84; 2001

Letessier S. *Treatment of wrinkles with botulinum toxin*. J Dermatol Treat 10 (1):31-36; 1999

Lowe NJ. *Botulinum toxin type A for facial rejuvenation: United States and United Kingdom perspectives*. Dermatol Surgol Surg 24:1216-1224; 1998

Lowe NJ, Lask G, Yamauchi P, and Moore D. *Bilateral, double blind, randomized comparison of 3 doses of botulinum toxin double blind, randomized comparison of 3 doses of botulinum toxin type A and placebo in patients with crow's feet*. J Am Acad Dermatol 47:834; 2002

Lowe NJ, Maxwell A, and Harper H. *Botulinum A exotoxin for glabellar folds.: A double-blind, placebocontrolled study with an electromyographic injection technique*. J Am Acad Dermatol 35:569; 1996

Lowe NJ, Yamauchi R, Lask G, and Moore D. *Botox -A gives adjunctive benefit to periorbital laser resurfacing (Abstract 267)*. Lasers Surg Med Suppl 14:73; 2002.

Maas CS, Kim EJ. *Temporal brow lift using botulinum toxin*. Plast Reconstr Surg 112 (5):109S-112S; 2003

Matarasso A, Deva AK. *Safety and efficacy report: Botulinum toxin*. Plast Reconstr Surg 109 (3):1191-1197; 2002

Matarasso A, Deva AK. *Botulinum toxin*. Plast Reconstr Surg 112 (5):55S-61S; 2003

Matarasso SL. *Comparison of botulinum toxin types A and B: A bilateral and double blind randomized evaluation in the treatmenbilateral and double blind randomized evaluation in the treatment of canthal rhytides*. Dermatol Surg 29:7; 2003

Matarasso SL, and Matarasso A. *Treatment guidelines for Botulinum toxin type A for the periocular region and a report on partial upper lip ptosis following injections to the lateral canthal rhytides*. Plast Reconstr Surg 108:208; 2001

Moser E, Ligon KM, Singer C, Sethi KD, and C. Sethi KD. *Botulinum toxin A (Botox) therapy during pregnancy*. Neurologyology 48:399; 1997

Naumann M, Jankovic J. *Safety of botulinum toxin type A: a systematic review and meta-analysis*. Curr Med Res Opin 20:981-990; 2004

Naumann M, Moore AP. *Long term safety of botulinum toxin type A*. Mov Disord 18 (9):1080-1081; 2003

Quinn N, Hallet M (1989). *Dose standardization of botulinum toxin*. Lancet 1:964; 1989

Popoff MR, Marvaud JC, Raffestin S. *Mechanism of action and therapeutic uses of botulinum and tetanus neurotoxins*. Ann Pharm 59:176-190; 2001

Pribitkin EA, Greco TAI, Goode RL, and Keane WM. *Patient selection in the treatment of glabellar wrinkles with botulinum toxin type A injection*. Arch. Ololaryngol Head Neck Surg 123:321; 1997

Prithavi Raj P. *Botulinum toxin in the treatment of pain associated with muscoloskeletal hyperactiviy*. Curr Rev Pain 1:403-416; 1997

Saray Y, and Gulec T. *Botulinum exotoxin-A for treatment of facial rhytides (Abstract A43)*. J Cosmet Dermatol 1:166; 2003.

Schantz EJ, Johnson EA. *Preparation and characterization of botulinum toxin type A for human treatment*. In Jankovic J, Hallet M (eds): *Therapy with botulinum toxin*. New York, Marcel Dekker Inc, p. 41; 1994

Schantz EJ, Johnson EA. Botulinum *toxin: the stop of its development for the treatment of human desease*. Perspect Biol Med 40:317-327; 1997

Scott A. *Botulinum toxin injection into extraocular muscle as an alternative to strabismus surgery*. Ophthalmology 87:1044-1049; 1980

Scott AB, Kennedy RA, Stubbs HA. *Botulinum toxin A injections as a treatment for blapherospasm*. Arch Ophthalmol 103:347-350; 1985

Scott AB, Rosenbaum A, Collins CC. *Pharmacologic weakening of extraocular muscles*. Invest Ophthalmol 12:924-927; 1973

Sommer B, and Sattler G. *Botulinum Toxin in Aesthetic Medicine*. Berlin: Blackwell Wissenschafts-Verlag; 2001.

West TB, and Alster TS. *Effect of botulinum toxin type A on movement-associated rhytides following CO2 laser resurfacing*. Dermatol Surg 25:259; 1999

Wieder JM, and Moy RL. *Understanding botulinum toxin: Surgical anatomy of the frown, forehead, and periocular region*. Dermatol Surg 24:1172; 1998

Zimbler MS, Holds JB, Kokoska MS, *et al. Effect of botulinum toxin pretreatment on laser resurfacing results: A prospective, randomized, blinded trial*. Arch Facial Plast Surg 3:165; 2001

16

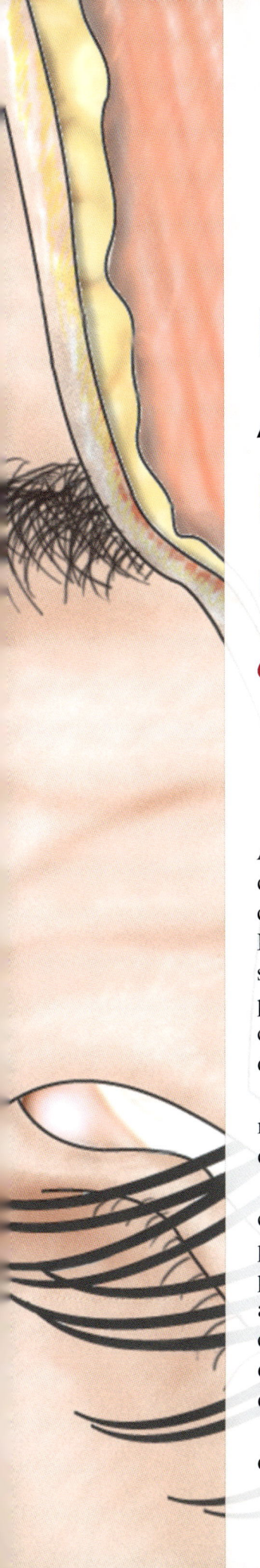

PROCEDIMENTOS AUXILIARES DA REGIÃO PALPEBRAL (AH, RF, LIP)

Gabriele F. Muti, Matteo Tretti Clementoni

CORREÇÃO DA REGIÃO PALPEBRAL INFERIOR MEDIANTE PREENCHEDORES

A região periorbital na idade juvenil caracteriza-se por uma harmoniosa sucessão de tecidos contíguos, que com o processo de envelhecimento pode dar lugar a sulcos, rugas e depressões cutâneas por redução ou deslocamento do tecido adiposo. Nesta situação, principalmente em presença de uma luz vertical, são evidenciadas sombras que não podem ser corrigidas com maquiagem e que tornam o olhar do paciente pesado e cansado. Frequentemente esta situação se associa a uma coloração escura da pele, principalmente na porção medial da pálpebra inferior, que torna ainda mais cansado o rosto do paciente.

O rejuvenescimento da região periorbital consiste na correção do sulco da margem palpebral inferior, no reposicionamento do supercílio e na eliminação das rugas periorbitais (pés de galinha).

A correção destas alterações da região palpebral inferior pode ser realizada cirurgicamente, durante uma blefaroplastia com o reposicionamento da gordura periorbital herniada, seja com a técnica de lipoestrutura (utilizando-se tecido adiposo autólogo retirado de outra região corporal do paciente), mas também mediante preenchimento com "preenchedores" reabsorvíveis como o ácido hialurônico. Com esta metodologia se obtém o desaparecimento dos sulcos, uma continuidade mais harmoniosa da epiderme entre a pálpebra inferior e a face, a redução das sombras pela incidência de luz e o rejuvenescimento do olhar.

Para a margem inferior da pálpebra, procede-se à delimitação do perímetro da região a ser tratada com uma caneta dermográfica e com o paciente sentado em frente ao cirurgião. Para evitar distorções do tecido local que possam alterar os volumes são realizadas compressas de cremes anestésicos por aproximadamente 15-20 minutos.

Inicia-se pela porção mais lateral do sulco da margem palpebral inferior e em direção medial, tocando a margem orbital óssea inferior com a ponta da agulha e depositando o ácido hialurônico logo acima do periósteo. O posicionamento do preenchedor no fundo permite preencher mais facilmente o déficit presente, e evita eventuais distorções da epiderme causadas por pequenos acúmulos localizados de ácido hialurônico. Após ter sido preenchida toda a região a ser tratada, procede-se à remodelagem do preenchedor posicionado, com uma delicada pressão dos dedos de modo a distribuí-lo igualmente em toda a região necessária.

Dependendo da profundidade e das dimensões do sulco são injetados de 0,2 a 1,4 mL, onde maior é o déficit de tecido subcutâneo, principalmente em casos de vetor negativo por retropulsão do malar, e neste caso será necessário ter atenção à posição do nervo infraorbital, para não lesioná-lo com a agulha.

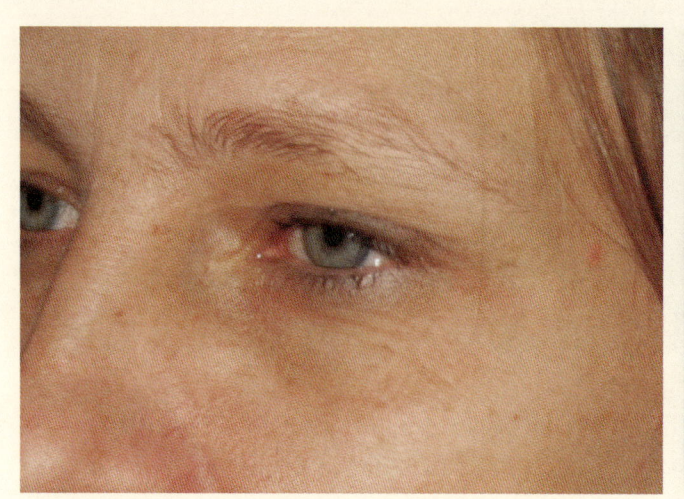

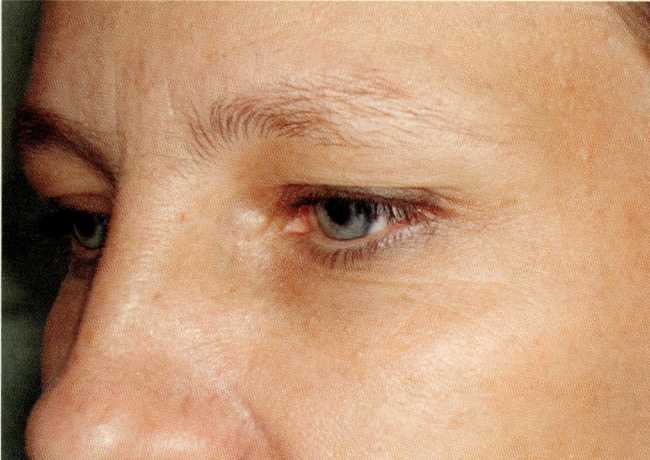

Fig. 16-1. Pré- e pós-operatório de uma correção com ácido hialurônico do terço medial do sulco da margem orbital inferior.

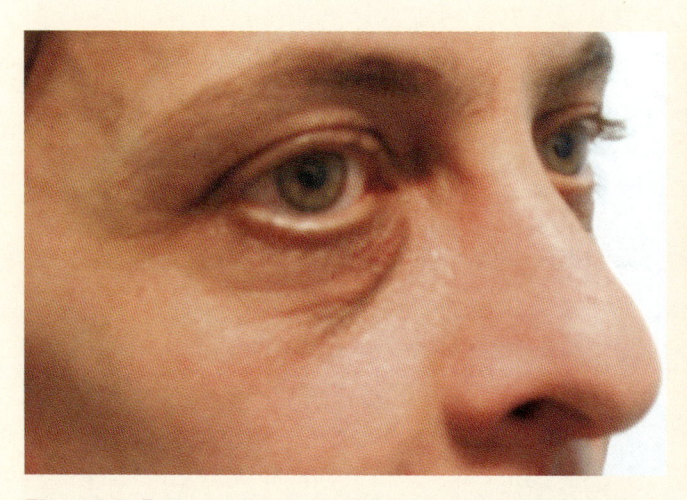

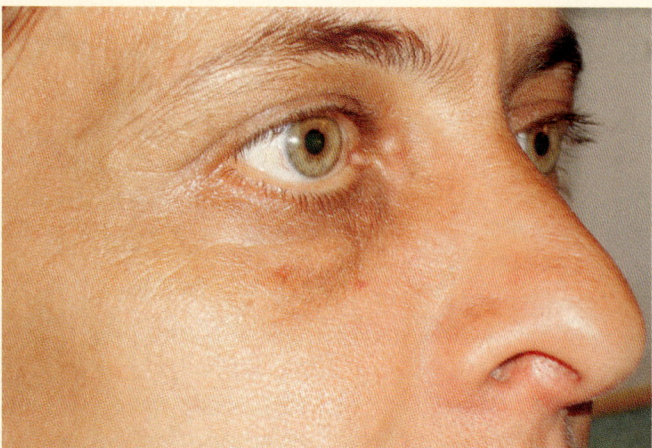

Fig. 16-2. Pré- e pós-operatório de correção do sulco da margem orbital inferior com ácido hialurônico.

Aconselha-se crioterapia local por cerca de 1 hora para reduzir o edema. O paciente deve ser reexaminado após cerca de 2 semanas do tratamento, quando o edema tiver sido completamente reabsorvido, para avaliar o efeito e a eventual necessidade de acrescentar preenchedor no local. Dentro de 24 horas após o tratamento podem surgir equimoses, que alteram os volumes que em 7-10 dias serão reabsorvidos espontaneamente. A dor nunca é excessiva no pós-tratamento e é facilmente controlada com os analgésicos comuns de farmácia.

Esta técnica pode ser associada também a uma remoção parcial da bolsa por via transconjuntival, realizando-a na mesma sessão cirúrgica.

Na região superciliar, para renovar o olhar e abrir o olho posiciona-se o preenchedor abaixo do supercílio, que deste modo fica mais elevado em alguns milímetros. No caso de ser usada uma anestesia local, procede-se ou a compressas de anestésico mediante creme por aproximadamente 15 minutos ou a infiltração de 0,2-0,3 cc de anestésico local no lugar onde o tronco nervoso superciliar emerge. Procede-se então a infiltração supraeriosteal de ácido hialurônico em direção látero-medial em um total de 0,5 cc por lado.

O resultado que se obtém tanto na pálpebra inferior quanto na região superciliar é estável por cerca de 8 meses. O posicionamento muito profundo sob o músculo orbicular evita que a contração muscular possa agir acelerando a reabsorção do preenchedor, dispersando-o nos tecidos adjacentes.

RADIOFREQUÊNCIA NO TRATAMENTO DA REGIÃO PERIORBITAL

O uso da radiofrequência surgiu com a intenção de provocar uma tração da epiderme sem provocar nenhuma lesão cirúrgica (cicatriz) ou queimadura controlada por *laser*, mas simplesmente induzindo uma contração do colágeno presente com uma onda térmica. Na prática, o funcionamento consiste na criação de um campo elétrico no tecido subcutâneo onde se troca a polaridade cerca de 6 milhões de vezes por segundo. Deste modo, os elétrons polarizados e os íons carregados negativamente são colocados em movimento com a mesma velocidade (6 MHz). Este movimento dentro das resistências naturais do tecido gera calor. Esta energia, medida em Joules segundo a lei de Ohm, é diretamente proporcional à impedância dos tecidos, varia de paciente a paciente e conforme a região do corpo tratada, ao quadrado da corrente elétrica em amperes e ao tempo de emissão da corrente elétrica ($E = I \times Amp^2 \times t$).

O tratamento consiste na indução, por parte das radiofrequências (RF), seja por uma contração das fibras de colágeno presentes no local de tratamento, seja pela estimulação da neoprodução de fibras colágenas por parte dos fibroblastos.

Existem vários tipos de tratamento caracterizados por uma potência diversa das RF e, portanto, por uma diversa reação dolorosa.

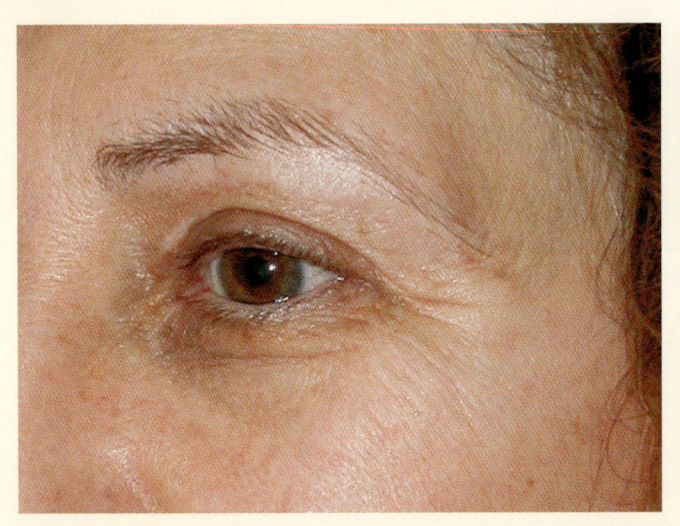

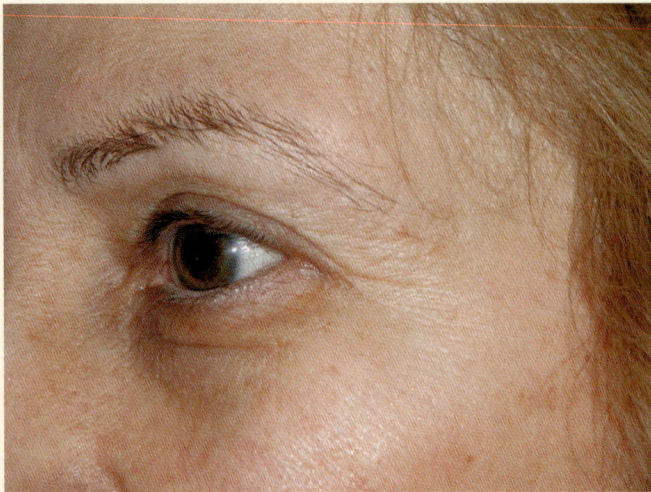

Fig. 16-3. Pré- e pós-tratamento das rugas periorbitais e das pálpebras com RF.

O Thermage® é uma RF unipolar capaz de transferir na epiderme, local de ação da RF, um calor igualável a 50-60°C com uma potência de 150-200 joules. Apesar da potência e da temperatura dos tecidos alcançada, não se provoca nenhuma lesão à epiderme, graças ao resfriamento imediato ao qual a epiderme é submetida através de um criogênio situado na ponteira da máquina. Realiza-se apenas uma sessão do tratamento, que é feita com sedação, com anestesia local ou até mesmo sem anestésico, conforme o operador. A diferença consiste na quantidade de energia que se quer transferir aos tecidos a cada impulso utilizado. De fato, ou se opta por muita energia e poucas passagens sobre a pele, ou por pouca energia e múltiplas passagens pela pele da região a ser tratada. O tecido, a cada passagem, acumula a energia que lhe foi transmitida e com esta continua a estimular os fibroblastos e a contrair as fibras de colágeno. Terminado o tratamento, a epiderme apresenta-se em perfeitas condições, sem eritemas ou lesões superficiais, e o paci-

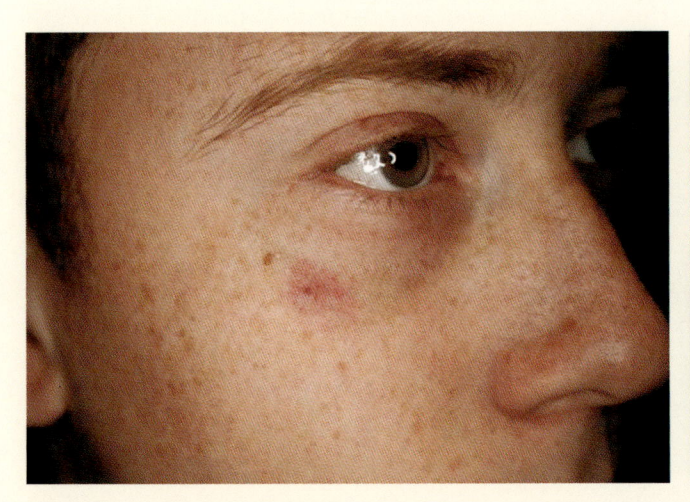

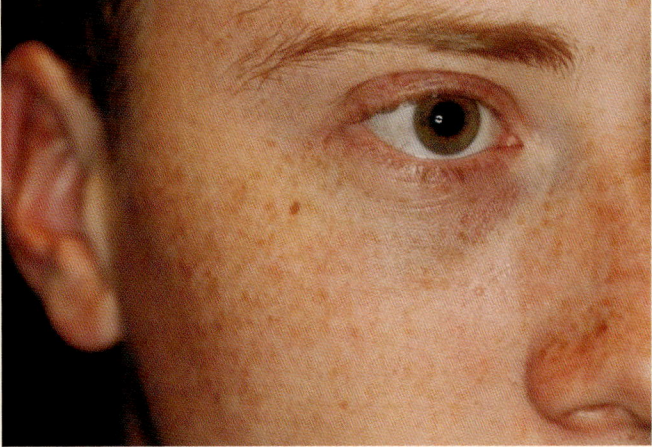

Fig. 16-4. *Spider angioma* (angioma em aranha) pré- e pós-tratamento (cut-off 590 nm, fluxo 51 J/cm^2, disparo triplo, *delay* 20 e 15 ms, duração do pulso 3,0 ms).

ente é livre para prosseguir sua atividade sem limitações, incluindo atividades físicas e exposição solar.

O Aluma® é uma RF bipolar, com uma direção bem precisa entre os dois pólos da ponteira, que transfere aos tecidos uma potência que varia entre 2 e 10 joules, portanto, bem abaixo da sensibilidade dolorosa. O tratamento consiste em 4-6 sessões a serem efetuadas com uma distância não superior a 10-12 dias e a continuação, como manutenção, com uma sessão mensal por mais 6 meses. É um tratamento muito mais delicado, onde a RF é associada a uma massagem nos tecidos, que são quase aspirados ou pinçados internamente na ponteira do tratamento, onde são posicionados os dois pólos através dos quais corre o fluxo da RF. Diferentemente do aparelho anterior, as sessões muito próximas e a continuação do tratamento para a manutenção permitem alcançar um acúmulo de energia suficiente para induzir tanto uma contração adequada do colágeno, quanto uma bioindução à produção de neocolágeno para tonificar os tecidos.

Ambos os tratamentos são realizados normalmente nas regiões palpebrais superior e inferior e na região frontal. Na região periorbital estes tratamentos são capazes de tonificar os tecidos, melhorando a trama cutânea e reduzindo as rugas periorbitais, enquanto o tratamento da região frontal nos permite elevar o supercílio em 2-3 mm, abrindo mais o olho e o olhar pela capacidade intrínseca de contrair os tecidos.

Seguem-se a estas técnicas já padronizadas novos estudos com curativos que emitem RF, que são aplicados na região periorbital pelo paciente, em casa. Com uma aplicação de cerca de 2 horas por dia, são capazes de estimular os fibroblastos a produzir neocolágeno.

UTILIZAÇÃO DA LUZ PULSADA NA REGIÃO ORBITOPALPEBRAL

A luz intensa pulsada (LIP) é uma fonte de luz que, diferentemente dos *lasers* comuns, emite energia luminosa não colimada, não coerente e que contém todos os comprimentos de onda compreendidos entre 515 nm e 1.064 nm. A escolha de diferentes filtros (ou *cut-off*), por conta do operador, permite a seleção de diferentes comprimentos de onda em função do alvo a ser atingido, da região cutânea envolvida na patologia e, naturalmente, pelo fotótipo do paciente. Os dois objetivos da luz pulsada são a hemoglobina (tanto na forma oxidada como na reduzida) e a melanina. Explorando o conceito de fototermólise seletiva, descrita pela primeira vez por Anderson e Parrish em 1983, todos os inestetismos caracterizados pela presença destes dois elementos podem ser atingidos e eliminados sem que os tecidos adjacentes sejam atingidos de algum modo. O fluxo da fonte luminosa deve ser suficiente para destruir o objetivo, mas esta energia deve ser emitida em um período inferior ou igual ao tempo de relaxamento térmico (TRT) do próprio objetivo.

Na região orbitopalpebral, as lesões que podem ser tratadas com LIP são as lesões vasculares e as manchas senis. Além disso, para estas lesões é possível também realizar um fotorrejuvenescimento próximo à região lateral do canto externo.

Considerando-se válida a classificação das anomalias vasculares publicada por Mulliken *et al.* em 1982, e aprovada pela ISSVA (*International Society for Study on Vascular Anomalies*) em 1996, as anomalias vasculares que podem ser observadas na região orbitopalpebral são predominantemente ectasias de baixa pressão (também os inestetismos definidos, de fato, *spider* angiomas se enquadram nesta categoria). Estes defeitos podem ser tratados com *cut-off* de 570 ou 590 nm, fluxo variável de 41 a 52 J/cm^2, *delay* variável (em função do fotótipo) de 20 a 30 ms, normalmente com disparos duplos ou triplos e duração dos impulsos que varia de 2,4 a 5 ms. O número de seções necessárias para eliminar os inestetismos não passa de três, com intervalo de 30-40 dias entre elas. As casuísticas mais recentes e a experiência pessoal concordam em afirmar que não são observadas sequelas a longo prazo (cicatrizes, hipo ou hiperpigmentações), mas que o tratamento produz eritema e edema que são considerados normais dentro da 48 horas pós-tratamento, e tornam-se "complicações" se excedem este intervalo de tempo. O paciente não pode ter-se exposto à luz solar ou outra fonte UV por pelo menos 30 dias e o tratamento é postergado em 2 semanas se o paciente ingeriu antibióticos. Estas precauções devem ser rigorosamente respeitadas, para que não seja a melanina a servir de objetivo. A chance de que os comprimentos de onda utilizados possam ter a melanina como objetivo pode ser reduzida se, para as lesões puntiformes, forem utilizados discos de papel branco com um orifício no centro.

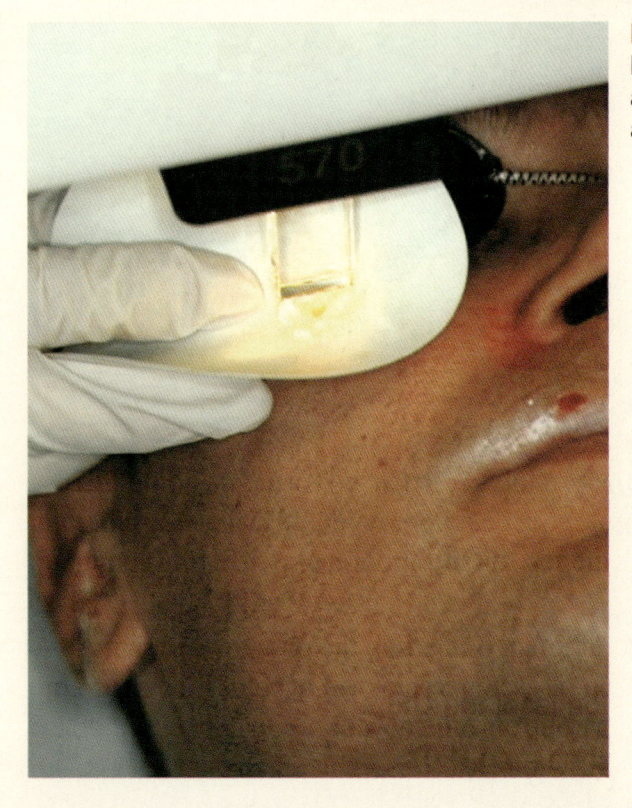

Fig. 16-5. Utilização de um disco branco com orifício central para atingir só a lesão e para proteger a epiderme adjacente.

Fig. 16-6. Tração da epiderme além da margem orbital, para o tratamento das lesões palpebrais situadas nas proximidades da região zigomática.

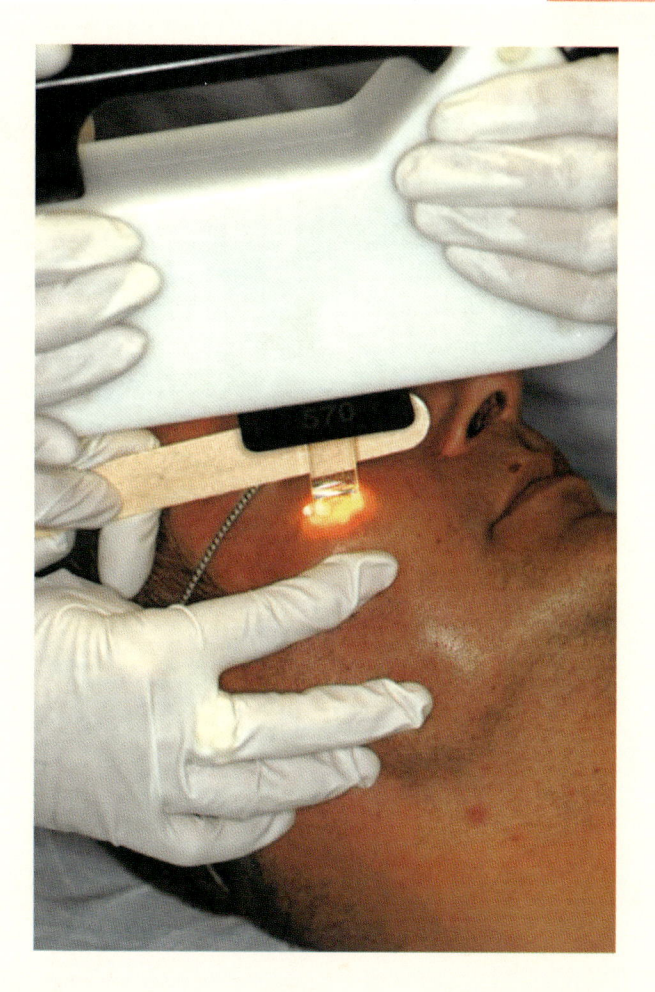

Este artifício permite ocultar toda a epiderme, com exceção da área que se quer fotocoagular. Também é uma boa indicação tracionar a epiderme em direção distal à margem orbital, para tratar as lesões da região zigomática palpebral, sendo condição obrigatória a utilização de protetores oculares para todas as lesões que se espalham da região tarsal em direção à margem ciliar.

As manchas senis podem ser tratadas com *cut-off* de 515, 550, 570 nm, fluxo que varia de 22 a 38 J/cm^2, *delay* variável de 12 a 20 ms, disparos simples ou duplos e duração dos impulsos que varia de 2,4 a 4 ms. Se as indicações pré-tratamento acima continuarem válidas, no caso de se tratarem de manchas senis, é normal esperar um halo inflamatório em volta da lesão, com duração de 5 dias, um edema muito pequeno e a possibilidade de aparecimento de pequenas crostas hemáticas com duração não superior a 7-10 dias.

Como foi inicialmente descrito por Bitter e por Goldberg, tratamentos repetidos com LIP (*cut-off* de 560 nm, fluxo variável de 24-30 J/cm^2, *delay* de 15 ms e duração dos impulsos de 2,4 a 4 ms) implicam na possibilidade de redução de rugas finas da região cantal lateral. Estudos histológicos esclareceram como a repetição de pequenos danos térmicos à derme podem determinar a redução da elastose dérmica, desaparecimento da pequena infiltração inflamatória situada no nível das papilas dérmicas na epiderme fotoenvelhecida, mas principalmente podem provocar reorganização do colágeno e deposição de colágeno tipos I e III.

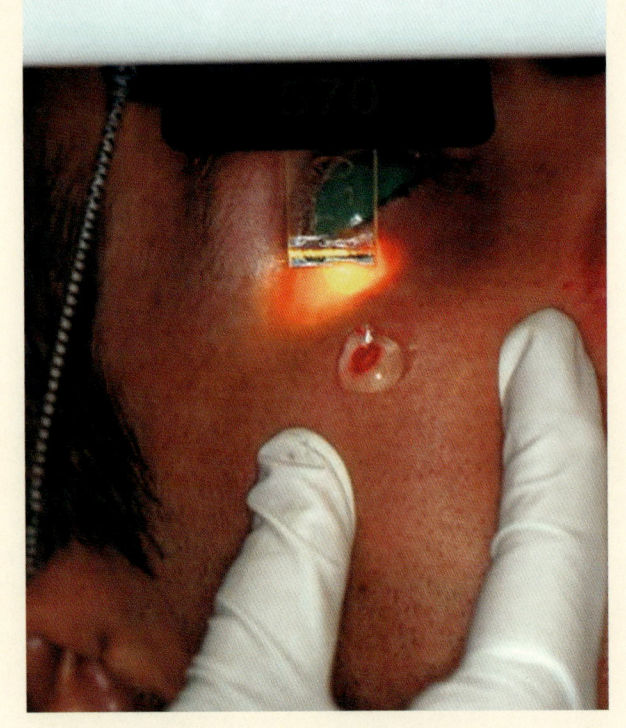

Fig. 16-7. Utilização de protetores oculares para o tratamento das lesões da margem ciliar.

BIBLIOGRAFIA

Airan L, Born T. *Non surgical lower eyelid lift*. Plast Reconstr Surg 116;1785-1792; 2005

Alam M, Hsu IS, Dover JS, Wrone DA, Arndt KA, *Nonablative laser and light treatments: histology and tissue effects— a review*. Lasers Surg Med 33 (1):3; 2003

Anderson RR, Parrish JA. *Selective photothermolysis: precise microsurgery by selective absorption of pulsed radiation*. Science 29; 220 (4596):524-7; 1983

Angermeier MC. *Treatment of facial vascular lesions with intense pulsed light*. Journal of Cutaneous Laser Therapy 1,95-100; 1999

Bitter PH. *Noninvasive rejuvenation of photodamaged skin using serial, full face intense pulsed light treatments*. Dermatol Surg 26:835; discussion 843; 2000

Bjerring P, Christiansen K, Troilius A. *Intense pulsed light source for treatment of facial teleangectasias*. Journal of Cosmetic and Laser Therapy 3:169-173; 2001

Ferrario V et al. *Morohometry of the orbital region: a soft tissue study from adolescence to mid-adul-thood*. Plast Reconstr Surg 108:285; 2001

Flowers RS. *Tear trough implants for correction of tear trough deformity*. Clin Plast Surg 20 (2):403-15; 1993

Goldberg DJ, Cutler KB. *Nonablative treatment of rhytids with intense pulsed light*. Lasers Surg Med 26:196; 2000

Hernandez-Perez E, Ibiett EV. *Gross and microscopic findings in patients submitted to nonablative full face resurfacing using intense pulsed light: a preliminary study*. Dermatol Surg 28 (8):651-5; Aug 2002

Kornstein A. *Soft-Tissue reconstruction of the brow with restylane*. Plast Reconstr Surg 116 (7):2017-2020; 2005

Mulliken JB, Glowacki J. *Hemangiomas and vascular malformations in infants and children: a classification based on endothelial charateristics*. Plast Reconstr Surg 69 (3): 412-422; 1982

Prieto VG, Sadick NS, Lloreta J, Nicholson J, Shea CR, *Effects of intense pulsed light on sun-damaged human skin, routine, and ultrastructural analysis*. Lasers Surg Med 30 (2):82-5; 2002

Trepsat F. *Periorbital rejuvination combining fat grafting and blepharoplasties*. Aestetic Plas Surg 27:243; 2003

Tretti Clementoni M, Gilardino P, Muti GF, Signorini M, Pistorale A, Morselli PG, Cavina C. *Facial teleangectasias: our experience in treatment with IPL*. Lasers in Surgery and Medicine 37;9-13; 2005

Tretti Clementoni M, Gilardino P, Muti GF, Signorini M, Pistorale A, Morselli PG, Cavina C. *Intense pulsed light treatment of 1000 consecutive patients with facial vascular marks. Aesthetic Plastic Surgery* 30 (2): 226-232; 2006

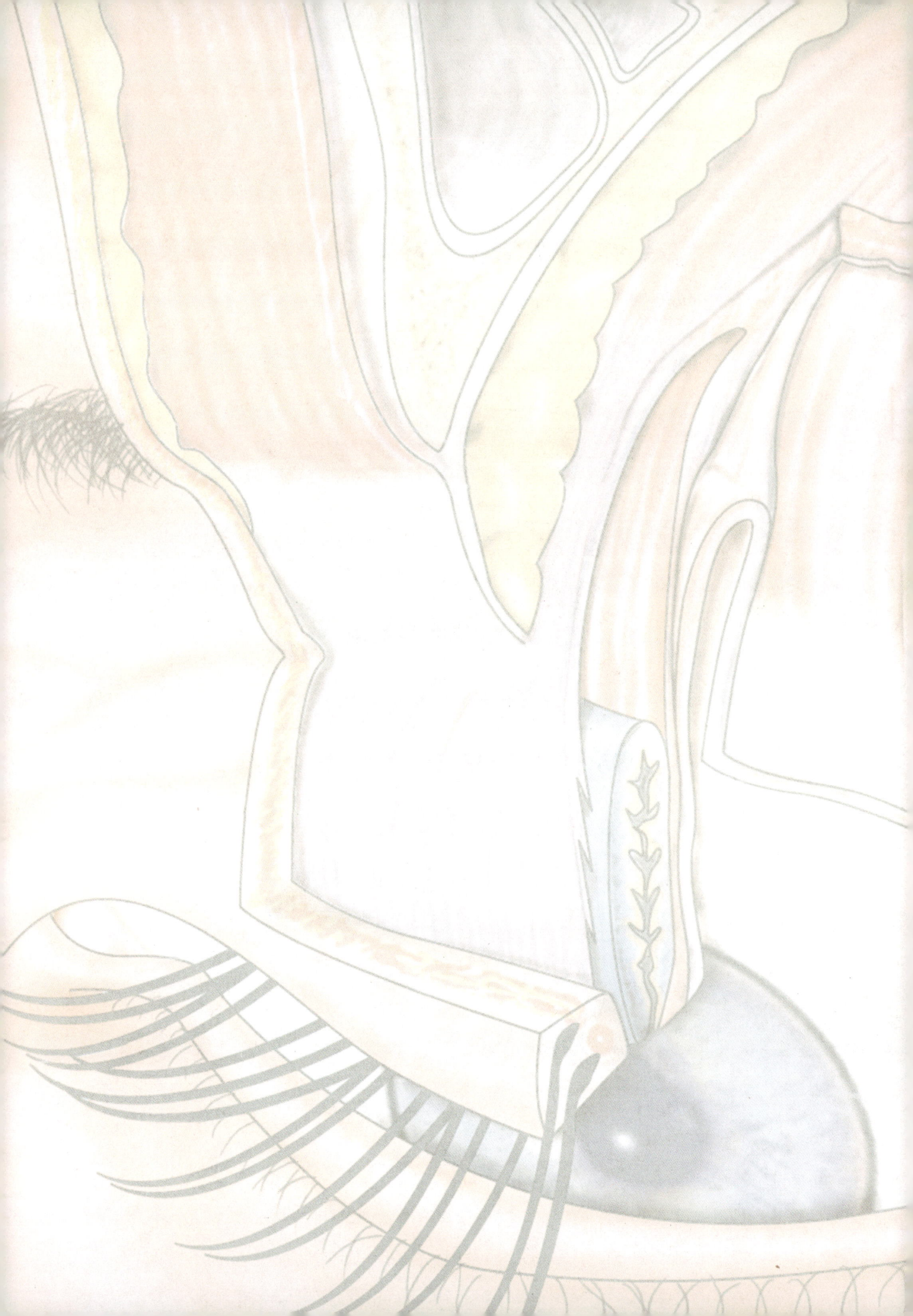

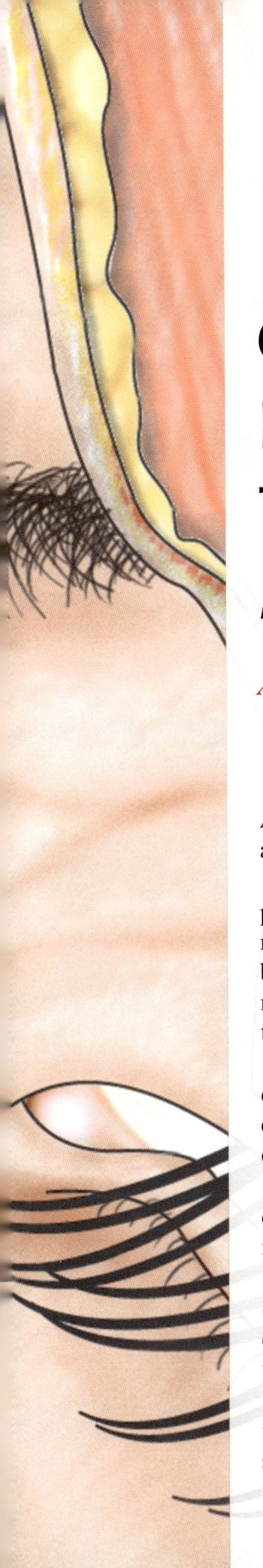

17
COMPLICAÇÕES DA BLEFAROPLASTIA – TRATAMENTO MÉDICO

Alessandra Di Maria, Paolo Vinciguerra

A preservação da estática e da dinâmica palpebral está na base da integridade anatômica e funcional do sistema visual.

As pálpebras, além de participar da estética e da expressividade do rosto, a ponto de determinar as características fisionômicas de algumas raças, possuem numerosas e importantes funções, desde a função primária de defesa mecânica do bulbo ocular, até a distribuição do filme lacrimal sobre a superfície corneana e o mecanismo de secreção das lágrimas e a limitação da quantidade de luz que penetra no olho, em conjunto com outras estruturas dinâmicas intraoculares.

Com os olhos abertos, a margem palpebral esconde parcialmente o limbo esclero-corneano, tanto superior quanto inferior. Esta condição varia de acordo com os estados emocionais como o medo, a agressividade e a atenção, ou seja, quando a rima palpebral se torna mais aberta.

Com os olhos fechados, a rima palpebral é virtual e os olhos voltam-se para cima e para fora, promovendo o fenômeno de Bell. Este é um mecanismo adicional de defesa da córnea.

Na conjuntiva tarsal localizam-se glândulas que produzem o filme lacrimal (glândulas de Krause, de Moll, de Meibomio e de Zeiss) e é aqui que desembocam os ductos da glândula lacrimal principal. O filme lacrimal é formado por um estrato lipídico externo, um intermediário aquoso e um interno mucoide.

O movimento periódico palpebral de abertura e o fechamento dá-se pela contração da porção tarsal do músculo orbicular. Trata-se do piscar involuntário, que serve para distribuir o filme lacrimal sobre a superfície corneana, impedindo a desidratação pelo contato prolongado com o ar, e funciona como defesa do bulbo ocular, enquanto o piscar voluntário é um fenômeno de proteção mecânica, que se realiza com o fechamento forçado das pálpebras.

As vias de secreção lacrimal têm início na sua porção mais alta exatamente no âmbito das pálpebras, onde são localizados os orifícios lacrimais e os canalículos horizontais.

É claro que todas as manobras cirúrgicas que minam a integridade da epiderme, dos músculos, do tarso, dos tendões, da conjuntiva, das glândulas e dos cílios também podem danificar o sistema visual.

CERATOCONJUNTIVITE E BLEFAROPLASTIA

A complicação mais frequente no período pós-operatório é representada pela ceratoconjuntivite por exposição pela hipercorreção, que se apresenta, inicialmente, após a intervenção de blefaroplastia.

Nestes pacientes, a ceratoconjuntivite dá-se pela evaporação rápida do filme lacrimal por exposição e, portanto, uma alteração do estado fisiológico normal do próprio filme lacrimal. Este tipo, por seus sinais e sintomas, é coincidente com a ceratoconjuntivite seca.

Quando o filme lacrimal perde a sua propriedade fisiológica de lubrificação e oxigenação, causa sintomatologia caracterizada por irritação, vermelhidão, sensação de corpo estranho e leve dor. Estes sintomas tendem a piorar durante o dia se os pacientes são expostos a estímulos como vento, umidade baixa e calor.

Os sinais são típicos da epiteliopatia com erosões *puntactas*, ceratite filamentosa caracterizada por muco, detritos celulares e redução do menisco lacrimal, mas principalmente pela redução da acuidade visual. Estas lesões, se não forem tratadas oportunamente, podem evoluir para uma úlcera corneana, que se caracteriza por uma perda irreversível da substância estromática. O resultado mais favorável da reparação da úlcera é o leucoma corneano. Este reduz dramaticamente a acuidade visual por opacidade, por indução de irregularidade da superfície corneana com consequentes astigmatismos irregulares que não podem ser corrigidos com óculos.

O resultado adverso da evolução da úlcera corneana é a perfuração. Trata-se de um acontecimento dramático com perda da função visual e, às vezes, também com perda anatômica do bulbo ocular.

A terapia da ceratopatia por exposição é sintomática e consiste no uso de substitutos lacrimais em colírio e gel de hialuronato de sódio. Adiciona-se a estes um colírio antibiótico para reduzir o risco de infecções corneanas e, eventualmente, pomadas oftálmicas antibióticas à noite.

Nos casos de persistência da ceratite erosiva, e em ausência de infecções, podem ser aplicadas lentes de contato terapêuticas flexíveis em regime de uso prolongado (são trocadas no máximo a cada 7 dias) com o objetivo de proteger o epitélio corneano e favorecer a cicatrização deste, para inibir a dor ocular e para aumentar a emissão dos fármacos que são instilados e que, graças ao contato com o hidrogel, são emitidos lentamente (antibióticos, substitutos lacrimais, reepitelizantes).

Nos pacientes em terapia com lentes de contato é indispensável a manutenção da hidratação com substitutos lacrimais, caso contrário a própria lente absorve o componente fluido do filme lacrimal, agravando assim a epiteliopatia.

Nos casos mais graves pode-se fechar temporariamente o orifício lacrimal com oclusores de silicone.

A conjuntiva também é afetada e a hiperemia e a quemose são manifestações de um fenômeno inflamatório agudo.

Na ausência de lesões corneanas, a terapia é feita com esteroides tópicos e antibióticos, enquanto na presença de ceratite a terapia é feita somente por antibióticos e FANS tópicos, pelo fato de os esteroides serem desepitelizantes.

Está claro, portanto, como pacientes afetados por síndrome seca ou por insuficiência da camada aquosa do filme lacrimal estejam mais expostos às lesões corneanas que se podem tornar graves, até que haja a cicatrização e a neovascularização corneana, com grave comprometimento da função visual.

CERATITES POR "OLHO SECO"

Pelas razões mostradas anteriormente, é necessário saber a tempo se o paciente que se submeterá à blefaroplastia é afetado pela "síndrome do olho seco" ou se é predisposto a esta.

Estas síndromes, quando são devidas à falta da camada aquosa das lágrimas são chamadas de *hipolacrimias* (hipossecreção lacrimal), ou então são provocadas por alterações qualitativas e quantitativas das outras camadas do filme lacrimal e chamam-se *dislacrimias* (disfunção da secreção lacrimal).

As camadas envolvidas são a camada mucínica e a lipídica e também fatores "mecânicos", como alterações do piscar, o uso de lentes de contato etc.

A definição da síndrome do olho seco, proposta pelo *Study Group on Dry Eye*, é a seguinte: "uma alteração do filme lacrimal, que causa danos à superfície ocular interpalpebral associada a sintomas de desconforto ocular".

A classificação pode ser resumida desta maneira:

1) *Com falta da camada aquosa:* HIPOLACRIMIAS
    a) Síndrome de Sjögren.
    b) Síndrome do olho seco não Sjögren.
2) *Com camada aquosa suficiente:* DISLACRIMIAS
    a) Por alteração da camada lipídica (associada à blefarite).
    b) Por alteração da mucina (xeroftalmia).
    c) Por alterações qualitativas da camada aquosa.
    d) Por causas mecânicas.
    e) Por alterações da estática e da dinâmica palpebral.

f) Por alterações da superfície ocular.
g) Por lentes de contato.
h) Por hipoestesia corneana.

Apesar dos mecanismos patogênicos existentes nas síndromes do olho seco serem diferentes, estas apresentam, em muitos casos, aspectos clínicos comuns:

1) *Sinais:*
   - Hiperemia conjuntival nos 2/3 inferiores da superfície ocular.
   - Alterações corneanas de importância variada.
   - Alterações biomicroscópicas conjuntivais.
   - Alterações biomicroscópicas do filme lacrimal e dos meniscos.
2) *Sintomas:*
   - Ardência.
   - Sensação de corpo estranho.
   - Sensação de secura e/ou dificuldade de abrir os olhos pela manhã.
   - Distúrbios da acuidade visual.
   - Fotofobia e lacrimejamento.
   - Cansaço ocular, sensação de peso ou dor.

Estão sujeitos ao risco de manifestar esta síndrome após a blefaroplastia: os operadores de terminal de vídeo por diminuição do piscar com a continuidade do processo de atenção e também os pacientes afetados pela síndrome de Sjögren ou similares, ou afetados por oftalmopatia de Graves (onde a diminuição do piscar é associada ao alargamento da rima palpebral), xeroftalmia por carência de vitamina A, pênfigo, eritemas multiformes, blefarites anteriores e meibomianas, alterações por uso de fármacos (p. ex., fármacos adrenérgicos e retinoides), afecções dermatológicas como a acne rosácea, a dermatite seborreica, a psoríase etc.

A terapia das alterações da secreção lacrimal utiliza um tratamento local substitutivo ou corretivo com lágrimas artificiais, que possuem o seguinte mecanismo de ação com relação ao filme lacrimal:

- *Ação diluente:* o princípio ativo é a água que, corrigindo a **osmolaridade**, restitui o efeito lavante e umidificante, redistribuindo os solutos entre os quais o oxigênio para as células da superfície ocular. A solução pode ser isotônica ou levemente hipotônica.
- *Aumento do volume*: a produção normal de lágrimas é de aproximadamente 1,2 microlitros/minuto e estão presentes nos olhos de 7 a 10 microlitros de lágrimas. A cada piscar de olhos, o filme lacrimal refaz-se com uma espessura média de 7 mícron. Os mais comuns são agentes adensadores como os polissacarídeos na forma de mucilagens, ou seja, soluções coloidais de celulose ou borrachas vegetais viscosas e capazes de aderir à superfície na qual são instiladas. São usados ésteres de celulose sabendo-se que interferem na qualidade da visão. Os mais comuns são a carboximetilcelulose, a hidrometilcelulose e a hidroximetilpropilcelulose. Para o mesmo objetivo são usados o dextrano, o condroitinsulfato e o hialuronato de sódio.

- *Ação estabilizante:* tem características mucomiméticas, possuem, portanto, as características da mucina lacrimal, tornando a superfície ocular hidrófila, abaixando a tensão superficial e fornecendo à lágrima uma densidade tal que permita a permanência como filme pré-corneano por um tempo que separa um piscar do outro. Trata-se do álcool polivinílico a 1,4%, do polivinilpirrolidona com concentração superior a 2%, os polissacarídeos e os éteres de celulose, o dextano, o polissorbato e o polietilenoglicol, o ácido poliacrílico (carbopol). São resinas que formam géis transparentes altamente viscosos.

- *Manutenção do volume:* são de uso noturno pelo fato de serem muito densos e interferirem muito com a qualidade da visão. A produção do filme lacrimal reduz-se muito durante o sono. São a carboximetilcelulose e a metilcelulose em altas concentrações e pomadas gordurosas de alto poder lubrificante como a lanolina, a parafina e o petrolato branco etc.

- *Ação corretiva:* são substitutos que têm uma marcada ação corretiva da composição química e das características biofísicas. Existem, com efeito acentuado: tampões para corrigir o pH, hipotônicos para corrigir o excesso de osmose por hiperevaporação, mucolíticos para solubilizar a mucina coacervada e, enfim, reológicos, para restituir ao filme lacrimal sua característica natural de líquido não newtoniano altamente lubrificante.

- *Ação nutritiva:* são produtos que adicionam a uma base aquosa o ácido pantotênico, vitamina B12 e vitamina A, dextrose. O uso destes preparados é muito discutido.

É necessário afirmar que em todas as formas de "olho seco" coexiste uma flogose conjuntival crônica e blefarite.

Este quadro justifica o uso de anti-inflamatórios esteroides e/ou FANS na terapia associada.

Deve-se prestar atenção especial ao uso de esteroides em associação a antibióticos tópicos. Estes devem ser usados com parcimônia e por períodos breves, quando houver a presença de ceratites punctatas e/ou alterações ainda mais graves do epitélio corneano; devem induzir a uma grande prudência pelas conhecidas características de inibição da reepitelização induzida.

A terapia pode utilizar lentes de contato terapêuticas hidrófilas.

Estas podem proteger a superfície ocular do efeito abrasivo das pálpebras e podem funcionar como um reservatório de emissão lenta de lágrimas, se forem altamente hidrófilas.

Deve-se levar em consideração que em casos de hipolacrimia por evaporação e redução acentuada da camada aquosa, as lentes de contato podem ser mal toleradas.

Quando forem aplicadas é conveniente recomendar uma frequência de instilação de substitutos lacrimais (que devem ser destituídos de conservantes e pobre em componentes mucomiméticos).

GLAUCOMA E BLEFAROPLASTIA

Trata-se de uma complicação grave, mas rara. Foram descritos oito casos nos últimos 3 anos. Os pacientes de risco para este fenômeno são, principalmente, os que possuem hipermetropia elevada com um bulbo ocular muito pequeno e com anomalias anatômicas que predispõem ao ataque agudo de glaucoma, que se desencadeia em condições de indução da midríase e/ou com o uso de esteroides tópicos. Infelizmente estas condições são conhecidas somente se os pacientes fizeram um exame ocular recente.

Com o termo glaucoma se indica um grupo de condições oculares caracterizadas pela escavação da papila, redução do campo visual e elevação da pressão intraocular.

Uma classificação inicial do glaucoma separa em glaucoma de ângulo aberto e glaucoma de ângulo fechado.

O glaucoma primário por ângulo fechado representa uma grave complicação pelo comprometimento da função visual durante a blefaroplastia e no pós-operatório, assumindo características de urgência.

Trata-se de uma condição onde a obstrução ao defluxo áqueo se deve unicamente ao fechamento do ângulo iridocorneano por parte da íris periférica. Isto se verifica em olhos anatomicamente predispostos e frequentemente é bilateral. Afeta um indivíduo em 1.000 com mais de 40 anos e afeta o sexo feminino em uma relação 4:1.

Os fatores que predispõem são a anatomia, as dimensões do cristalino (o cristalino é a única estrutura ocular cujas dimensões continuam a aumentar durante a vida), o diâmetro corneano, que condiciona a profundidade da câmera anterior e a amplidão do ângulo iridocorneano e o comprimento axial e que, nestes casos, é inferior à norma.

É fácil entender que um cristalino com catarata, portanto com dimensões aumentadas, pode dar um impulso posterior, reduzindo o ângulo iridocorneano. Isto, associado ao efeito midriático de alguns anestésicos locais, ou pela emoção, pode desencadear um glaucoma agudo por fechamento angular.

Os sintomas são ausentes, se o fechamento angular for de importância pequena, mas se for verificado, encontraremos alterações campimétricas. Se, ao contrário, os sintomas estiverem presentes, o paciente queixar-se-á de cefaleia, dor ocular intensa, visão nublada pelo edema corneano, aparecimento de halos coloridos iridescentes em torno de fontes luminosas.

A terapia é constituída por potentes mióticos colinérgicos e anticolinesterásicos, além de hipotensores locais (β-bloqueadores, α-estimulantes etc.) e sistêmicos (diuréticos inibidores da anidrase carbônica e substâncias hiperosmóticas como o manitol a 18% em soro fisiológico em 250 mL EV).

Às vezes é necessário, após a estabilização do paciente e a redução do edema corneano, submetê-lo à iridotomia com YAG *laser* como procedimento de socorro e, se estiver presente, também à extração de catarata.

Glaucoma por cortisona

O hipertônus é uma das complicações da terapia com esteroides, tanto tópica quanto sistêmica. Os estudos mais recentes isolaram o gene miocilina (conhecido antes como gene TIGR) como o responsável pela capacidade de resposta ao estímulo dos esteroides.

Cerca de 30% da população normal possui este gene e manifesta hipertônus ocular após administração prolongada de esteroides tópicos com relativo dano anatomofuncional típico do glaucoma. Também a administração sistêmica destes fármacos determina uma complicação deste tipo, mas em menor grau.

O quadro clínico do glaucoma por cortisona é muito semelhante ao do glaucoma primário de ângulo aberto. O aumento da pressão intraocular depende da duração, da frequência da administração, além das características genéticas do paciente. Em geral é suficiente administrar cortisona por pelo menos 4-6 semanas (3-4 vezes ao dia) para provocar um aumento significativo da pressão.

A terapia consiste na suspensão imediata da terapia com esteroides, procedimento que é, às vezes, suficiente para normalizar a pressão ocular. Quando necessário pode ser implantada uma terapia local (colírios, pomadas, gel) ou sistêmica. Os fármacos de melhor escolha são os betabloqueadores e depois os mióticos, os adrenérgicos, a guanetidina, a clonidina etc.

A terapia sistêmica é implantada com fármacos diuréticos inibidores da anidrase carbônica.

ESTRABISMO E BLEFAROPLASTIA

A diplopia é uma das mais graves complicações, ainda que não frequente, da blefaroplastia estética. Em alguns casos regride espontaneamente no período de 6 meses pela conclusão da patologia dos músculos extraoculares envolvidos.

Destes músculos, os que são afetados mais frequentemente são o oblíquo superior, o reto inferior, o pequeno oblíquo e o reto lateral. Estes músculos são lesionados por dano traumático direto, por hemorragia, por edema e por resultados cicatriciais das fibras musculares ou por uma captura acidental no fechamento do septo orbital e por remoção excessiva da gordura intraorbital.

Os estrabismos induzidos, com maior frequência, são os verticais, as paralisias do músculo grande oblíquo, as paresias do reto inferior, o desvio vertical concomitante e a síndrome de Brown adquirida.

É importante excluir oportunamente um encarceramento das estruturas musculares que deve ser removido o quanto antes para limitar danos permanentes.

O paciente com diplopia deve ser submetido periodicamente a um exame ocular e ortóptico com mediação da amplitude dos ângulos de desvio. Avalia-se se há remissão gradual espontânea da diplopia e, se possível, são prescritas lentes prismáticas de compensação. Se o ângulo de estrabismo permanece invariável e, consequentemente, a diplopia, programa-se a correção cirúrgica.

PSEUDOTRIQUÍASE

Trata-se da orientação anômala dos cílios como consequência do mal posicionamento palpebral, como, por exemplo, resultado de uma blefaroplastia.

O esfregamento dos cílios na córnea provoca erosões epiteliais puntactas e, se a situação perdura, uma **película corneana.**

A terapia médica provisória utiliza pomadas oftálmicas antibióticas com oclusão que, por um lado, criam um filme protetor para a córnea, graças ao veículo oleoso e, por outro lado, previnem possíveis infecções corneanas.

Como medida provisória, as lentes de contato terapêuticas flexíveis são úteis porque, além de proteger o epitélio corneano, permitem ao paciente enxergar e inibem a dor ocular. Estes artifícios permitem medicar o olho com terapia antibiótica com colírio.

INFECÇÕES ORBITAIS

São complicações graves, mas não frequentes.

Tratam-se de infecções da gordura orbital. Os agentes patogênicos que são mais frequentemente responsáveis pelas afecções são o *Staphylococcus aureus*, o *Streptococcus pneumoniae*, o *Streptococcus pyogenes* e o *Haemophilus influentiae*.

Os pacientes são submetidos, profilaticamente, à terapia por via oral com antibióticos de largo espectro como a cefalexina, que é administrada por 4 dias antes da intervenção com dosagem de 1 g/12 horas.

Celulite pré-septal

O quadro clínico caracteriza-se por exoftalmo axial com edema palpebral, conjuntivite, dor, febre e astenia, às vezes vômito, embora a acuidade visual seja mantida. A infecção não ultrapassa o septo orbitário e é tratada com antibióticos por via oral.

Celulite orbital

A celulite orbital é a forma mais grave caracterizada por exoftalmo axial ou lateral, começa brusca e unilateralmente com um edema palpebral intenso, epiderme periorbital distendida e de cor violácea, quemose conjuntival importante, dor intensa que se irradia, cefaleia e vômito, febre e adenopatia regional. A proptose normalmente se orienta para baixo e lateralmente e condiciona a motilidade ocular. A terapia deve ser dirigida e imediata e o paciente deve ser hospitalizado. As complicações são gravíssimas. O bulbo ocular é comprometido, há papiledema e atrofia ocular com cegueira por oclusão da artéria central da retina e neurite óptica. As complicações extraoculares mais temidas são o envolvimento do seio cavernoso e das meninges.

A VES (velocidade de eritrossedimentação) e a contagem leucocitária frequentemente são normais, os tampões conjuntivais e da rinofaringe raramente servem para isolar o agente etiológico. Em 70% dos casos estão presentes sinais de sinusite no exame radiológico. É possível observar o desenvolvimento de um abscesso orbital com o exame ecográfico.

A terapia é endovenosa com penicilina em doses altas (2.000.000 U) alternada com nafcilina e oxacilina 1,4 mg alternada a cada 4 horas. Desta maneira, o paciente recebe uma administração a cada 2 horas. No caso de alergia à penicilina, sem a anamnese de reação anafilática, administra-se cefotaxima 1-2 g a cada 6 horas; com anamnese de reação anafilática, clindamicina, cloranfenicol ou vancomicina. As indicações para uma intervenção cirúrgica são: falta de resposta aos antibióticos, redução da acuidade visual, presença de abscesso orbital ou subperiosteal e necessidade de uma biópsia com objetivo diagnóstico. Em geral se efetua uma drenagem da órbita.

Osteoperiostites

Com base na localização do processo infeccioso, diferenciam-se em: "osteoperiostite da margem orbital", caracterizada por exoftalmo excêntrico, dor viva, edema palpebral e, às vezes, fenômenos supurativos que podem levar à eliminação de um sequestro ósseo e da cavidade orbital; e em "osteoperiostite da cavidade orbital" caracterizada por exoftalmo axial e pela sintomatologia da celulite orbitária. A terapia coincide com a da celulite orbitária.

COMPLICAÇÕES VASCULARES

Hemorragia retrobulbar

Trata-se de uma complicação muito grave, mas extremamente rara.

Surge bruscamente, na maioria das vezes, com exoftalmo, que muitas vezes é irredutível. É presente sufusão hemorrágica palpebral e da conjuntiva, limitação dos movimentos oculares, nevralgia por compressão e, na maior parte dos casos, edema da papila óptica. Nos casos em que o hematoma é abundante e se forme rapidamente pode provocar vômito e desacelerar o pulso por causa do reflexo oculocardíaco.

A terapia é uma descompressão com cantotomia lateral e eventual colocação de um dreno, associada a infusões de manitol a 18% em soro fisiológico de 250 mL × 4/dia EV. Isto serve para reduzir o impulso ocular posterior e a pressão intraocular e para limitar o sofrimento da cabeça do nervo óptico.

A resolução do hematoma resolve também o sofrimento do nervo óptico. Muitas vezes a recuperação funcional é completa, mas às vezes pode restar uma limitação funcional visual parcial ou total.

CONCLUSÕES

Antes de submeter um paciente a uma intervenção de blefaroplastia tanto superior quanto inferior é bom pedir um exame ocular completo com a avaliação de:

1) *Segmento anterior.* Córnea, conjuntiva, filme lacrimal, cristalino e posição da fileira ciliar palpebral para detectar ceratopatias, ceratoconjuntivites secas, resultados de erosão corneana, alterações qualitativas e quantitativas do filme lacrimal, câmeras anteriores baixas com ângulos iridocorneanos que predispõem ao glaucoma.
2) *Acuidade visual.* Para quantificar a funcionalidade do sistema visual verificando ambliopia ou presença de astigmatismo ou outros distúrbios de refração.
3) *Pressão intraocular.* Para conhecer a predisposição ao acometimento de glaucoma agudo, excluir um glaucoma ou, se este for presente, requisitar um exame de campo visual.
4) *Gonioscopia.*
5) *Fundo de olho.* Para avaliar a integridade anatômica e a vitalidade da cabeça do nervo óptico.
6) *Teste de Schirmer e BUT.* Ambos avaliam a fisiologia do filme lacrimal.
7) *Avaliação ortóptica.* Para conhecer a atividade dos músculos oculomotores.

Será o oculista, com os dados do exame, a sugerir submeter o paciente a exames instrumentais como, por exemplo, o campo visual ou a fluorangiografia da retina.

Se o paciente apresenta catarata que merece ser extraída, é bom que ele seja submetido, primeiramente, a esta intervenção, e depois aos exames indicados acima, e é aconselhável que haja um intervalo de cerca de 1 mês para a intervenção de blefaroplastia, de modo a termos certeza da completa cicatrização do corte corneano.

Ao contrário, é mais problemático realizar uma intervenção de blefaroplastia, com os riscos de exposição corneana no período pós-operatório, em pacientes que foram recentemente submetidos a uma intervenção fotorrefrativa. Para estes pacientes é recomendável esperar pelo menos 6 meses, porque neste período, pela secção das terminações nervosas, estão sujeitos à hipolacrimia e é necessário que se submetam desde já a uma terapia diária com substitutos lacrimais.

BIBLIOGRAFIA

Burroughs JR, Anderson RL, Elliot RL. *Correction of congenital blepharoptosis in oculomotor-abducens synkinesis*. Ophthal Plast Reconstr Surg 22 (1):64-5; Jan-Feb 2006

Burroughs JR, Bearden WH, Anderson RL, McCann JD. *Internal brow elevation at blepharoplasy*. Arch Facial Plast Surg 8 (1):36-41; Jan-Feb 2006

Chang JH, O'Donnell BA. *Secondary tarsoconjunctival flap after previous lower eyelid Hughes repair*. Ophthal Plast Reconstr Surg 22 (2):105-8; Mar-Apr 2006

Coroneo MT, Rosenberg ML, Cheung LM. *Ocular effects of cosmetic products and procedures*. Ocul Surf 4 (2):94-102; Apr 2006

Deutinger M, Koncilia H, Freilinger G. *Blepharoplasty with special reference to correction of xanthelasma*. Handchir Mikrochir Plast Chir 25 (3):144-7. German; May 1993

El Toukhy E, Lewallen S, Courtright P. *Routine bilamellar tarsal rotation surgery for trachomatous trichiasis: short-term outcome and factors associated with surgical failure*. Ophthal Plast Reconstr Surg 22 (2):109-12; Mar-Apr 2006

Graham WP 3rd, Messner KH, Miller SH. *Keratoconjunctivitis sicca symptoms appearing after blepharoplasty. The "dry eye" syndrome*. Plast Reconstr Surg 57 (l):57-61; Jan 1976

Grusha IaO, Novikov IA, Blinova IV Khossein Pur Kh. *To the biometric evaluation in ophthalmoplasy*. Vestn Oftalmol 121 (6):17-8. Russian; Nov-Dec 2005

Kim BG, Youn do Y. *Management of adhesion using a pretarsal fibromuscular flap or graft in secondary blepharoplasty*. Plast Reconstr Surg 117 (3):782-9; discussion 790-1; Mar 2006

Jelks GW, McCord CD Jr. *Dry eye syndrome and other tear film abnormalities*. Clin Plast Surg 8 (4):803-10; Oct 1981

Jiaqi C, Zheng W, Jianjun G. *Eyelid reconstruction with acellular human dermal allograft after chemical and thermal burns*. Burns 32 (2):208-11; Mar 2006

Jordan DR. *Correcting aponeurotic ptosis*. Ophthalmology 113 (1):163-4; author reply 164. No abstract available; Jan 2006

Lee YJ, Khwarg SI. *Polytetrafluoroethylene as a spacer graft for the correction of lower eyelid retraction*. Korean J Ophthalmol 19 (4):247-51; Dec 2005

Leibovitch I, Malhotra R, Selva D. *Hard palate and free tarsal grafts as posterior lamella substitutes in upper lid surgery*. Ophthalmology 113 (3):489-96; Mar 2006

Lima CG., Siqueira GB, Cardoso lH, Sant'anna AE, Osaki MH. *Evaluation of dry eye in before and after blepharoplasy*. Arq Bras Oftalmol 69(2):227-32. Epub 2006 May 8. Portuguese; Mar-Apr 2006

Mazow ML, Avilla CW, Morales HJ. *Restrictive horizontal strabismus following blepharoplasty*. Am J Ophthalmol 141 (4):773-4; Mar 2006

Morax S. *Complications of blepharoplasy*. J Fr Ophtalmol 27 (6 Pt 1):658-74. French; Jun 2004

Morrison DA, Mellington FB, Hamada S, Moore AT. *Schwartz Fampel syndrome: surgical management of the myotonia-induced blepharospasm and acquired ptosis after failure with botulinum toxin A injections*. Ophthal Plast Reconstr Surg 22 (1):57-9; Jan-Feb 2006

Prado A, Andrades P, Danilla S, Castillo P, Benitez S. *Nonresective shrinkage of the septum and fat compartments of the upper and lower eyelids: a comparative study with carbon dioxide laser and Colorado needle*. Plast Reconstr Surg 117 (6):1725-35; discussion 1736-7; May 2006

Rees TD. *The "dry eye" complication after a blepharoplasy*. Plast Reconstr Surg 56 (4):375-80; Oct 1975

Rees TD, Jelks GW. *Blepharoplasty and the dry eye syndrome: guidelines for surgery?* Plast Reconstr Surg 68 (2):249-52; Aug 1981

Reid RR, Said HK, Yu M, Haines GK 3rd, Few JW. *Revisiting upper eyelid anatomy: introduction of the septa/ extension*. Plast Reconstr Surg 117 (1):65-6; discussion 71-2; Jan 2006

Schulze S. *Discrepancy between objective measurement and subjective recognition of sicca syndrome before and after blepharochalasis operation for cosmetic or medical reasons*. Klin Monatsbl Augenheilkd 223 (2):131-3. German; Feb 2006

Seider N, Beiran I, Kaltreider SA. *One medial triangular Tutoplast sling as a frontalis suspension for adult myogenic blepharoptosis*. Acta Ophthalmol Scand 84(1):121-3; Feb 2006

Swartz RM, Schultz RC, Seaton JR. *"Dry eye" following blepharoplasty. Cause or coincidence?* Plast Reconstr Surg 54 (6):644-7; Dec 1974

Yachouh J, Arnaud D, Jammet P, Goudot P. *Tansconjunctival inferior blepharoplasty*. Rev Stomatol Chir Maxillofac 106 (6):344-8. French; Dec 2005

Vick VL, Holds JB, Hartstein ME, Rich RM, Davidson BR. *Use of autologous platelet concentrate in blepharoplasty surgery*. Ophthal Plast Reconstr Surg 22 (2):102-4; Mar-Apr 2006

Vold SD, Carroll RP, Nelson JD. *Dermatochalasis and dry eye*. Am J Ophthalmol 15;115 (2):216-20; Feb 1993

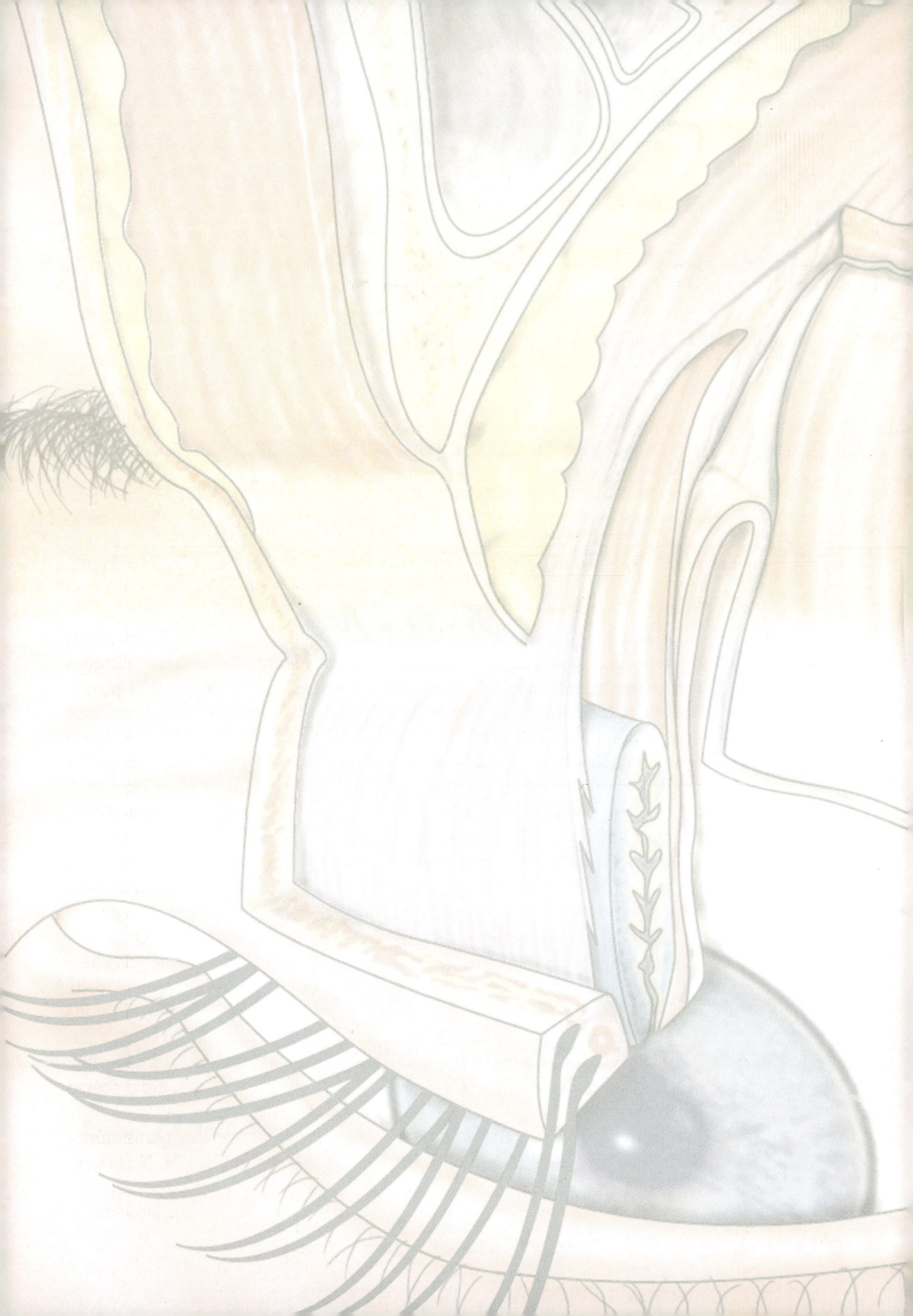

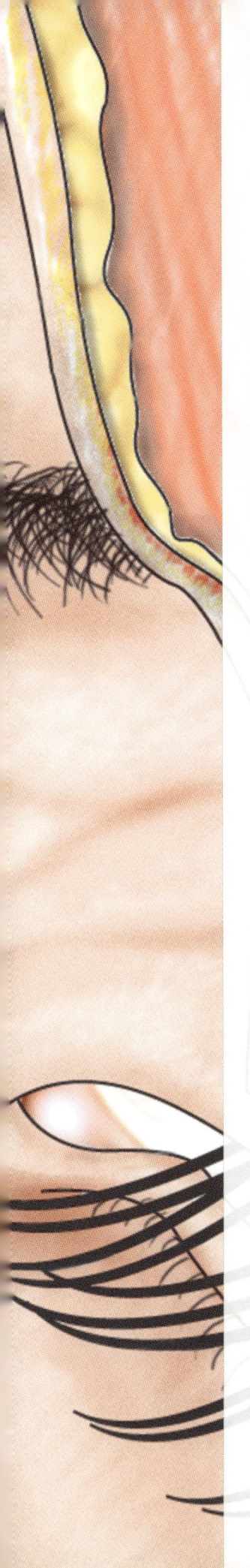

18
BLEFAROPLASTIA SECUNDÁRIA

Simone Grappolini, Massimo Signorini, Paolo Maria Fanzio

Como foi dito outras vezes, os tecidos que compõem as pálpebras são extremamente delicados, finos e, portanto, ressentem-se muito quando a cirurgia é agressiva, invasiva e imprecisa.

Resultados insatisfatórios também podem existir por causa de uma cicatrização exuberante, em intervenções bem realizadas, mas que pequenas complicações (pequenos hematomas, deiscência das suturas, edemas prolongados) podem invalidar. Nestes casos se pode observar uma abundante fibrose cicatricial, que pode alterar o resultado planejado. Às vezes basta ter um pouco de paciência e o resultado definitivo é decididamente melhor que o resultado a curto ou médio prazos, graças a lise gradual e fisiológica e ao remodelamento do tecido cicatricial. Na nossa prática clínica e pericial nos deparamos com relativa frequência com resultados clínicos corretos, mas que não satisfaziam os desejos do paciente. Este, frequentemente, queixava-se dos defeitos, que não eram objetivamente presentes no momento do exame, ou se eram, não eram facilmente identificáveis, mas apresentavam uma história anamnésica de um pós-operatório complicado (equimoses duradouras, edema prolongado, quemose conjuntival epífora ou outros). Isto havia minado a confiança no cirurgião e, consequentemente, o resultado da intervenção, a ponto de suscitar controvérsias médico-legais. Como já dissemos, estas situações são mais frequentes do que se pensa e devem fazer com que o cirurgião reflita quando se prepara para propor uma blefaroplastia e quando começa a planejar sua realização. Apesar de ser aparentemente simples, a intervenção não é desprovida de ciladas, mas pode ter, mesmo em mãos experientes, um percurso longo e complicado, que deve ser informado ao paciente.

Outro aspecto que se deve levar em consideração é o resultado insatisfatório, ou melhor, o objetivo estético não atingido, que se propôs alcançar. Neste contexto devem-se considerar vários aspectos: a expectativa excessiva do paciente (lembramos que uma blefaroplastia não faz "rejuvenescer"!), a avaliação incor-

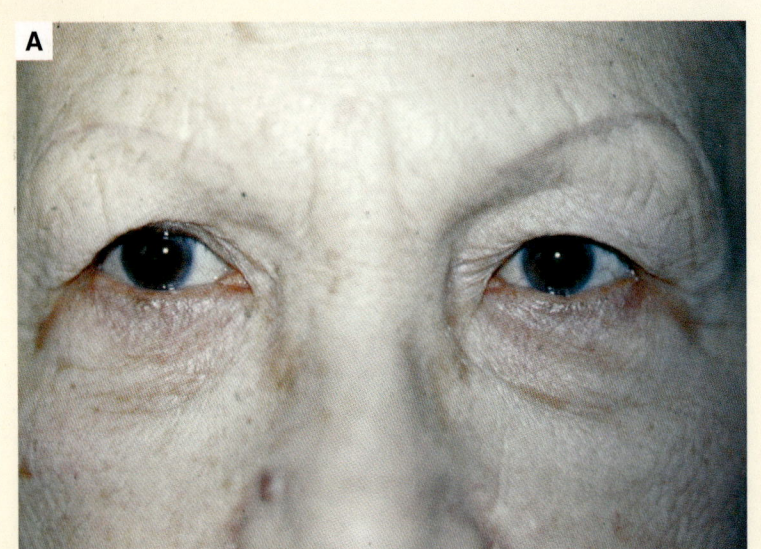

Fig. 18-1. (**A**) Paciente de 74 anos. Blefarocalase que limita a visão. A paciente tenta compensar com uma hiperatividade dos corrugadores. (**B**) Após 10 dias da intervenção de blefaroplastia superior, apresenta olhos abertos por aparente remoção excessiva dos tecidos. Na realidade, a paciente mantém uma contração espástica do frontal por hábito pregresso. (**C**) O resultado após uma semana da administração da toxina botulínica no frontal. O espasmo cessa e obtém-se o resultado definitivo. Após uma administração, a paciente perdeu o hábito de contrair o frontal.

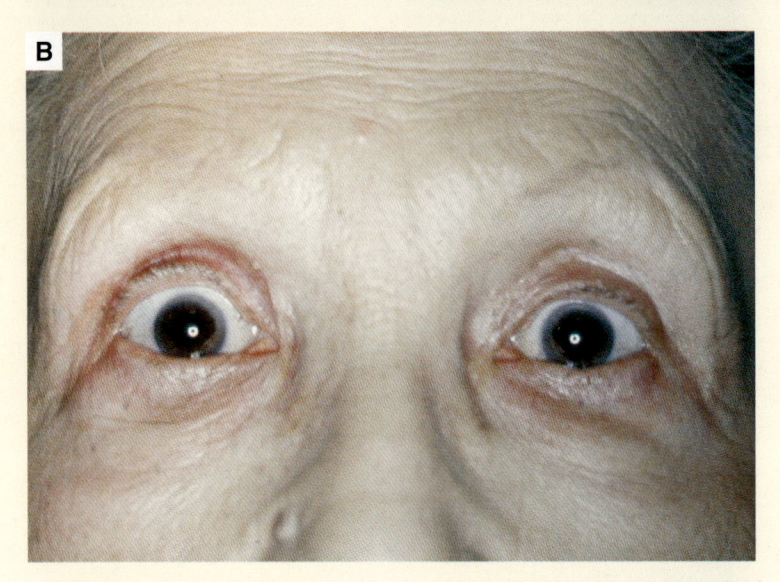

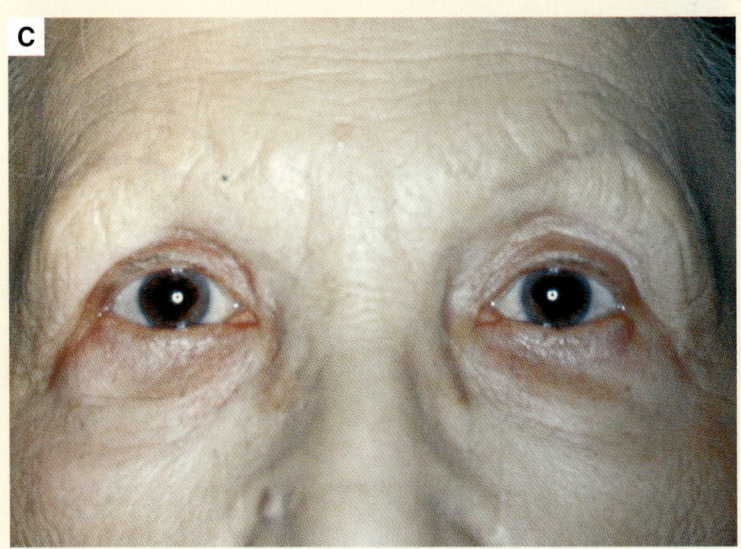

reta da anomalia a ser corrigida e a técnica cirúrgica inadequada para determinado paciente.

No primeiro caso, infelizmente, apesar de o cirurgião explicar de modo detalhado o que pode ser obtido com esta intervenção, nem sempre o paciente "quer" compreender e teremos, então, um paciente insatisfeito, de qualquer modo. Nos outros casos é preciso fazer um diagnóstico cuidadoso da anomalia a ser corrigida. Vimos nos capítulos anteriores quantas situações diferentes podem ser criadas e apresentadas, é preciso avaliar bem e propor um tipo de intervenção adequada para determinada correção. Se a proposta do cirurgião é muito invasiva (blefaroplastia, *lifting* do terço médio, *lifting* temporal etc.) é tarefa nossa mostrar claramente ao paciente qual resultado se pode obter com uma técnica menos agressiva ou até desaconselhar a intervenção. Lembremos que é verdadeiro o velho ditado "melhor um paciente a menos do que um paciente descontente"!

Tentaremos examinar os resultados insatisfatórios ou danos restringindo-nos à pálpebra superior. Aqui os problemas são muito menos frequentes com relação à pálpebra inferior. A intervenção é fácil, os riscos são mínimos. Vamos relembrar o planejamento da excisão cutânea, que deve ser desenhada rigorosamente no âmbito da epiderme palpebral e não deve ultrapassar e entrar na epiderme mais espessa da área supraciliar. Uma remoção excessiva de tecido, além de conduzir a um inestetismo por causar uma nova prega supratarsal não-natural, pode levar a um fechamento incompleto das pálpebras durante o sono, quando falta a contração forçada do orbicular, mas principalmente dos corrugadores e do frontal. Dificilmente se deve recorrer a uma complementação dos tegumentos na pálpebra superior com um retalho cutâneo ou enxerto. Muitas vezes com ginástica orbicular e

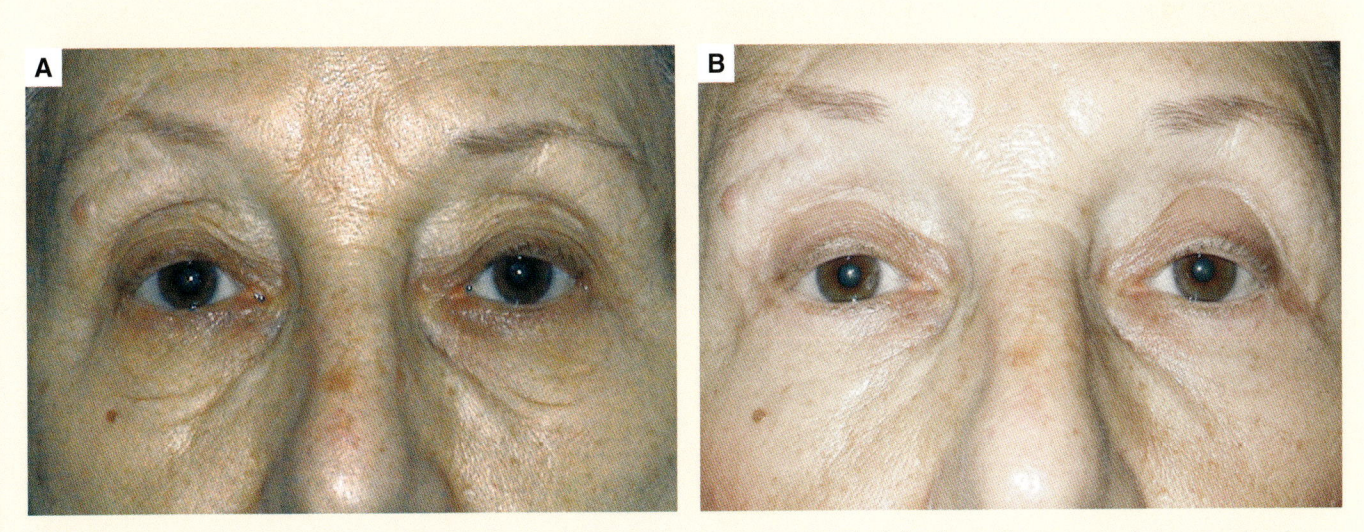

Fig. 18-2. (**A**) Paciente de 73 anos. Blefarocalase superior com pseudo-hérnias adiposas mais marcadas à esquerda. (**B**) Após 4 meses da intervenção, observa-se à esquerda uma remoção excessiva de gordura da pseudo-hérnia adiposa central, que levou a uma esqueletização excessiva da região, com aderências cicatriciais entre a epiderme e as estruturas situadas abaixo. A possibilidade terapêutica é o autotransplante de gordura, que a paciente se recusou a realizar.

massagens sobre a cicatriz, consegue-se obter um fechamento das pálpebras e evitar o surgimento de ceratites por exposição.

Avaliar a posição do supercílio: alguns autores lembram que, em caso de blefarocalase, o músculo frontal, antes da intervenção, sofre uma contratura constante pela necessidade de "elevar" a pálpebra superior para aumentar o campo visual. Depois da operação, esta situação se modifica, o músculo frontal não tem mais a necessidade de se contrair e, assim, a quantidade de epiderme palpebral aparece ainda abundante ou, na melhor das hipóteses, observa-se um abaixamento do supercílio, que não é mais suspenso pelo hipertônus do frontal.

Uma avaliação atenta deve ser feita para identificar ptoses menosprezadas ou então secundárias após uma blefaroplastia por lesão acidental da aponeurose do elevador.

Pode também acontecer uma remoção excessiva de gordura, especialmente no compartimento medial ou central, que pode encovar muito esta região.

Estas são as causas de insucesso mais comuns, mas nem sempre é necessária uma nova intervenção e, se esta tiver que ser realizada, será preciso avaliar muito atentamente quando a faz. É preciso lembrar que estamos lidando com tecido cicatricial e, em grande parte dos casos, tem um restabelecimento que não é o melhor, com aderências e retrações cicatriciais.

Portanto, não é sensato operar quando o processo cicatricial ainda não se estabilizou. Antes de tudo, é preciso tentar conter o estado emocional do paciente, que

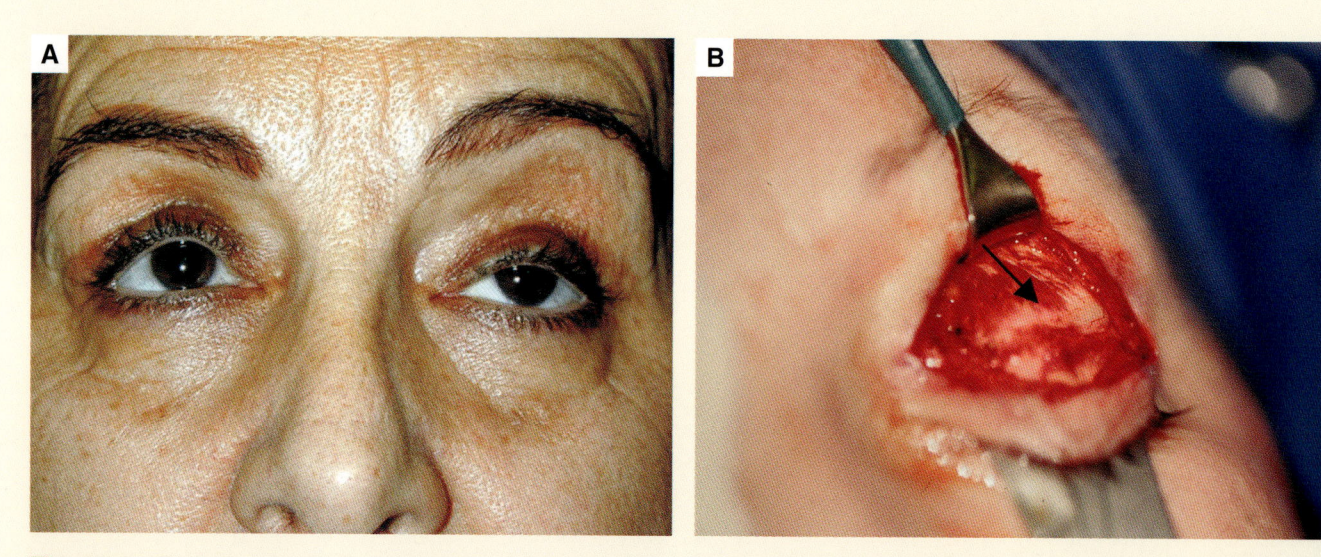

Fig. 18-3. (**A**) Paciente de 57 anos. Resultado de blefaroplastia realizada há 7 anos. A paciente se dirige a nós para uma "refrescada": a blefarocalase superior havia reaparecido. Um exame atento (solicita-se à paciente olhar para o alto) documenta que a pálpebra superior esquerda apresenta um grau de ptose consequente à intervenção de blefaroplastia realizada anteriormente. A paciente não tinha consciência disso, mas se queixava que aquele olho não havia tido um resultado satisfatório. (**B**) Após uma excisão muito conservadora da epiderme, observa-se a aponeurose do elevador que está desinserida da margem superior do tarso. A seta indica a posição desta, decididamente mais alta do que o normal.

muitas vezes teme danos permanentes, e utilizar o tempo de espera com massagens profundas e distensão manual do tecido cicatricial, além de drenagens linfáticas que possibilitam resolver o problema de contratura cicatricial. Este período é de pelo menos 6 meses e, somente quando o processo de cicatrização se tive restabilizado, poder-se-á pensar em realizar um procedimento cirúrgico corretivo.

De natureza e problemática diversas são as complicações que afetam a pálpebra inferior. Aqui lembramos que temos que lidar com uma cicatriz que libera a sua tensão, na maior parte, no tarso, e um pouco no ligamento cantal. O primeiro é uma estrutura extremamente delicada que com o passar do tempo perde a força elástica. Isto já diz muito sobre as implicações que até mesmo uma retração cicatricial mínima pode causar sobre estas estruturas. Dever-se-ia se considerar também que todas as vezes que fazemos um retalho miocutâneo de músculo orbicular levamos a uma desnervação do próprio músculo, tornando-o flácido e, portanto, menos capaz de vencer a força retrátil da cicatriz. Por isto alguns autores sugerem a via transconjuntival, com a remoção somente da epiderme situada abaixo dos cílios.

Em um amplo trabalho de revisão dos insucessos após as cirurgias cosméticas palpebrais, Patipa ressalta que as causas que conduzem à retração cicatricial da pálpebra inferior são multifatoriais, e lembra que podem afetar a lamela anterior (epiderme e músculo orbicular), mas principalmente a lamela média (septo orbital e gordura orbital).

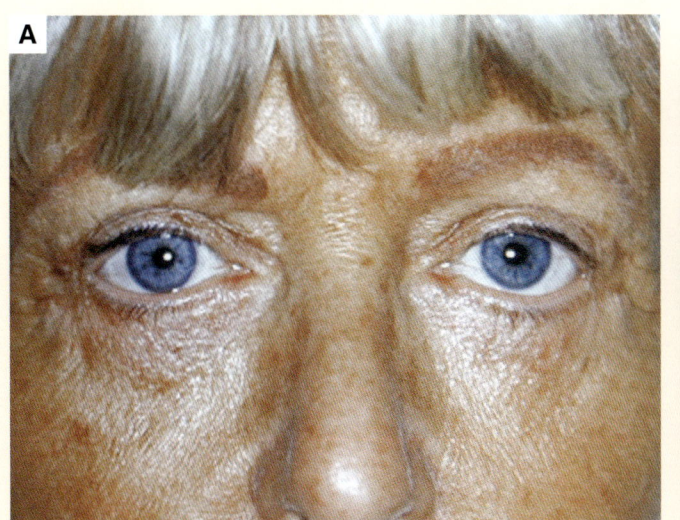

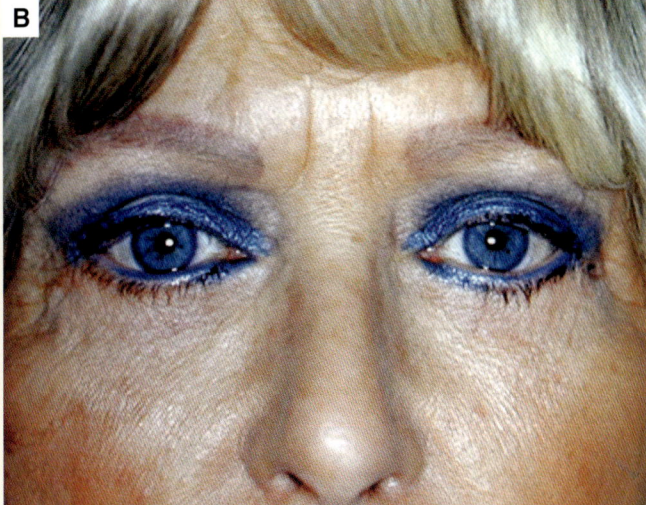

Fig. 18-4. (**A**) Paciente de 49 anos. Resultado de uma blefaroplastia inferior com *scleral show*, realizada 1 ano antes. O defeito é mais acentuado à esquerda. Felizmente não houve incontinência palpebral. Percebe-se o curso da margem ciliar anterior curvada para baixo no terço inferior. Observa-se a distância que existe entre a margem ciliar e a prega palpebrogeniana, que mesmo destituída de bolsas adiposas possui mais de 1,5 cm. (**B**) O resultado 6 meses após um *lifting* do terço médio por via subperiosteal, que possibilitou a retirada de epiderme na região palpebral (após a suspensão não houve remoção de epiderme palpebral e nem de músculo orbicular), e uma cantoplastia segundo Jelks.

No primeiro caso se pode pensar em um erro de avaliação na remoção da epiderme e do músculo orbicular. No segundo caso pode vir a criar-se uma cicatriz, que funde o septo orbital com a gordura orbital e a fáscia capsulopalpebral.

Esta situação pode levar a uma retração vertical da pálpebra inferior para baixo, que pode ser gerada por um quadro inflamatório da gordura orbital ou talvez por uma remoção excessiva desta, que colocaria o septo e a fáscia capsuloligamentosa em contato. Esta última, bem ou mal, é uma estrutura que tende a ter uma ação retratora para baixo (lembremos que é o equivalente do músculo elevador da pálpebra superior, apesar de não ter a mesma amplitude), enquanto o septo é uma estrutura estática retesada entre o tarso e o arco marginal. Portanto, uma adesão cicatricial destas estruturas leva a uma eversão da lâmina tarsal. E, finalmente, é preciso lembrar que com o envelhecimento, a gordura malar desce e tensiona, por causa da gravidade, o que torna mais pesada a pálpebra inferior.

As técnicas que temos à disposição são muitas e já foram descritas nos capítulos anteriores, que remetemos para os detalhes técnicos. Podem ser usadas, de vez em quando, cantoplastias, ressecções do tarso em cunha (Kuhnt-Szymanowski), *lifting* do terço médio, complementação tecidual com enxertos cutâneos ou de mucosa. Trata-se de avaliar o que devemos corrigir e, principalmente, quais estruturas estão envolvidas.

Observemos alguns exemplos que nos permitirão entender qual deve ser a filosofia a nos servir de guia.

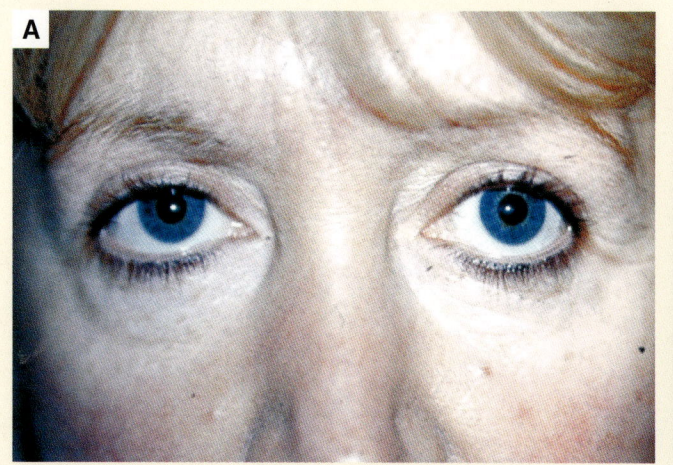

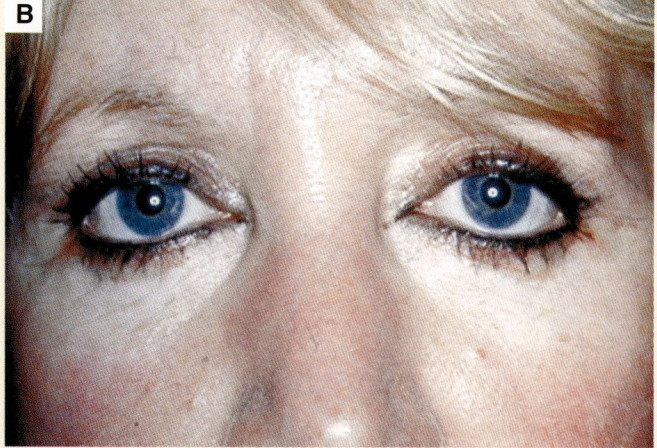

Fig. 18-5. (**A**) Paciente de 43 anos. Resultado de blefaroplastia inferior realizada 2 anos antes com *scleral show*, incontinência palpebral, que ocasionou ceratites repetidas. A irregularidade da rima palpebral afeta quase toda a margem, do canto externo até quase o médio. A paciente não apresenta queda evidente da gordura malar. O fórnice conjuntival não está retraído de modo significativo. A lâmina tarsal está evertida principalmente à esquerda. (**B**) Após 1 ano da cirurgia corretiva. Foi realizada uma cantoplastia segundo Jelks.

Capítulo 18 ◆ BLEFAROPLASTIA SECUNDÁRIA

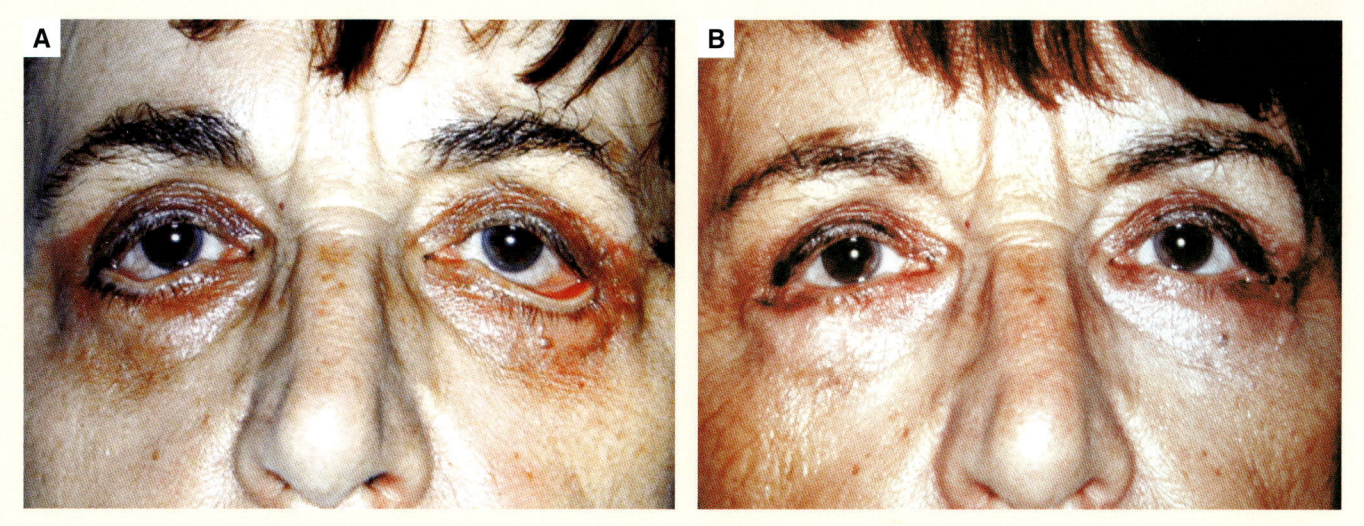

Fig. 18-6. (**A**) Paciente de 59 anos. Após 6 meses de uma blefaroplastia superior e inferior. Grave incontinência palpebral, mais acentuada à esquerda, onde existe uma eversão da metade lateral da lâmina tarsal. Dada a grave situação, decide-se operar, apesar de após este período os resultados cicatriciais não estarem ainda estabilizados. (**B**) Após 6 meses da cirurgia que contou com uma complementação de mucosa para a conjuntiva no olho esquerdo, uma ressecção cuneiforme e bilateral de poucos milímetros, segundo Kunt-Szymanowski, e uma cantoplastia segundo Jelks.

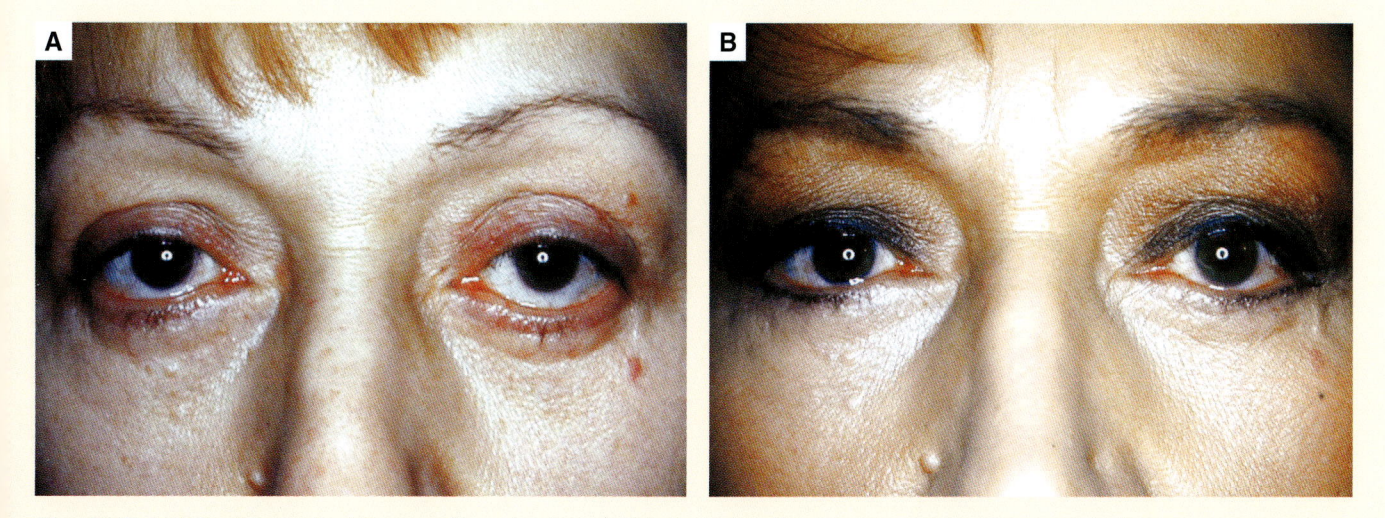

Fig. 18-7. (**A**) Paciente de 49 anos. Resultados de blefaroplastia de cerca de 4 anos antes. Observa-se o *scleral show* mais acentuado à esquerda, com epiderme eritematosa pericicatricial. Ainda no lado esquerdo se observa uma pequena ptose palpebral que, segundo a pesquisa de anamnese, já era presente antes da intervenção, mas não havia sido diagnosticada. (**B**) Após 6 meses da cirurgia corretiva: correção da ptose palpebral sinistra mediante encurtamento da aponeurose do elevador. Blefaroplastia superior secundária com modesta ressecção cutânea e suspensão supratarsal segundo Sheen. Cantoplastia inferior segundo Jelks.

BIBLIOGRAFIA

Berke RN. *A simplified Blasckovics operation for blephaoplasty. Results in ninety-one operations*. Arch Ophthalmol 48:460; 1952

Fagien S. *Algorithm for canthoplasty: the lateral retinacular suspension: a simplifield suture canthopexy*. Plast Reconstr Surg 103:2042; 1999

Flowers RS. *Optimal procedure in secondary blepharoplasty*. Clin Plast Surg 20:225; 1993

Hester TR, Codner MA, McCord CD, *et al. Evolution of technique of direct transblefaroplasty approach for the correction of lower lid and midfacial aging: maximizing results and minimizing complications in 5 years experience*. Plast Reconstr Surg 105:393; 2000

Jelks GW, Glat PM, *et al. The inferior retinacular lateral canthoplasty: a new technique*. Plast Reconstr Surg 100:1262; 1997

Jelks GW, Jelks EB. *Repair of lower lid deformities*. Clin Plast Surg 20:351; 1993

Murakami CS, Plant RL. *Complications of blepharoplasty surgery*. Facial Plast Surg 10:214; 1994

Patipa M. *Complications of lower eyelid blepharoplasty*. Semin Ophthalmol 11:183; 1996

Patipa M. *The evaluation and management of lower eyelid retraction following cosmetic surgery*. Plast Reconstr Surg 106:430; 2000

Sheen R. *Supratarsal fixation in upper blepharoplasty*. Plast Reconstr Surg 54:424; 1974

Signorini M. *Blefaroplastica superiore*. Comunicazione Congresso SICPRE. Genova 2005

Waldman SR. *Transconjunctival blepharoplasty: minimizing the risks of lower lid blepharoplasty*. Facial Plast Surg 10:27; 1994

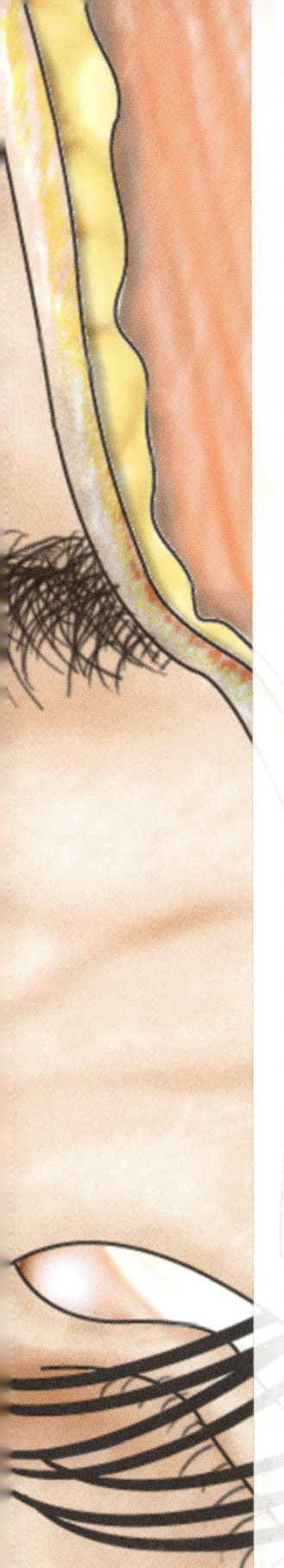

19
BLEFAROPLASTIA E CONSENTIMENTO INFORMADO

Marco Giannini

Indubitavelmente, nos últimos anos, foi-se intensificando o contencioso legal no campo da cirurgia plástica. O fenômeno pode ser atribuído a uma expectativa maior de resultado da parte do paciente, a uma maior sofisticação da especialização com aumento dos benefícios, mas também dos custos, tudo em um quadro geral de tomada de consciência coletiva da possibilidade de ver satisfeito também este direito à saúde, entendido em senso lato.

Um dos elementos que, mais frequentemente que os outros, demonstra-se relevante no âmbito do contencioso, é a problemática relacionada com o chamado *consentimento informado*, termo de origem inglesa *(informed consent)* que talvez pudesse ter sido chamado de modo diferente em italiano, mas que já entrou no uso e como tal será usado também aqui.

Na pesquisa das fontes do direito que servem de base ao consentimento informado, é preciso citar em primeiro lugar as convenções internacionais e, especialmente, a convenção de Oviedo – Convenção para a proteção dos Direitos do Homem e da Dignidade do ser humano com relação às aplicações da biologia e da medicina: Convenções sobre os Direitos do Homem e a biomedicina, 4 de abril de 1997.

Outro marco de referência geral é obviamente, a Constituição da República Italiana, fonte primária de todos os direitos e, em particular, o artigo 13: "A liberdade pessoal é inviolável...", assim como o artigo 32: "A República tutela a saúde como direito fundamental do indivíduo e direito da coletividade... Ninguém pode ser obrigado a um determinado tratamento médico se não por disposição da lei. A lei não pode, em nenhum caso, violar os limites impostos pelo respeito à pessoa humana".

O conceito de consentimento foi, todavia, introduzido no artigo 50 do código penal como dirimente: "não é passível de punição quem lesa ou põe em perigo um direito com o consentimento da pessoa que puder dispor deste de modo válido".

Pode afirmar, portanto, que o consentimento informado surgiu da relação existente entre o artigo 50 do Código Penal e o conceito de direito à saúde do artigo 32 da Constituição.

Como conclusão, o médico pode intervir no paciente só na presença do seu consentimento expresso, exceção feita para os chamados tratamentos médicos obrigatórios, ou seja, se o próprio sujeito corre perigo de vida imediato e inadiável (artigo 54 do Código Penal).

Por outro lado, também o Código Deontológico aprovado em 2007 no artigo 33, afirma: *"O médico deve fornecer ao paciente a informação mais idônea sobre o diagnóstico, sobre o prognóstico, sobre as perspectivas e eventuais alternativas diagnóstico-terapêuticas e sobre as consequências previsíveis das escolhas realizadas; o médico deverá se comunicar com o paciente levando em consideração a sua capacidade de compreensão, com o fim de promover a participação máxima nas escolhas decisórias e o consentimento às propostas diagnóstico-terapêuticas. Qualquer pedido adicional de informações por parte do paciente deve ser atendido."* O artigo 35 afirma expressamente que: *"O médico não deve empreender atividade diagnóstica e/ou terapêutica sem a obtenção do consentimento explícito e informado do paciente. O consentimento, expresso em forma escrita nos casos previstos pela lei e nos casos em que, pela particularidade dos serviços diagnósticos e/ou terapêuticos ou pelas possíveis consequências dos mesmos sobre a integridade física, torne-se conveniente uma manifestação documentada da vontade da pessoa; é complementar e não substitutivo do processo informativo conforme o artigo 33."*

Retomando o que foi escrito já há muito tempo pelo Comitê Nacional para a Bioética, podemos dizer que "no centro da atividade médico-cirúrgica, coloca-se o princípio do consentimento, que expressa uma decisão de valor ao conceber a relação entre médico e paciente, no sentido em que esta relação parece ser primeiramente fundamentada nos direitos do paciente do que nos deveres do médico, e devem ser considerados ilegítimos os tratamentos médicos extraconsensuais, não subsistindo o dever de tratamento".

Infelizmente ainda hoje muitos médicos consideram o consentimento informado como uma espécie de impedimento à prática cotidiana, e, ao contrário, este deve e deverá cada vez mais, no futuro, constituir um novo vínculo social inevitável para quem trabalha com medicina. O consentimento, na verdade, não é uma simples aceitação burocrática assinada pelo paciente, mas é e deverá, cada vez mais, tornar-se uma escolha consciente entre as várias alternativas terapêuticas, isto é, o fruto de uma nova relação entre dois iguais: o médico e o paciente, em uma aliança terapêutica. Tudo isto vale, no meu modo de ver, principalmente quando a decisão de operar, ou não, não é estreitamente ligada a problemas de saúde, mas a outros aspectos da vida do paciente, de caráter psicológico e social, como aqueles que se encontram no âmbito da cirurgia plástica.

O médico, portanto, deverá dar informações exaustivas sobre o tipo de intervenção cirúrgica que se prepara a cumprir, e deverá deter-se nos possíveis riscos. Deve ser lembrado, de fato, que cada ato médico por si só pode pressupor um risco para a saúde do paciente e este risco deve ser comunicado ao paciente, em uma maneira que possa ser compreendida. O médico deverá, enfim, verificar se tudo que foi dito ao paciente foi efetivamente compreendido.

O consentimento deve ser efetuado de forma explícita, isto significa que se poderá ter que demonstrar que cada paciente tenha sido informado e tenha colocado a própria aprovação a cada tratamento. Isto pode ser feito também verbalmente, não existe norma de nenhum tipo que requeira a forma escrita (exceto para as transfusões sanguíneas), todavia, na prática, a única possibilidade que o médico tem de demonstrar ter efetuado esta incumbência de maneira completa é exatamente pedir o consentimento em forma escrita, utilizando, por exemplo, fichas prontas.

No caso de o médico se encontrar em uma condição clínica diferente, em uma fase posterior à obtenção do consentimento, e não puder mais realizar a intervenção programada, deverá pedir um novo consentimento, mesmo que isso tenha que ocorrer durante a intervenção cirúrgica. Este é um ponto relevante que frequentemente é subestimado, mas se não há um risco maior para o paciente, é mais conveniente interromper o tratamento em curso e pedir um novo consentimento, porque cada modificação do percurso estabelecido deve sempre aparecer como tema do consentimento.

Já foi discutida longamente a questão do formulário. Há quem considere, talvez de forma excessivamente rigorosa, que a utilização de um formulário impresso pronto não seja adequada para demonstrar uma informação correta, com relação a tudo o que foi dito antes, pelo fato de cada paciente ter um *background* cultural próprio, uma psicologia própria, e às vezes uma língua diferente do italiano. Este problema, com os pacientes estrangeiros, está se tornando cada vez mais frequente.

Tudo isto avaliado, alguns consideram mais adequada a utilização de um formulário aberto para cada paciente.

Por outro lado, esta escolha criaria muitos problemas organizacionais, já que outros consideram definitivamente que o formulário já preparado possa ser utilizado, dando espaço, porém, a eventuais acréscimos escritos a mão, que, por assim dizer, personalizem cada consentimento. Este espaço livre pode ser utilizado pelo médico para inserir o que se considera conveniente ressaltar para o caso em questão, como, por exemplo, dificuldades ligadas a algumas condições pré-existentes do paciente, com a advertência que cada acréscimo escrito a mão deve ser assinado pelo paciente.

Em todos os casos, independentemente do tipo de consentimento que se propuser ao paciente, deve-se evitar, de qualquer maneira, a utilização de uma linguagem técnica e mais ainda a utilização de siglas, acrônimos, epônimos e palavras estrangeiras. Devemos lembrar que, frequentemente, o paciente não é graduado em medicina e talvez não conheça inglês e, de qualquer maneira, diante de um contencioso surgido sobre problemas relacionados com o consentimento, tornar-se-á evidente que também o juiz não é graduado em medicina. Este, vendo um consentimento rico em terminologia técnica e, portanto, incompreensível, muito provavelmente julgaria o consentimento inválido, com as devidas consequências ao caso.

As possíveis complicações e reações adversas deverão ser mencionadas "com prudência". Não é o caso de assinalar todas as complicações possíveis que a literatura define como raríssimas, mas os inconvenientes mais comuns deverão ser sempre indicados, explicando ao paciente que não poderão ser excluídos, a *priori*, mesmo que se opere *lege artis* (**conforme as normas**). De qualquer modo deve-se utilizar uma linguagem que não suscite temores inúteis e exagerados, nem tampouco omitir eventualidades que não sejam raras.

Levando-se em consideração o público particular de leitores ao qual se dirige este livro, parece conveniente lembrar que *o cirurgião plástico deve informar o paciente não somente dos riscos em geral da intervenção planejada, mas principalmente sobre as possibilidades concretas de obtenção do resultado esperado*.

Até algum tempo atrás se considerava que para o médico que realizasse intervenções de cirurgia estética valesse o princípio da chamada obrigação do resultado, ou seja, que neste ramo da medicina, diferentemente dos outros ramos, o médico fosse sempre obrigado a alcançar o objetivo pré-fixado de melhorar a saúde do paciente, compreendida em *senso lato*.

Hoje, tanto a doutrina médico-legal quanto a jurisprudência, consideram mais justamente que, também neste setor, o médico tenha somente a obrigação dos meios, ou seja, que ele deva fornecer ao seu paciente toda a sua capacidade profissional com o máximo de presteza, perícia e prudência com o objetivo de melhorar os seus aspectos estéticos, mas sem a obrigação de alcançar este objetivo.

Todavia, de fronte a situações clínicas difíceis, com uma pitada de humildade e prudência, pode ser útil indicar, também no consentimento informado escrito, que nem sempre é garantida uma melhora.

Lembramos, enfim, que tudo aquilo que deriva da intervenção cirúrgica, realizada sem o consentimento do paciente, mesmo que a própria intervenção seja realizada com perfeição e alcance o resultado desejado, isto configura delito de lesões corporais, segundo sentença da Corte de Cassação.

Em um caso que se tornou famoso houve até mesmo a condenação, após a morte do paciente, por delito de homicídio preterintencional.

Tudo isto, obviamente, no caso de uma ação penal por delito de lesões culposas.

No âmbito de uma causa civil por responsabilidade profissional do médico, deve ser lembrado que a ausência do consentimento constitui, de qualquer maneira, um ato ilícito que pode levar à condenação de ressarcimento do dano. Neste caso também o ressarcimento pode ser pedido mesmo que a intervenção tenha tido um ótimo resultado.

Permanecendo no âmbito da jurisprudência, ou seja, no pensamento dos juízes expresso através das suas sentenças, é oportuno citar aqui um breve trecho de uma sentença recente do Tribunal de Milão, que exprime de maneira sintética, mas extremamente precisa, aquilo que se deve entender por consentimento informado: *"O consentimento deve ser fruto de uma relação real e não só aparente entre o médico e o paciente, no qual o médico é obrigado a receber um consentimento efetivo e participativo para a intervenção, não só no papel. Este não é, portanto, um ato puramente formal e burocrático, mas é condição imprescindível para transformar um ato normalmente ilícito (a violação da integridade psicofísica) em um ato lícito, fonte de responsabilidade."* (Tribunal de Milão V Seção Civil nº 350, de 23 de março de 2005).

Pelo *aspecto do seguro* lembramos que quase todas as apólices de responsabilidade profissional excluem o pagamento dos danos, mesmo em ausência de erros técnicos, no caso de o médico ter-se omitido em pedir o consentimento.

Isto significa, em palavras mais pobres que, no caso de a seguradora querer utilizar inteiramente esta cláusula, o médico condenado somente pela falta do consentimento, mesmo em ausência de erros técnicos, deverá ressarcir os danos ao paciente por conta própria.

Ao fim deste panorama sobre os aspectos mais gerais do consentimento informado, serão tratados alguns temas relativos à técnica operatória, tema que foi tratado em todo o volume, ou seja, a blefaroplastia e outras técnicas operatórias auxiliares.

O médico pode ter que realizar este tipo de intervenção em um consultório ou em uma policlínica, ou então em uma estrutura organizada.

No primeiro caso todas as incumbências relativas ao consentimento informado recaem sobre o operador, com a exclusão óbvia das incumbências relacionadas, por exemplo, com a anestesia, se estiver presente um especialista. Ou seriam também excluídas as incumbências relativas às etapas técnicas da intervenção cirúrgica que deveriam ser realizadas efetivamente por outros médicos.

No segundo caso, isto é, quando o médico opera em uma estrutura organizada, com base em tudo o que a jurisprudência e a doutrina médico-legal destacaram ultimamente, os consentimentos informados a serem pedidos ao paciente, na verdade, são dois. Um por parte da estrutura geral e um por parte da unidade operativa ou serviço ou médico cirurgião.

Os dois consentimentos têm na realidade finalidades diferentes: o primeiro é pedido pela estrutura médica com o objetivo de obter o consentimento à administração do paciente em geral, enquanto o segundo é mais tipicamente inserido no trabalho específico que se deve realizar e, portanto, deve ser recolhido diretamente pelo médico que atua naquela estrutura.

Reproduzimos aqui um formulário que, na opinião dos autores deste volume, pode constituir uma proposta de caráter operacional direcionado a toda a categoria de cirurgiões plásticos.

No modelo proposto, além dos dados pessoais do paciente e da declaração explícita de ter sido completamente informado dos benefícios e dos eventuais riscos, são listadas uma série de possíveis complicações, esclarecendo-se que a lista não deve ser exaustiva, mas só indicativa de quais podem ser as reações adversas mais comuns. Em outras palavras, o médico esclarece que também podem ocorrer outras complicações menos frequentes, mas que não serão relatadas, para ser breve e para não carregar o documento e torná-lo redundante.

Ao contrário, são relatadas as complicações de tipo hemorrágico e infeccioso, a deiscência das suturas, a intolerância aos materiais. São estas, se pensarmos bem, as complicações das intervenções cirúrgicas em geral.

Entra-se então, nos detalhes, tratando das cicatrizes, que decorrem da intervenção e que podem, como se sabe, serem imprevisíveis, sendo o processo de cicatrização uma característica de cada pessoa. Depois são listadas as complicações de tipo temporário ou de pequena importância, como as equimoses. Enfim, são listados os distúrbios mais graves da função visual, porém raríssimos, e aqueles um pouco mais frequentes, mas menos importantes, relativos ao defluxo lacrimal.

O consentimento ainda especifica que pode ser necessária a realização de uma segunda intervenção para corrigir assimetrias mínimas ou irregularidades.

Como se pode observar, são listadas as possíveis complicações da própria intervenção, em termos claros, simples e compreensíveis a todos.

No formulário é previsto também um espaço livre para indicar, à mão, os riscos particulares próprios e típicos do caso em questão. Com este propósito, como já foi dito, o eventual acréscimo relativo à especificidade particular do caso em questão pode requerer uma assinatura abaixo da própria especificação.

Como última sugestão, pode ser útil que o documento inteiro esteja contido em uma única página, de modo que a assinatura ao final possa ser declarada abrangente para tudo o que foi relatado, enquanto em um documento de duas ou mais páginas, é melhor que a assinatura do paciente, por prudência, seja feita em cada página.

ANEXO TÉCNICO DO CONSENTIMENTO INFORMADO
CIRURGIA DE BLEFAROPLASTIA

Eu, ...
nascido/a em .... em: ....
residente à ....
Cidade: ....

declaro, sob minha própria responsabilidade, ter sido informado(a), em ocasião do exame médico pré-operatório, tanto dos benefícios estéticos e funcionais quanto das eventuais complicações pós-operatórias desta intervenção cirúrgica.
Declaro, especialmente, a título exemplificativo, mas não exaustivo, ter sido informado(a) que após esta intervenção:

- É possível que se verifiquem algumas complicações menores (sangramentos, hematomas, infecção localizada, deiscência das suturas, intolerância aos materiais da sutura e medicação) como em qualquer intervenção cirúrgica.
- As incisões se localizam na região da prega palpebral superior e da margem ciliar da pálpebra inferior. Estas cicatrizes, como todas as outras, podem sofrer hiper ou hipopigmentação, hipotrofia ou hipertrofia em medida variável, conforme as características genéticas de cada paciente, e não podem ser previstas de nenhum modo.
- Podem surgir edemas ou equimoses palpebrais que desaparecem em um período variável, conforme as características de drenagem linfática de cada paciente.
- Podem surgir equimoses ou quemoses conjuntivais que desaparecem espontaneamente em poucos dias.
- Em uma porcentagem raríssima de casos observou-se o aparecimento de déficit visual em decorrência de hematoma retrobulbar.
- São ocorrências muito raras os distúrbios funcionais com perdas mais ou menos importantes da capacidade lacrimal normal.
- É possível que, com base na resposta natural dos tecidos à intervenção cirúrgica, possam restar assimetrias mínimas ou irregularidades que tornem necessárias correções secundárias.
- Lembramos que a blefaroplastia é uma intervenção cirúrgica que corrige os sinais do envelhecimento, mas que não os detém.
- O(a) abaixo assinado permite que, no decorrer dos procedimentos diagnósticos e/ou terapêuticos previstos, sejam realizadas filmagens e fotografias e que as mesmas possam ser utilizadas em âmbito médico-científico para melhorar os conhecimentos científicos, mantendo a completa reserva da identidade.
- Permito também que tecidos ou órgãos retirados durante as intervenções cirúrgicas sejam utilizados para realizar diagnósticos histopatológicos e/ou em procedimentos que objetivem a melhoria dos conhecimentos no campo científico, em conformidade com a práxis comum.

Riscos especiais ligados ao caso específico do paciente: ....
....
....

Leio e subscrevo.

Assinatura do paciente[1]   Assinatura do médico

 ....

Assinatura do intérprete (caso haja) ....

Assinado na data ....

[1] Ou da pessoa autorizada a dar permissão no lugar do paciente, se este for menor ou incapaz de entender e querer.

Uma observação acerca do tratamento da toxina botulínica.

Lembramos que, com o decreto publicado na Gazeta Oficial nº 106 de 9/5/2005, foi autorizado o uso deste fármaco também nas seguintes indicações terapêuticas: *"É indicado para a melhora transitória das rugas verticais, de grau moderado a grave, entre as sobrancelhas quando corrugadas, nos adultos de idade inferior a 65 anos, quando a gravidade destas rugas tem um importante impacto psicológico no paciente."*

Antes desta expansão das indicações de uso também para tratamentos de caráter estético, o fármaco podia ser utilizado assim mesmo *(off label),* mas só com consentimento prévio escrito, bem delimitado e definido, que o médico deveria propor ao paciente.

O consentimento devia conter também indicações precisas sobre os limites e riscos do tratamento previsto, além das indicações autorizadas. Tratava-se, essencialmente, de uma forma de consentimento mais preciso e complexo.

A partir de maio de 2005 pode-se afirmar, portanto, que a utilização do produto, através da técnica de injeções intramusculares, pode ser considerado um tratamento médico normal, para o qual se pede um consentimento informado igual ao que é pedido em outros procedimentos clínicos.

Lembramos, todavia, que o fármaco é *"sujeito à prescrição médica limitada, utilizado exclusivamente por especialistas identificados (especialistas em cirurgia plástica, cirurgia maxilofacial, dermatologia, oftalmologia)".*

Esclarecemos, enfim, que são necessárias somente 20 U para um tratamento. A eliminação obrigatória das unidades restantes (80 ou 30, conforme a utilização das novas embalagens de 50 unidades ou das antigas ainda presentes no mercado, até que se esgotem as de 100 U), desperta perplexidade, levando-se em consideração a toxicidade elevada do produto.

Levando-se isto em consideração, as instruções relativas ao uso, à manipulação e à eliminação dos frascos devem ser rigorosamente seguidas.

Também para este tipo de tratamento propomos um consentimento informado conforme modelo a seguir:

ANEXO TÉCNICO DO CONSENTIMENTO INFORMADO
TRATAMENTO COM TOXINA BOTULÍNICA COM FINALIDADE ESTÉTICA

Eu, ...
nascido/a em .... em: ....
residente à ....
Cidade: ....

declaro, sob minha própria responsabilidade, ter sido informado(a), em ocasião do exame médico pré-operatório, tanto dos benefícios estéticos e funcionais quanto das eventuais complicações pós-operatórias desta intervenção cirúrgica.
Declaro, especialmente, a título exemplificativo, mas não exaustivo, ter sido informado(a) que:

- A toxina botulínica é um fármaco que tem o efeito de enfraquecer transitoriamente a atividade dos músculos nos quais é injetada e usada com doses e modalidades oportunas relaxa, por um certo período de tempo, os músculos excessivamente contraídos.
- A toxina botulínica, utilizada em oftalmologia, neurologia, gastrenterologia para o tratamento dos espasmos musculares, para as alterações do nervo facial, para algumas formas de estrabismo paralítico, é empregada também para o tratamento das rugas de expressão do rosto. Em particular, o efeito de rejuvenescimento se obtém nas rugas frontais horizontais profundas, nas rugas horizontais entre as sobrancelhas, nos pés-de-galinha, nas rugas dos ângulos da boca e em casos selecionados de rugas circulares do pescoço.
- É possível que se verifiquem algumas complicações menores (sangramento, hematoma, infecção localizada, equimose nas zonas de injeção (5%) como em qualquer tratamento invasivo.
- Os efeitos colaterais que se podem manifestar são os seguintes: lacrimejamento dos olhos (20% dos casos), olho seco (15%), ptose palpebral (5%), diplopia com visão dupla (menos de 1% dos casos). Todos estes inconvenientes são de natureza transitória e devem desaparecer espontaneamente durante 2-3 semanas.
- Assinala-se também a dificuldade de movimento dos músculos tratados.
- As doses de toxina botulínica injetadas para cada tratamento são muito inferiores às doses tóxicas para o homem. Estas não devem superar 30 UI ao mês.
- Para obter um resultado estável no tempo devem ser realizados pelo menos cinco tratamentos, com intervalo de cerca de 2 meses entre eles.
- Os resultados da aplicação da toxina botulínica não são imediatamente visíveis, mas somente após alguns dias. Para a estabilização do resultado, devem transcorrer ao menos 2 semanas durante as quais se podem manifestar pequenas assimetrias que desapareçam espontaneamente.
- O(a) abaixo assinado permite que, no decorrer dos procedimentos diagnósticos e/ou terapêuticos previstos, sejam realizadas filmagens e fotografias e que as mesmas possam ser utilizadas em âmbito médico-científico para melhorar os conhecimentos científicos, mantendo a completa reserva da identidade.

Riscos especiais ligados ao caso específico do paciente: ....
....
....

Leio e subscrevo.

Assinatura do paciente[1]   Assinatura do médico

....

Assinatura do intérprete (caso houver) ....

Assinado na data ....

[1] Ou da pessoa autorizada a dar permissão no lugar do paciente, se este for menor ou incapaz de entender e querer.

BIBLIOGRAFIA

AA VV. Il *danno biologico patrimoniale e morale*. Giuffre ed; 1995

AA VV. *Vademecum sulla responsabilità professionale del medico*. Piccin ed; 1993

Barni. *Consulenza medico legale e responsabilità medica*. Giuffre ed; 2002

Marra. *La responsabilità civile e penale del medico*. Editrice ADL; 1989

Santosuosso. *Il consenso informato*. Cortina ed; 1996

Zoja. *Risarcire l'uomo*. Carabà ed; 2003

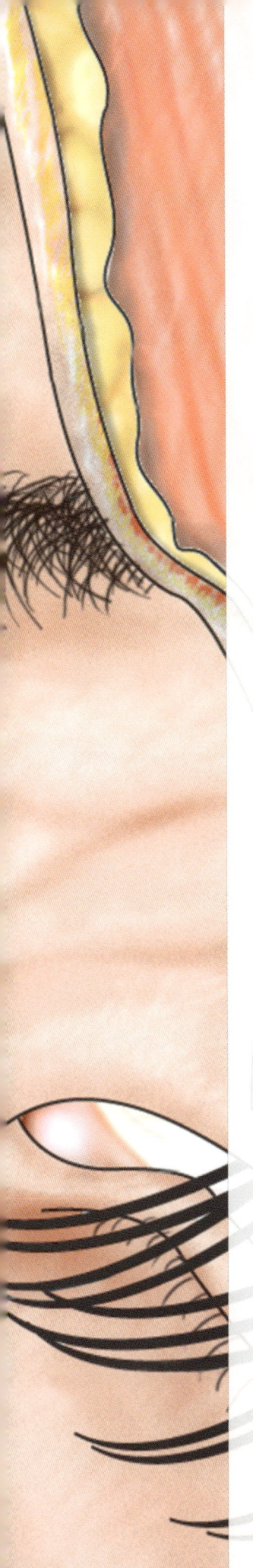

ÍNDICE REMISSIVO

Os números em *itálico* referem-se às Figuras ou Tabelas.

A

Ablação
  dos corrugadores, 34
    através da blefaroplastia, 34
      superior, 34
Acesso
  na blefaroplastia inferior, 105
    transconjuntival, 105
      pré-septal, 105
      retrosseptal, 105
Anatomia
  cirúrgica, 37, 48
    no *lifting*, 48
      temporal, 48
Ancoragem
  do orbicular, 39
    ao periósteo supraorbitário, 39
      por McCord, 39
Anderson
  cantólise segundo, 88
    do ligamento cantal, 88
Anestesia
  na blefaroplastia superior, 27
  tipos de, 19-24
    preparação pré-operatória e, 19-24
      anestésicos locais, 20
      intervenção cirúrgica, 20
      pós-operatório, 23
      pré-internação, 19
      sedação, 22
      sedoanalgesia, 22
Anestésico(s)
  locais, 20
Aponeurose
  do músculo elevador, 66, 67
    da pálpebra, 66, 67
      exposição da, 66
      sutura da, 66, 67
        à margem tarsal, 66
    por lente de contato, 56
    deiscência da, 56
      bilateral, 56
Appiani
  blefaroplastia segundo, 52
    bilateral, 52
  técnica cirúrgica segundo, 51
    de *lifting* temporal, 51

B

Blefarocalase
  com hipertrofia, 35
    do prócero, 35
    dos corrugadores, 35
  superior, *34*
    grave, 34
Blefarofimose, 55
Blefaroplastia
  bilateral, *52*
    segundo Appiani, *52*
  com cantoplastia, *92*
    segundo Jelks, *92*
  complicações da, 199-208
    tratamento médico, 199-208
      ceratites por "olho seco", 201
      ceratoconjuntivite e, 200
      estrabismo e, 205
      glaucoma e, 204
      infecções orbitais, 206
      pseudotriquíase, 206
      vasculares, 207
  e consentimento informado, 219-227
    anexo técnico do, 225, 227
  inferior, *32*, 73-82, *92, 93*
    casos clínicos, 78
    com cantoplastia associada, *93*
      segundo Jelks, *93*
    incisão cutânea na, *74*
      linha de, *74*
    pós-operatório, *32*
      após 2 anos, *32*
    pré-operatório, *32, 81*
    sequência cirúrgica, 77
    técnica básica, 74
  reposicionamento, 115-122
    da gordura orbital, 115-122
      técnica de De la Plaza, *116, 117*
      técnica de Hamra, *118, 119*
  secundária, 211-217
  superior, 25-35, *78, 82*
    ablação através da, 34
      dos corrugadores, 34
    anestesia, 27
    casos clínicos, 78
    desenho pré-operatório, 26
    pós-operatório, *32*
      após 2 anos, *32*

pré-operatório, *32*
pseudo-hérnia medial, *31*
  remoção da, *31*
sequência fotográfica de, *29-30*
técnica cirúrgica, 27
transconjuntival, 97-112
  anatomia, 99
    pálpebra, 99, 102
  avaliação pré-operatória, 104
  técnica cirúrgica, 104
    inferior, 104
    superior, 109

C

Cantólise, 85
  do ligamento cantal, *88*
    segundo Anderson, *88*
Cantopexia, 85-95
  segundo Hamra, *86*
  técnica, *88*
    de Kunt-Szymanowski, *88*
Cantoplastia, 85-95
  blefaroplastia com, *92, 93*
    segundo Jelks, *92, 93*
      inferior, *93*
  técnica, *88*
    de Kunt-Szymanowski, *88*
Cantotomia, 85
Celulite
  orbital, 206
  pré-septal, 206
Ceratite(s)
  por "olho seco", 201
Ceratoconjuntivite
  e blefaroplastia, 200
Circulação
  linfática, 17
    da pálpebra, 17
Consentimento
  informado, 219-227
    blefaroplastia e, 219-227
      anexo técnico do, 225, 227
Corrugador (es)
  ablação dos, 34
    através da blefaroplastia, 34
      superior, 34
  hipertrofia dos, *35*
    blefarocalase com, *35*
  músculos, *35*
    representação dos, *35*

D

De la Plaza
  técnica de, *116, 117*
    blefaroplastia segundo a, *116, 117*
      inferior, *116, 117*
Deiscência
  bilateral, *56*
    da aponeurose, *56*
      por lente de contato, *56*
Descolamento
  planos de, 124
    em dois planos, 126

no *lifting*, 124
  do terço médio, 124
  subpalpebral, 124
profundo, 126
subcutâneo, 125
subperiosteal, 127
Desenho
  pré-operatório, 26
    na blefaroplastia, 26
      superior, 26

E

Ectrópio, 143-153
  congênito, *145*
  considerações anatômicas, 143
  correção, 150
    etapas técnicas da, 150
  etiologia, 145
    cicatricial, 148
    iatrogênico, 149
      corrigido, *149*
    neurológico, 146
  involucional, *145*
  por retração, *148*
    cicatricial, *148*
Enervação
  da pálpebra, 16
  no *lifting*, 48
    temporal, 48
Entrópio, 143-153
  cicatricial, 153
    correção do, 153
      com técnica Y-V, 153
  considerações anatômicas, 143
  correção do, 152
    técnicas cirúrgicas para, 152
      reinserção do retrator, 153
  da porção medial, 153
    da pálpebra inferior, 153
      correção do, 153
  fisiopatologia do, 151
  involutivo, 152
    reparação transconjuntival para, 152
      da pálpebra inferior, 152
  tratamento, 152
Envelhecimento
  cutâneo, 47
    fisiopatologia do, 47
Epiderme
  em excesso, *80, 136*
    moldagem da, *136*
    ressecção da, *80*
  palpebral, 8
Erol
  técnica de suspensão por, *43*
Estética
  orbitopalpebral, 1
    região orbitopalpebral, 2, 4
Estrabismo
  e blefaroplastia, 205
Estrutura(s)
  cantais, *10*
    da região orbitária, *10*

F

Faivre
   técnica cirúrgica segundo, 49
      de *lifting* temporal, 49
Fasanella-Servat
   lamela posterior, 65
      clampeamento da, 65
      ressecção da, 65
      sutura da, 65
Fáscia
   temporal, *129*
      ponto de suspensão da, *129*
         segundo Little, *129*

G

Gálea
   aponeurótica, 53
      pexia da, 53
         lifting temporal com, 53
Glaucoma
   blefaroplastia e, 204
   por cortisona, 205
Gordura
   na região periorbital, 155-167
      palpebral, 155-167
         transplante de, 155-167
            complicações, 166
            técnica cirúrgica, 159
      orbital, 115-122
         reposicionamento da, 115-122
            blefaroplastia, 115-122
      periorbitária, 12
Graziosi
   técnica de suspensão por, *42*
      representação esquemática, *42*

H

Hamra
   cantopexia segundo, *86*
   técnica de, *118, 119*
      blefaroplastia segundo a, *118, 119*
         inferior, *118, 119*
Hemorragia
   retrobulbar, 207
Hering
   Lei de, *59*
Hipertrofia
   blefarocalase com, *35*
      do prócero, *35*
      dos corrugadores, *35*

I

Incisão
   cutânea, *74*
      linha de, *74*
         na blefaroplastia inferior, *74*
   oral, *131*
      no fórnice gengival, *131*
         superior, *131*
Infecção(ões)
   orbitais, 206
      celulite, 206
         orbital, 206
         pré-septal, 206
      osteoperiostites, 207

J

Jelks
   cantoplastia segundo, *92, 93*
      blefaroplastia com, *92, 93*
         inferior, *93*

K

Kunt-Szymanowski
   técnica de, *88*

L

Lente
   de contato, *56*
      aponeurose por, *56*
         deiscência bilateral da, *56*
Lifting
   do terço médio, 123-141
      blefaroplastia com, *138, 139, 141*
         inferior, *138, 139*
         superior, *138*
      complicações, 138
         prevenção das, 138
      planos de descolamento, 124
         em dois planos, 126
         profundo, 126
         subcutâneo, 125
         subperiosteal, 127
      subperiósteo, *137*
      vetores de reposicionamento, 124
   médio-facial, *164*
      com transplante de gordura, *164*
         no sulco palpebrogeniano, *164*
   suborbital, 124, 130
      subperiosteal, 130
         técnica cirúrgica de, 130
   subpalpebral, 123-141
      complicações, 138
         prevenção das, 138
      planos de descolamento, 124
         em dois planos, 126
         profundo, 126
         subcutâneo, 125
         subperiosteal, 127
      vetores de reposicionamento, 124
   temporal, 47-54
      anatomia cirúrgica, 48
      enervação, 48
      envelhecimento cutâneo, 47
         fisiopatologia do, 47
      técnicas cirúrgicas, 49
         com pexia da gálea aponeurótica, 53
         segundo Appiani, 51
         segundo Faivre, 49
      vascularização, 48
Ligamento
   cantal, *88, 89*
      cantólise do, *88*
      identificar o, *89-91*
      segundo Anderson, *88*
   orbitmalar, *127*
      representação do, *127*

Linha
   de incisão cutânea, *74*
      na blefaroplastia, *74*
         inferior, *74*
Little
   ponto de suspensão segundo, *129*
      da fáscia temporal, *129*
Luz
   pulsada, 193
      utilização da, 193
         na região orbitopalpebral, 193

M

McCord
   ancoragem do orbicular por, *39*
      ao periósteo supraorbitário, *39*
Muller
   músculo de, 70
      ressecção do, 70
Músculo
   de Müller, 70
      ressecção do, 70
   elevador, *66, 67*
      da pálpebra, *66, 67*
         aponeurose do, *66, 67*
   orbicular, *8, 9, 28, 79, 80*
      e pálpebra, *8, 9*
         inferior, *9*
         superior, *8*
      porção lateral do, *79*
         ressecção de, *79*
      retirada do, 28
         na blefaroplastia, 28
      suspensão *do*, 80

N

Nervo
   facial, *50, 147*
      esquerdo, *147*
         paciente com paralisia do, *147*
      ramo temporal do, *50*
         relações anatômicas do, *50*
Neurotoxina
   uso da, *173*
      contraindicações no, *173*

O

Ortiz-Monasterio
   técnica de, 94
Osteoperiostite(s), 207
Owsley, *125*

P

Paciente(s)
   avaliação dos, 1-4
      estética orbitopalpebral, 1
Pálpebra(s)
   anatomia das, 7-17
      circulação linfática, 17
      conjuntiva, 13
      enervação, 16
      epiderme palpebral, 8
      gordura periorbitária, 12
      músculo orbicular, 9
      região palpebromalar, 13
      septo orbitário, 11
      sistema elevador da, 11
      supercílio, 7
      tarsos, 11
      vascularização, 16
   inferior, *9*, 99, 152, 153
      porção medial da, 153
         correção do entrópio da, 153
      reparação transconjuntival da, 152
         para entrópio involutivo, 152
      seção paramedial da, *9*
   músculo elevador da, *66, 67*
      aponeurose do, *66, 67*
         exposição da, *66*
         sutura da, *66, 67*
            à margem tarsal, *66*
   superior, *8*, 102
      seção paramedial da, *8*
Paralisia
   do nervo facial, *147*
      esquerdo, *147*
         paciente com, *147*
Periósteo
   e pálpebra, *8*
      superior, *8*
   supraorbitário, *39*
      ancoragem do orbicular ao, *39*
         por McCord, *39*
Pexia
   da gálea, 53
      aponeurótica, 53
         lifting temporal com, 53
   do supercílio, *39*
      representação esquemática da, *39*
Preenchedor(es)
   correção mediante, 189
      da região palpebral, 189
         inferior, 189
Preparação
   pré-operatória, 19-24
      e tipos de anestesia, 19-24
         anestésicos locais, 20
         intervenção cirúrgica, 20
         pós-operatório, 23
         pré-internação, 19
         sedação, 22
         sedoanalgesia, 22
Prócero
   hipertrofia do, 35
      blefarocalase com, 35
Pseudo-hérnia
   remoção da, *31, 78*
      adiposas, *78*
         inferiores, *78*
         medial, *31*
Pseudotriquíase, 206
Ptose(s)
   palpebrais, 55-72
      bilateal, *55*
         sindrômica, *55*
      blefarofimose, 55
      classificação das, 57
      com suspensão ao frontal, *63, 64*
         correção de, *63, 64*

complicações, 71
condição pré-operatória de, *62*, 65
congênita, *56, 58*
   bilateral, *58*
   miodistrófica, *56*
escolha da intervenção, 60
   algoritmo de, *60*
exame clínico, 55
Fasanella-Servat, 65
isolada, 55
   miodistrófica, *55*
Lei de Hering, *59*
mecânica, *56*
   por neoformação, *56*
notas técnicas, 67
   Fasanella-Servat, 70
   ressecção do músculo de Müller, 70
   sistema musculoaponeurótico, 67
     cirurgia do, 67
   suspensão ao frontal, 68
pós-traumática, *56*
tratamento das, *57*

R

Radiofrequência
   no tratamento, 191
     da região periorbital, 191
Região
   fronto-orbital, 169-183
     tratamento da, 169-183
       toxina butolínica no, 169-183
         complicações, 181
         conservação, 174
         diluição, 174
         mecanismo de ação, 171
         na cirurgia estética, 183
         no terço superior do rosto, 173
         técnicas de tratamento, 175
   orbitária, 10, *14*
     estruturas cantais, *10*
       laterais, *10*
       mediais, *10*
     secção da, *14*
   orbitopalpebral, 2, 4
     exame da, 2
     fotografar a, 4
   palpebral, 189-196
     procedimentos auxiliares da, 189-196
       correção da região inferior, 189
         mediante preenchedores, 189
       luz pulsada, 193
         na região orbitopalpebral, 193
       radiofrequência no tratamento, 191
         da região periorbital, 191
   palpebromalar, 13
   periorbital, 155-167
     palpebral, 155-167
       transplante de gordura na, 155-167
         complicações, 166
         técnica cirúrgica, 159
Remoção
   da pseudo-hérnia, *31*
     medial, *31*

Reparação
   transconjuntival da, 152
     da pálpebra inferior, 152
       para entrópio involutivo, 152
Ressecção
   da epiderme, *80*
     em excesso, *80*
   da lamela posterior, 65
     Fasanella-Servat, *65*
   de porção lateral, *79*
     do músculo orbicular, *79*
   do músculo, 70
     de Müller, 70
Retrator
   reinserção do, 153
ROOF (Gordura Retro-Orbicular), 13, 26

S

Sedação, 22
Sedoanalgesia, 22
Septo
   orbitário, 8, 11
     e pálpebra, *8, 9*
Sheen
   suporte segundo, *33*
     dérmico, *33*
       supratarsal, *373*
Sistema
   elevador, 11
     da pálpebra, 11
   ligametoso, *128*
     de apoio, *128*
     dos tecidos moles, *128*
   musculoaponeurótico, *61*, 67
     cirurgia do, *61*, 67
     por via anterior, *61*
SOOF (Gordura Suborbicular), 13
Sulco
   palpebral, *158, 160-161*
     superior, *158, 160-161*
       correção do, *158*
       profundo, *160-161*
     palpebrogeniano, *158*
       congênito, *158*
Supercílio, 7
   pexia do, *39*
     representação esquemática da, *39*
Suporte
   dérmico, *33*
     supratarsal, *33*
       segundo Sheen, *33*
Suspensão
   ao frontal, 63, *64*, 68
     correção de ptose com, *63, 64*
     técnica de, *69*
       sequência da, *69*
   do músculo orbicular, *80*
   do retalho, *134*
     do orbicular, *134*
       ao periósteo, *134*
   ponto de, *129, 133*
     da fáscia temporal, *129*
     segundo Little, *129*
   técnicas de, 37-44
     anatomia cirúrgica, 37
     cirúrgicas, 39
     fisiopatologia, 38

         por fios de sutura, *40*
            representação esquemática da, *40*
         segundo Erol, *43*
            pós-operatório, *43*
            pré-operatório, *43*
         segundo Graziosi, *42*
            representação esquemática da, *42*
Sutura
   da aponeurose, *66, 67*
      do músculo elevador da pálpebra, *66, 67*
         à margem tarsal, *66*
   fios de, 40
      técnicas de suspensão por, 40
         convencionais, *40*
         denteados, *40*

T

Tarso(s), 11
   e pálpebra, *8*
      superior, *8*
Tecido(s)
   adiposo, 161
      purificação do, 161
   moles, *128*
      sistema de apoio dos, *128*
         ligamentoso, *128*
Toxina
   butolínica, 169-183
      no tratamento, 169-183
         da região fronto-orbital, 169-183
            complicações, 181
            conservação, 174
            diluição, 174
            mecanismo de ação, 171
            na cirurgia estética, 183
            no terço superior do rosto, 173
            técnicas de tratamento, 175
Transplante(s)
   de gordura, 155-167
      na região periorbital, 155-167
         palpebral, 155-167
            complicações, 166
               técnica cirúrgica, 159

V

Vascularização
   da pálpebra, 16
      no *lifting*, 48
         temporal, 48
Vetor (es)
   de reposicionamento, 124
      no *lifting*, 124
         do terço médio, 124
            subpalpebral, 124